现代儿科护理学

房玉辉　主编

山东大学出版社
SHANDONG UNIVERSITY PRESS
·济南·

图书在版编目（CIP）数据

现代儿科护理学 / 房玉辉主编 . -- 济南：山东大学出版社，2025.4. -- ISBN 978-7-5607-8664-3

Ⅰ. R473.72

中国国家版本馆 CIP 数据核字第 2025MK0959 号

策划编辑　唐　棣
责任编辑　唐　棣
封面设计　天旺图书

现代儿科护理学
XIANDAI ERKE HULIXUE

出版发行　山东大学出版社
社　　址　山东省济南市山大南路 20 号
邮政编码　250100
发行热线　（0531）88363008
经　　销　新华书店
印　　刷　济南乾丰云印刷科技有限公司
规　　格　787 毫米 ×1092 毫米　1/16
　　　　　12.5 印张　300 千字
版　　次　2025 年 4 月第 1 版
印　　次　2025 年 4 月第 1 次印刷
定　　价　78.00 元

《现代儿科护理学》

编委会

主　编:

房玉辉　　山东大学附属儿童医院（济南市儿童医院）

副主编:

付言美　　山东大学附属儿童医院（济南市儿童医院）

房玉辉

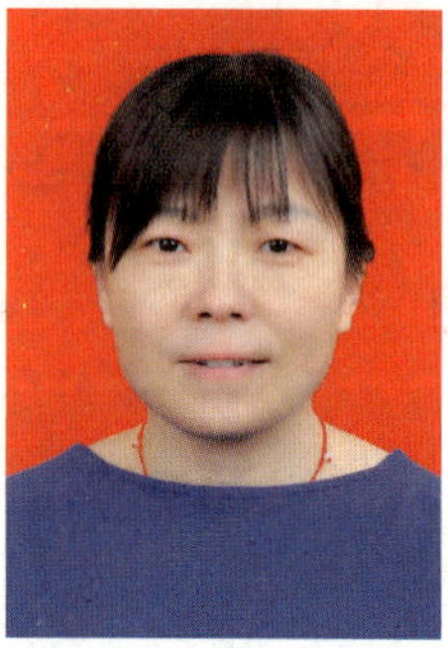

女，1972 年 12 月出生，祖籍济南市长清区，现任山东大学附属儿童医院（济南市儿童医院）耳鼻喉门诊副主任护师。1993 年 7 月毕业于山东医科大学卫生学校，2014 年毕业于山东大学护理学院。1993 年 7 月开始在济南市儿童医院工作至今，一直从事临床护理已达三十年。在儿童医院工作期间分别在呼吸科、肾脏风湿免疫科、神经内科、新生儿科、急诊科、耳鼻喉科等科室从事临床护理工作。在工作期间积极努力，认真钻研新业务、新技术，利用业余时间撰写论文十余篇，参与编写《新编小儿耳鼻喉护理学》《耳鼻喉科疾病诊疗实践》《儿童耳鼻咽喉头颈外科诊疗手册》三部著作。

付言美

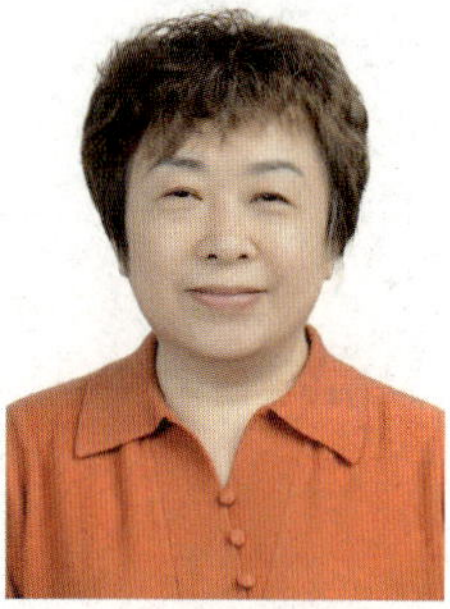

女，1970 年 11 月出生，祖籍济南市平阴县，现任山东大学附属儿童医院（济南市儿童医院）静脉用药调配科副主任护师。1991 年 7 月毕业于山东省立医院护士学校，2013 年 7 月毕业于山东大学护理学院。1991 年 7 月参加工作至今，一直从事临床护理工作达三十三年，分别在消化科、急诊科、输液室、血液科、静脉用药调配科等科室兢兢业业地工作，工作之余，认真钻研新业务、新技术，撰写论文六篇。

前　言

在人类生命的早期阶段，小儿的健康问题始终是家庭与社会关注的焦点。其中，小儿耳鼻咽喉疾病因其特有的高发性、复杂性和对生长发育的潜在影响，更是需要我们高度重视和精心护理。随着现代医疗技术的不断进步，小儿常见疾病的诊疗手段日益丰富，但疾病的预防和护理仍然离不开系统的知识与科学的指导。正是基于这一背景，我们编写了这本《现代儿科护理学》书籍，旨在为广大家长、儿科医护人员及相关领域的工作者提供一本全面、实用、权威的参考指南。

本书在介绍各类疾病治疗的同时，还特别强调了护理的重要性。我们针对不同疾病的特点，提供了具体的护理指导。在编写过程中，我们力求做到语言通俗易懂、内容科学严谨。我们深知，本书的读者群体广泛，既有专业的医护人员，也有缺乏医学知识的家长。因此，我们在保证内容专业性的同时，也注重了可读性和实用性。我们希望通过这本书，能够帮助读者更好地了解小儿疾病的相关知识，提高对疾病的预防和护理水平。

当然，医学是一门不断发展的学科。随着研究的深入和技术的进步，小儿疾病的诊疗和护理方法也在不断更新和完善。因此，我们诚挚地希望广大读者在使用本书的过程中，能够提出宝贵的意见和建议。我们将根据读者的反馈和医学研究的最新进展，不断修订和完善本书的内容，使其始终保持与医学前沿同步。

编　者

2025 年 1 月

目　录

第一章 小儿耳鼻咽喉的应用解剖生理

第一节 耳的应用解剖生理

一、耳的应用解剖

耳由外向内分为外耳、中耳和内耳。

（一）外耳

外耳包括耳郭及外耳道。

1. 耳郭

耳郭主要由皮肤、软骨、韧带和6条小肌肉组成，分前（外）面和后（内）面，表面凹凸不平。婴儿及儿童的耳郭较软且有弹性，其耳轮及耳甲腔较成人相对大些，而耳垂则相对较小。因皮下组织少，耳郭炎症时可导致剧烈疼痛，如发生耳郭软骨膜炎，则可以导致耳郭畸形。耳郭血管位置表浅，皮肤较薄，故易冻伤。

2. 外耳道

新生儿外耳道软骨部与骨部尚未完全发育，由纤维组织组成，故耳道较狭窄且易塌陷。1岁以下的婴儿外耳道几乎为软骨所组成。婴幼儿外耳道方向系向内、向前、向下，故检查其鼓膜时应将其耳郭向下拉，同时将耳屏向前牵引。新生儿外耳道小如裂隙，内部常有胎儿皮脂。婴幼儿外耳道外起耳道口，内达鼓膜呈弧形弯曲，其长度随年龄增加，到10～12岁时可达2.5 cm，管腔渐成椭圆形，较成人小。外耳道皮下组织少，当发生感染出现肿胀时，张力增加，使神经末梢受压而引起剧痛。软骨部皮肤有耵聍腺，分泌耵聍。

3. 外耳道的神经、血管及淋巴

外耳道神经来源主要有：一为下颌神经的耳颞支，分布于外耳道前壁，故牙疼时可引起反射性耳痛；二为迷走神经的耳支，分布于外耳道后壁，故刺激外耳道后壁可引起反射性咳嗽。另外，耳大神经、枕小神经、面神经和舌咽神经的分支也有分布。

外耳的血液由颞浅动脉、耳后动脉和上颌动脉供给；上颌动脉供给外耳道，耳郭的前、后面分别由颞浅动脉和耳后动脉供给。

外耳道的淋巴引流至耳郭周围淋巴结。耳郭前面的淋巴流入耳前淋巴结与腮腺淋巴结，耳郭后面的淋巴结流入耳后淋巴结，耳郭下部及外耳道下壁的淋巴流入耳下淋巴结、颈前淋巴结及颈深淋巴结上群。

（二）中耳

中耳包括鼓室、咽鼓管、鼓窦及乳突4部分。

1. 鼓室

鼓室为不规则含气腔，位于鼓膜与内耳外侧壁之间。新生儿鼓室极小。充满胶样组织，出生后胶样组织迅速吸收而消失。鼓室前方经咽鼓管与鼻咽相通，后方经鼓窦入口与乳突气房相通。鼓膜紧张部上缘平面以上部分为上鼓室或鼓室上隐窝；紧张部下缘平面以下部分为下鼓室，下达鼓室底；上、下鼓室之间为中鼓室。

（1）鼓室壁有外、内、前、后、上、下 6 个壁：

1）外壁主要由骨部及膜部组成。骨部较小，即鼓膜以上的上鼓室外侧壁；膜部较大，即鼓膜。鼓膜为椭圆形，半透明的薄膜，介于鼓室与外耳道之间。其分为紧张部和松弛部。鼓膜有三个重要标志：锤骨短突，位于鼓膜紧张部前上方，呈点状突出；锤骨柄，自短突向后下方，呈细条状，色浅黄；光锥为光线投射鼓膜后，自鼓膜中心脐部向前下构成三角形光反射区，并非解剖结构。

2）内壁即内耳的外壁，表面凹凸不平。内壁中央为鼓岬。后缘有两窗，一名卵圆窗，一名圆窗。卵圆窗，又称“前庭窗”，上有镫骨足板，下为内耳前庭部。圆窗又称“蜗窗”，通向耳蜗，为圆窗膜覆盖。

3）前壁：亦称“颈动脉壁”，前壁下部以极薄的骨板与颈内动脉相隔；上部有二口：上为鼓膜张肌半管的开口，下为咽鼓管半管的鼓室口。

4）后壁：又称“乳突壁”，上宽下窄。面神经管位于后壁，婴幼儿面神经管有时存在骨质缺损，尤以佝偻病患儿多见。在面神经管下方有锥突，为镫骨肌附着处。后壁上方有鼓窦入口，为鼓室和乳突腔的通道，新生儿鼓窦通道较宽且短。

5）上壁即鼓室盖，或称“鼓室天盖”，为一层较薄的骨壁，与中颅凹相邻。幼儿期常有骨质缺损，代以结缔组织。

6）下壁：也称“颈静脉壁”，为一较上壁较小的薄骨板，将鼓室与颈静脉球分隔，其前方即为颈动脉管的后壁。此壁若有缺损，颈静脉球的蓝色即可通过鼓膜下部隐约可见。

（2）鼓室的主要结构：

1）听骨：为人体最小的骨，包括锤骨、砧骨、镫骨。三者相连而成听骨链。锤骨柄连接鼓膜板借环韧带连接于前庭窗。

2）肌肉：鼓室内有二条肌肉。一是鼓膜张肌，起自咽鼓管软骨部，蝶骨大翼和鼓膜张肌管壁等处，止于锤骨颈下方。收缩时牵拉锤骨柄向内，增加鼓膜张力，以免鼓膜震破或损伤内耳。二是镫骨肌，起自鼓室后壁锥隆起内，肌腱止于镫骨颈，肌肉收缩时牵拉镫骨小头向后，减少内耳压力。

3）韧带：有锤上韧带、锤前韧带、锤外侧韧带、砧骨上韧带、砧骨后韧带和镫骨环韧带等，将听骨固定于鼓室内。

2. 咽鼓管

咽鼓管为沟通鼓室和鼻咽的通道，故有两个开口。新生儿咽鼓管短而粗，呈柱状，位置水平，随年龄的增长管腔渐缩小。成年后全长为约 35 mm。外 1/3 为骨部，内 2/3 为软骨部。鼓室口起于鼓室前壁，向内、下、前方斜行，止于鼻咽侧壁的咽鼓管处咽口。当张口、吞咽、打呵欠时，咽口开放，以调节鼓室气压，保持鼓膜内、外压力平衡。咽鼓管黏膜为假复层纤毛柱状上皮，纤毛运动方向朝向鼻咽部，可使鼓室分泌物得以排除；又因软骨部黏膜呈皱襞样，具有活瓣作用，故能防止咽部液体进入鼓室。小儿咽鼓管短而宽，又接近水平，因此，小儿的咽部感染较易经此管侵入鼓室波及中耳，引起中耳炎。

3. 乳突

乳突为鼓室和鼓窦的外扩部分。出生时乳突尚未发育，多自 2 岁后由鼓窦部向乳突部逐渐发展，6 岁左右气房已有较广泛的延伸，最后形成大小不等、性状不一、相互连通的气房，内有无纤毛的黏膜上皮覆盖。根据气房的发育程度，乳突可分为 4 种类型：

（1）气化型：乳突全部气化，气房较大而间隔的骨壁较薄，此型约占 80%。

（2）板障型：乳突气化不良，气房小而多，形如头颅的板障。

（3）硬化型：乳突未气化，骨质致密，多由于婴儿时期鼓室受羊水刺激、细菌感染或局部营养不良所致。

（4）混合型：上述 3 型中有任何 2 型同时存在或 3 型俱存者。

4. 鼓窦

鼓窦为鼓室后上方的含气腔，内覆有纤毛黏膜上皮，前方通向上鼓室，向后下连通乳突气房，上壁以鼓窦盖与颅中窝相隔。鼓窦是鼓室和乳突气房相互交通的枢纽，出生时即存在。幼儿鼓窦的位置较浅较高，几乎居外耳道的正上方，随着乳突的发育而逐渐向下移位。

（三）内耳

内耳埋藏于颞骨岩部，结构复杂而精细，故又称“迷路”。按解剖和功能分为前庭、半规管和耳蜗 3 个部分。组织学上可分为形态相似的两部分，即骨迷路和膜迷路。膜迷路位于骨迷路之内。膜迷路内有听觉与位觉感受器。骨迷路与膜迷路之间充满淋巴，膜迷路含有内淋巴。内、外淋巴互不相通。

1. 骨迷路

骨迷路为骨性结构，包括前庭、骨半规管和耳蜗。

（1）前庭：位于耳蜗和半规管之间，略呈椭圆形。前下部较窄，借一椭圆孔与耳蜗的前庭阶相通；后上部稍宽，有 3 个骨半规管的 5 个开口。外壁即鼓室内壁的一部分，有前庭窗，为镫骨足板所封闭。内壁正对内耳道构成内耳道底。

（2）骨半规管：位于前庭后上方，每侧有 3 个半规管，各为 3 个约 2/3 环形的骨管，互成直角；依其所在空间位置分别称外（水平）、上（垂直）、后半规管与前庭，一端膨大称壶腹。前半规管内端与后半规管上端合成一总脚通向前庭，因此，3 个半规管共有 5 孔通入前庭。

（3）耳蜗：位于前庭的前面，形似蜗牛壳，由中央的蜗轴和周围的骨蜗管构成。骨蜗管旋绕蜗轴 2.5～2.75 周，底周相当于鼓岬。骨窝管被前庭和基底膜分为 3 个阶，上方者名为前庭阶；自前庭开始，中间为膜蜗管，又名“中阶”，系膜迷路；下方的鼓阶，起自蜗窗（圆窗），为蜗窗膜（第二鼓膜）所封闭。前庭阶和鼓阶内含外淋巴，通过蜗孔相通。中阶内充满内淋巴。

2. 膜迷路

膜迷路由膜管和膜囊组成，借细小网状纤维悬浮于外淋巴液中，自成一密闭系统，称内淋巴系统，可分为椭圆囊、球囊、膜蜗管及膜半规管，各部相互连通，形成以连续的、含有空腔的密闭膜质结构。椭圆囊和球囊位于骨迷路的前庭内，膜半规管位于骨半规管内，蜗管位于耳蜗的蜗螺旋管内。位于基底膜上的螺旋器称为科尔蒂（Corti）器，由内、外毛细胞，支柱细胞和盖膜等组成，是听觉感受器的主要部分。椭圆囊和球囊内分别有位觉斑、感受位觉。

二、耳的生理功能

耳部的主要功能具有听觉功能和平衡功能。

（一）听觉功能

声音可以通过两种途径传入耳，一是通过鼓膜和听骨链传导，二是通过颅骨传导。前者称空气传导（简称“气导”），后者称骨传导（简称“骨导”）。在正常生理状态下，以空气传导为主。

1. 空气传导

传导过程如图 1–1 所示。

声波 ↓　锤骨→砧骨（↑ ↓）

耳郭→外耳道→鼓膜→镫骨→前庭窗→外、内淋巴→螺旋器→听神经→听觉中枢

空气振动（外耳）　传声压（中耳）　液体波动（内耳）　感音　神经冲动（迷路后）　综合分析（大脑皮质）

图 1–1　空气传导过程

咽鼓管的生理功能包括：维持中耳内外压力平衡、引流作用、防声作用、防止逆行感染。

2. 骨传导

声波直接经颅骨振动途径，激动耳蜗的螺旋器而产生听觉，骨传导听觉在耳聋性鉴别诊断中意义重大，骨导曲线下降表明感音神经功能水平下降。

（二）平衡功能

在日常生活中，人体主要依靠前庭、视觉和本体感觉这 3 个系统的外周感受器感受身体运动、位置以及外界的刺激，向中枢传送神经冲动，通过各种反射性运动，维持身体的平衡。如果任何一个系统发生障碍，在代偿功能出现后，依靠另外两个正常的系统，可使人体在一般日常生活中维持身体平衡，如果有两个系统发生功能障碍，则难以维持身体平衡。

（房玉辉）

第二节　鼻的应用解剖生理

一、鼻的应用解剖

鼻由外鼻、鼻腔和鼻窦 3 部分构成。外鼻位于面部正中间，后方为鼻腔。鼻腔的上方、上后方和两侧共有 4 对鼻窦，分别为上颌窦、筛窦、额窦和蝶窦。

（一）外鼻

外鼻位于面部中央，由骨和软骨构成。外鼻呈三棱锥体状，前棱最高部为鼻根，向下依次为鼻梁及鼻尖，鼻梁两侧为鼻背，鼻尖两侧为鼻翼。该三棱锥体的底部是鼻底，鼻底上有前鼻孔，两前鼻孔间是鼻小柱。鼻翼向外下与面颊交界处有一浅沟，即鼻唇沟。

鼻尖、鼻翼及鼻前庭皮肤富有皮脂腺、汗腺和毛囊，为鼻疖、痤疮、酒糟鼻的好发部位。

外鼻的静脉主要经内眦静脉和面静脉汇入颈内静脉，内眦静脉又可经眼上、下静脉与海绵窦相连通，面部静脉无瓣膜，血液可双向流动，所以当挤压鼻或上唇疖肿时，有引起海绵窦血栓性静脉炎之危险，临床上将鼻根部与上唇三角形区域称为“危险三角区”。

外鼻的运动神经为面神经，感觉神经主要是三叉神经第一支（眼神经）和第二支（上颌神经）的一些分支。

（二）鼻腔

鼻腔被鼻中隔分成左右两侧，每侧鼻腔又分为鼻前庭和固有鼻腔。

新生儿的鼻腔比成人的小，宽仅 1～2 mm，高 9 mm，因此一旦黏膜肿胀，则可严重阻碍鼻呼吸，而新生儿鼻腔下壁与上颌骨体内齿相嵌，这常是婴幼儿发生某些病理过程（如上颌骨骨髓炎）的原因。

1. 鼻前庭

鼻前庭位于鼻腔前部，由皮肤覆盖，其特征是皮肤长有鼻毛，并富含皮脂腺和汗腺，故易患疖肿。由于缺乏皮下组织，皮肤与软骨膜紧密联合，一旦发生疖肿，疼痛剧烈。

2. 固有鼻腔

固有鼻腔简称“鼻腔”，前界为鼻内孔，后界为后鼻孔。鼻前庭皮肤与固有鼻腔黏膜移行处称鼻阈。鼻腔有内侧壁、外侧壁和顶壁、底壁 4 个壁。

（1）内侧壁即鼻中隔，主要由鼻中隔软骨和筛骨正中板构成。鼻中隔前下部的黏膜内动脉血管丰富，密集成网，此处称为利特尔区（Little’ s area），又称“易出血区”，是鼻出血的好发部位。

（2）外侧壁是鼻解剖结构中最为辅助的区域，也和鼻窦炎的发病有密切关系，分别由上颌骨、泪骨、下鼻甲骨、筛骨、腭骨垂直板及蝶骨翼突构成。鼻腔外侧壁从下向上有 3 个呈阶梯状排列的长条骨片，依次称为下、中、上鼻甲。各鼻甲的外下方均有一裂隙样空间，对应地依次称为下、中、上鼻道。

1）下鼻甲及下鼻道：下鼻甲是位置最靠前、最大的鼻甲，其前端接近鼻阈，后端距咽鼓管咽口 1～1.5 cm。下鼻甲肿胀或肥厚时可引起鼻塞，也可影响咽鼓管功能，出现耳聋、耳鸣等耳部症状。下鼻道前上方有鼻泪管的开口。下鼻道外侧壁前端近下鼻甲附着处骨质最薄，是上颌窦穿刺的最佳部位。

2）中鼻甲及中鼻道：中鼻甲属筛骨的一部分，为筛窦内侧壁的标志，附着于筛窦顶壁和筛骨水平板的连接处。中鼻道两端隆起，前下者呈弧形峪状隆起，称钩突，其后上者称筛泡，属筛窦结构，内含 1～4 个气房。两个突起之间有一半月形裂隙，名半月裂孔。此孔向前下和外上扩大呈漏斗状，名筛漏斗，额窦、前组筛窦及上颌窦均开口于此。中鼻甲、中鼻道及其附近的区域统称为窦道复合体，中鼻甲、钩突和筛泡亦是内镜筛窦手术的标志和进路，以中鼻甲前部下方游离缘水平为界，其上方鼻甲与鼻中隔之间的间隙称为嗅沟或嗅裂；在该水平以下，鼻甲与鼻中隔之间的不规则腔隙则称总鼻道。

鼻中隔是由筛骨垂直板、犁骨和鼻中隔软骨组成，垂直板自筛板中线下垂，并与单独的骨块——犁骨相连，鼻柱为鼻中隔前下部的游离缘，称鼻中隔可动部，并参与鼻前庭的组成。

新生儿鼻中隔是由犁骨和鼻中隔软骨组成，而垂直板自出生后开始骨化，6 岁时垂直板才与犁骨相拼，而在两骨之间残留着软骨纹或生长区域，同样与鼻中隔软骨间也有缓冲区，直到 3～5 岁时才相互衔接，至 10 岁时鼻中隔发育完成，并由此而进一步成熟。

③上鼻甲和上鼻道：上鼻甲是三个鼻甲中最小的一个，亦属筛骨结构，位于鼻腔外侧壁上后部位，前鼻镜检查一般窥不到上鼻甲。上鼻甲后端的后上方有蝶筛隐窝，是蝶窦开口所在。后组筛窦则开口于上鼻道。

以中鼻甲游离缘为界，其上方鼻甲与鼻中隔之间的间隙为嗅沟，此部位的鼻腔黏膜为嗅区黏膜。在该水平以下，鼻甲与鼻中隔之间的不规则间隙称为总鼻道，为呼吸区黏膜覆盖，含有丰富的腺体及杯状细胞，且毛细血管与小静脉之间形成海绵状血窦，具有重要的生理和病理意义。

（3）顶壁呈穹隆状，前段倾斜上升，由鼻骨和额骨鼻部构成；后段倾斜向下，即蝶窦前壁；中段水平，即为分隔颅前窝的筛骨水平板，属颅前窝底的一部分，板上多孔（筛孔），故又名“筛板”，新生儿和幼儿的筛板由纤维组织组成，自鸡冠开始骨化而呈垂直发育成筛板。筛板骨化至 2～3 岁时已很明显。额嗅区黏膜的嗅丝通过筛孔抵达颅内。筛板菲薄而脆，较易因外伤或手术导致脑脊液鼻漏或鼻源性颅内并发症的发生。

（4）底壁即硬腭的鼻腔面，与口腔相隔，前 3/4 由上颌骨腭突构成，后 1/4 由腭骨水平构成。

3. 鼻腔黏膜

鼻腔黏膜与鼻泪管、鼻窦和鼻咽的黏膜相连续。按其部位和生理功能分为嗅区黏膜和呼吸区黏膜两部分。嗅区黏膜为假复层无纤毛柱状上皮，由支持细胞、基细胞及嗅细胞组成。

4. 鼻腔血管

鼻腔的动脉主要来自颈内动脉系统的分支眼动脉和颈外动脉系统的分支上颌内动脉。

5. 鼻腔的神经

鼻腔的神经包括嗅神经、感觉神经和自主神经。

（三）鼻窦

鼻窦是围绕鼻腔、位于某些颅骨内的含气空腔，一般左右成对，共 4 对。依其所在颅骨命名，分别为上颌窦、筛窦、额窦和蝶窦；依照窦口引流的位置和方向以及各个鼻窦的位置，将鼻窦分为前后两组，前组鼻窦包括上颌窦、前组筛窦和额窦，分别开口于中鼻道，后组鼻窦包括后组筛窦和蝶窦，前者开口于鼻道，后者开口位于蝶筛隐窝。

1. 上颌窦

上颌窦位于上颌骨内，为鼻窦中最大者。其窦腔呈不规则的锥体形，容积个体差异较大，平均约 13 mL，分为 5 个壁：

（1）前壁即尖齿窝，较薄。

（2）后外壁与翼腭窝和颞下窝毗邻，近翼内肌，故上颌窦恶性肿瘤易破坏此壁，翼内肌受累可致张口受限。上壁构成眼眶底壁内侧部，故上颌窦疾病和眶内疾病可相互影响。底壁即牙槽突，常低于鼻腔底，与第二双尖牙和第一、第二磨牙关系密切，故有时牙根感染可引起牙源性上颌窦炎。

（3）内侧壁即鼻外侧壁下部，中鼻道有窦口与此壁后部相通，因窦口位置较高，不易引流，故易感染上颌窦炎。眶下缘下方有眶下孔，眶下神经及血管通过此孔。

（4）上壁即眼眶的底壁，故上颌窦疾病和眶内疾病可相互影响。

（5）底壁即牙槽突。底壁常低于鼻腔底，与第二尖牙和第一、第二磨牙关系密切，故有时牙根感染，可引起牙源性上颌窦炎。

2. 筛窦

筛窦又称“筛迷路”，形似蜂窝状结构，介于鼻腔和眼眶之间，为四组鼻窦中解剖关系最复杂，自身变异最多，与毗邻器官联系最密切的解剖结构。筛窦气房视其发育程度不同而异，从4～17个到18～30个不等。筛窦被中鼻甲基板分为前组筛窦和后组筛窦，前组筛窦开口引流于中鼻道，后组筛窦开口引流于上鼻道。其外侧壁即眼眶内侧壁，轻薄如纸，称纸样板。因此，筛窦病变、外伤及手术可破坏此壁，造成颅内并发症。

3. 额窦

额窦位于额骨鳞部之下和眶部之上。前壁为额骨外骨板，较坚厚，含骨髓，炎症或外伤可致骨髓炎。后壁较薄，毗邻枕骨斜坡，且有导静脉和骨裂隙，故额窦感染可侵入颅内。底壁即为眼眶顶壁和前组筛窦之顶壁，此壁甚薄，炎症时有明显压痛。额窦囊肿亦可破坏此处侵入眶内。底壁内下方有额窦开口，经鼻额管引流到中鼻道前端。

4. 蝶窦

蝶窦位于蝶骨体内。外侧壁与颅中窝、海绵窦、颈内动脉和视神经管毗邻。气化较好的蝶窦，此壁菲薄甚至缺损，使上述结构裸露于窦腔内，如手术不慎将出现失明及大出血。顶壁上方为颅中窝的底，呈鞍形，称为蝶鞍。前壁参与构成鼻腔顶的后段和筛窦的后壁（蝶筛板），有蝶窦自然开口。下壁即后鼻孔上缘和鼻咽顶，翼管神经孔位于下壁外侧的翼突根部。

二、鼻的生理功能

（一）鼻腔的生理功能

鼻腔的主要功能为呼吸、嗅觉与共鸣，另有反射、分泌、免疫、吸收和排泄泪液等功能。

1. 呼吸功能

鼻腔为呼吸道的首要门户，在机体与外界环境的接触中起着重要的作用，主要有以下几个方面：

（1）清洁作用：正常人鼻毛及其运动方向（朝向前外）可以过滤吸入气流中的颗粒状物，并使异物难进易出。鼻毛可阻挡空气中的较大尘粒，黏膜表面的黏液毯能黏附小的尘埃和微生物，借纤毛运动送入咽部吐出或咽下。纤毛运动是维持鼻腔正常生理功能的重要机制，鼻腔分泌的酸性黏液及菌酶可抑制和溶解微生物。

（2）温度调节作用：吸入的空气通过鼻腔时，依赖鼻腔黏膜血管（主要是海绵窦）的舒缩作用，使吸入鼻腔的气流保持相对恒定的温度，空气经过鼻腔到达咽部时，可被调节至32～34℃。

（3）湿度调节作用：鼻黏膜中的分泌性上皮（如杯状上皮）的分泌物，各种腺体（如黏液腺、浆液腺、嗅腺等）的分泌物及毛细血管的渗出维持鼻腔的湿度，鼻黏膜每昼夜分泌1000 mL左右的渗出液，用以提高吸入空气的湿度，有利于肺泡的气体交换和维持呼吸道黏膜的正常纤毛运动。

影响鼻腔及鼻窦正常生理功能的因素有3个：①鼻道窦口复合体的通畅性。②正常黏液纤毛传输功能。③分泌物的质和量。如果其中一项或多项不正常，即可使鼻腔及鼻窦易于感染。

2. 嗅觉功能

嗅觉功能主要依赖嗅区黏膜及其嗅细胞。嗅觉起着识别、报警、增进食欲、影响情绪等作用。吸入含有气味的微粒到嗅区黏膜，刺激嗅细胞产生神经冲动，经嗅神经通路传至嗅觉中枢而感到嗅觉。

3. 发声共鸣作用

鼻腔在发音时起共鸣作用，使得声音悦耳动听。鼻塞时出现闭塞性鼻音，鼻咽腔闭合不全或不能关闭时可出现开放性鼻音。

4. 反射功能

鼻腔最重要的反射有鼻肺反射和喷嚏反射。鼻肺反射以鼻黏膜三叉神经末梢为传入支，以广泛分布至支气管平滑肌的迷走神经为传出支，以三叉神经核及迷走神经核为其中枢核团，形成反射弧。鼻肺反射时，鼻腔局部刺激和病变是引起支气管病变的原因之一。

（二）鼻窦的生理功能

（1）鼻窦能强化鼻呼吸功能。

（2）鼻窦能减轻头颅重量和头部运动时的重量。

（3）鼻窦是原始器官，窦中有嗅球，由于嗅器官的长期进化而消失。

（4）鼻窦能湿润鼻腔黏膜。

（房玉辉）

第三节　咽的应用解剖及生理

一、咽的应用解剖

咽是呼吸道和消化道上端的共同通道，上宽下窄、前后扁平，略呈漏斗形。上起颅底，下至第6颈椎，成人全长约12 cm。前方与鼻腔、口腔和喉相通；后壁与椎前筋膜相邻；下端与食管相接；两侧与颈部大血管和神经毗邻。

（一）咽的分部

咽自上而下可分为鼻咽、口咽和喉咽3个部分。

1. 鼻咽

鼻咽又称“上咽”，位于颅底与软腭游离缘平面之间。其前方以后鼻孔为界与鼻腔相通，后壁平对第1、2颈椎，下方与口咽相通。顶部黏膜下有丰富的淋巴组织集聚，呈橘瓣状，称腺样体，又称“咽扁桃体”。若腺样体肥大，可堵塞鼻咽腔影响鼻呼吸，或阻塞咽鼓管咽口引起听力减退。两侧壁有咽鼓管咽口及咽隐窝，此管与中耳腔相通。咽鼓管咽口周围有散在的淋巴组织，称咽鼓管扁桃体。咽口后上方有一隆起，称咽鼓管圆枕。咽鼓管圆枕后上方与咽后壁之间有一凹陷区，称咽隐窝，是鼻咽癌的好发部位。

2. 口咽

口咽又称“中咽”，是口腔向后方的延续部，介于软腭与会厌上缘平面之间，通常所谓咽部即指此区。后壁平对第2、第3颈椎体，黏膜下有散在的淋巴滤泡。前方经咽峡与口腔相通。咽峡系由腭垂和软腭游离缘、舌背、两侧的腭舌弓和咽腭弓共同构成的一个环形狭窄部分。两弓之间为腭扁桃体，在腭舌弓的后方有条状淋巴组织，名咽侧索。咽后壁黏膜下有散在淋巴滤泡。舌根部有舌扁桃体。

3. 喉咽

喉咽又称"下咽"，位于会厌上缘与环状软骨下缘平面之间，上接口咽，下连食管入口，该处有环咽肌环绕，前面与喉腔相通，前面自上而下有会厌、杓状会厌襞和杓状软骨所围成的入口，称喉口。在喉口两侧各有一较深的隐窝，名为梨状窝，是异物常嵌顿之处。舌根与会厌之间左右各有一浅窝，称会厌谷，是异物易存留之处。两侧梨状窝之间、环状软骨板之后称环后隙。

（二）咽的构造

1. 咽壁的分层

咽壁从内向外有4层，即黏膜层、纤维层、肌层和外膜层。其特点是无明显黏膜下组织层，纤维层和黏膜紧密附着。其中肌层按其功能的不同分为3组，包括3对横行的咽缩肌、3对纵行的咽提肌和5对腭肌。

2. 筋膜间隙

筋膜间隙是咽筋膜与邻近的筋膜之间的疏松组织间隙，较重要的有咽后间隙、咽旁间隙。这些间隙的存在，有利于咽腔在吞咽时的运动，协调头颈部的自由活动，获得正常的生理功能。

（1）咽后间隙：位于椎前筋膜和颊咽筋膜之间，上起颅底、下达上纵隔，相当于第1、2胸椎平面，咽缝将此间隙分为左、右两部分。间隙内有淋巴组织，婴幼儿期有数个淋巴结，儿童期逐渐萎缩，至成人仅有极少淋巴结，引流扁桃体、口腔、鼻腔后部、鼻咽、咽鼓管等部位的淋巴，因此，这些部位的炎症可引起咽后间隙感染，甚至形成咽后间隙脓肿。

（2）咽旁间隙：位于咽后间隙的两侧，左右各一，底向上、尖向下，形如锥体。锥底向上至颅底，锥尖向下达舌骨大角处。前隙较小，内侧与腭扁桃体毗邻，腭扁桃体炎症可扩散到此间隙；后隙较大，有颈内动、静脉，还有舌咽神经、迷走神经、舌下神经、副神经及交感神经干等穿过，间隙内还有颈深淋巴结上群，咽部炎症可感染此间隙。

（三）咽的淋巴组织

咽黏膜下淋巴组织丰富，较大淋巴组织团块呈环状排列，称为咽淋巴环，又叫"瓦尔代尔（Waldeyer）淋巴环"，主要由咽扁桃体（腺样体）、腭扁桃体、舌扁桃体、咽鼓管桃体、咽后壁淋巴滤泡及咽侧索等组成。淋巴外环包括下颌角淋巴结、下颌下淋巴结、颊下淋巴结、咽后淋巴结等。内环淋巴可引流到外环淋巴，因此，若咽部的感染或肿瘤不能为内环的淋巴组织所局限，可扩散或转移至相应的外环淋巴结，内环的淋巴组织在儿童期处于增生状，一般在10岁以后开始萎缩退化。

1. 腭扁桃体

腭扁桃体习惯称为"扁桃体"，位于腭舌弓之间的扁桃体窝内，是一对扁卵圆形的淋巴上皮器官，为咽淋巴组织中最大者。6~7岁时，腭扁桃体可呈生理性肥大，中年以后逐渐萎缩。其内侧面覆盖鳞状上皮黏膜，黏膜上皮向扁桃体实质内陷入形成一些分支状盲管，深浅不一。盲管开口在扁桃体表的隐窝，细菌易在盲管和陷窝内存留繁殖，形成感染“病灶”。

腭扁桃体的血液供应十分丰富，动脉有5支，均来自颈外动脉的分支。

2. 腺样体

腺样体又称“咽扁桃体”，位于鼻咽顶与后壁交界处，形似橘瓣，表面不平，有5～6条纵行沟裂，细菌易存留于此。其基部下端有时可见胚胎期残余凹陷，称咽囊。腺样体于出生后即存在，6～7岁时最显著，10岁以下后逐渐退化萎缩，腺样体肥大可引起鼻阻塞、打鼾等症状，也可影响咽鼓管的功能，引发中耳炎。

二、咽的生理功能

咽为呼吸和消化的共同通道，除呼吸、吞咽功能外，还具有协助构造、防御保护和参与咽淋巴环的免疫等重要功能。

（一）呼吸功能

咽腔是上呼吸道的重要组成部分，黏膜含有丰富的腺体，对吸入的空气有调节温度、湿度，以及清洁的作用，但弱于鼻腔的类似功能。

（二）吞咽功能

吞咽动作是一种由许多肌肉参加的反射性协调运动。吞咽动作一经发动即不能中止。吞咽中枢位于延髓的网状结构内，迷走神经核附近。其传入神经包括来自软腭、咽后、会厌和食管等处的脑神经传入纤维。咽部吞咽分为6期：口咽连接控制期、腭咽峡关闭期、食团挤压期、喉的关闭期、环咽段的开放期、恢复期。

（三）防御保护功能

咽的防御保护功能主要通过咽反射来完成。一方面，协调的吞咽反射，可封闭鼻咽和喉咽，在吞咽或呕吐时，避免食物吸入气管或反流鼻腔；另一方面，当异物或有害物质接触咽部时，会发生恶心呕吐，有利于异物及有害物质的排出。

（四）言语形成功能

咽腔为共鸣腔之一，发音时，咽腔和口腔可改变形状，发生共鸣，使声音清晰，和谐悦耳，并由口、舌、腭、唇、齿等协同作用构成各种语言。正常的咽部结构与发音时咽部形态大小相应变化，对语言形成和清晰度都有重要作用。

（五）扁桃体的免疫功能

人类的扁桃体、淋巴结、消化道集合淋巴小结和阑尾等均属末梢免疫器官。扁桃体为外周免疫器官，其生发中心含有各种吞噬细胞，同时可以制造具有天然免疫力的细胞和抗体，如T细胞、B细胞、吞噬细胞及免疫球蛋白等，它们对从血液、淋巴或其他组织侵入机体的有害物质具有积极的防御作用。在儿童期，其扁桃体具有特殊活跃的免疫功能。3～5岁时，因接触外界变应原的机会多，扁桃体显著增大，不应视为病理现象，可能是免疫活动的征象。青春期后，扁桃体组织逐渐缩小。

（六）调节中耳气压功能

咽鼓管咽口的开放，与咽肌的运动，尤其是与吞咽运动密切相关。吞咽动作不断进行，咽鼓管不断随之启闭，以维持中耳内气压与外界大气压平衡，这是保持正常听力的重要条件之一。

（房玉辉）

第四节　喉的应用解剖生理

一、喉的应用解剖

喉是呼吸的重要通道，下呼吸道的门户，上通喉咽，下连气管。喉位于颈前正中，舌骨之下，其上端为会厌上缘，下端为环状软骨下缘，在成人相当于第3～5颈椎平面，女性及儿童其喉的平面位置较男性稍高。

(一)喉软骨

构成喉支架的软骨共有9块，形状、大小不同。单个而较大的有甲状软骨、环状软骨、会厌软骨；成对而较小的有杓状软骨、小角软骨、楔状软骨，喉软骨间由纤维韧带连接。

喉上部开口于下咽部，下部转入气管。喉为活动器官，活动范围相当大，如吞咽动作。在解剖上喉分成3部分，上部为喉前庭，包括起自会厌根到假声带的空间。中部位居假声带和真声带水平的范围，在两声带的喉内存有两个侧窦，称Morgani窦。尽管小儿的喉体积不大，而此窦却很发达，上界可达甲状软骨上缘，有时可高达舌根的正中部，喉为下部的声门下间隙，与杓状软骨下缘密切相连。

1. 会厌软骨

会厌软骨位于舌骨及舌根后面，在喉入口之前，上宽下窄，形如树叶。其表面覆盖黏膜，构成会厌，吞咽时会厌盖住喉入口，防止食物进入喉腔。舌面和舌根之间的黏膜形成舌会厌皱襞。小儿会厌呈卷曲状。

2. 甲状软骨

甲状软骨为喉部最大软骨，由两块对称的四边形甲状软骨板在前方正中融合而成，和环状软骨共同构成喉支架的主要部分。甲状软骨正中上方呈“V”形凹陷，称甲状软骨切迹，是颈部中线的标志。左、右侧软骨板后缘分别向上、向下延伸，形成上角和下角，上角长、下角短。两侧下角的内侧面分别与环状软骨的后外侧面形成环甲关节。

3. 环状软骨

环状软骨位于甲状软骨之下，第一气管环之上，形状如环。前部较窄，称环状软骨弓；后端宽，称环状软骨板，此软骨是喉气管中唯一完整的环形软骨，对保持喉气管的通畅至关重要。如果外伤或疾病引起环状软骨缺损，常可引起喉狭窄。

4. 杓状软骨

杓状软骨位于环状软骨板上缘，呈三角锥形，左右各一。其底部和环状软骨之间形成环杓关节，其运动使声带张开或闭合。底部前端为声带突，为声带附着处。底部外侧为肌突，有环杓后肌和环杓侧肌附着其后部及前外侧面。

5. 小角软骨

小角软骨左右各一，位于杓状软骨的顶部，杓状会厌襞之中。

6. 楔状软骨

楔状软骨左右各一，形似小棒状。位于两侧杓状会厌襞中，在小角软骨的前外侧。

喉软骨的关节活动：喉软骨有两对关节，即一对环甲关节和一对环杓关节。

喉的各软骨之间，喉和周围组织如舌骨、舌及气管之间均由纤维韧带组织互相连接。

（二）喉肌

喉肌分为内外两组。喉外肌位于喉的外部，将喉与周围结构相连接，有固定、牵拉喉体上升或下降的功能。喉内肌位于喉的内部，是与声带运动有关的肌肉。喉内肌按其功能分为以下 4 组：

1. 使声门张开的肌肉

使声门张开的肌肉主要来自环杓后肌，该肌起自环状软骨板背面的浅凹，止于杓状软骨肌突的后面。该肌收缩使杓状软骨的声带突向外侧转动，将声门裂的后端分开，开大声门。

2. 使声门关闭的肌肉

环杓侧肌起于同侧环状软骨弓上缘，止于杓状软骨肌突的前面。杓肌附着在两侧杓状软骨上。环杓侧肌和杓肌收缩使声带内收，声门闭合。

3. 使声带紧张和松弛的肌肉

甲杓肌收缩使声带松弛，并且该肌收缩的紧张度与发音的音调有关。环甲肌收缩时以环甲关节为支点，使甲状软骨和环状软骨弓接近，从而拉紧甲杓肌，使声带紧张度增加。

4. 使会厌活动的肌群

使会厌活动的肌群包括使喉入口关闭的杓会厌肌和使喉入口开放的甲状会厌肌。会厌游离缘两侧杓状会厌襞及杓区构成喉入口，杓会厌肌收缩将会厌拉向后下方，使喉入口关闭。甲状会厌肌收缩将会厌拉向前上方，使喉入口开放。

（三）喉腔

喉腔上界为喉入口，下界相当于环状软骨下缘。被声带分隔成声门上区、声门区和声门下区。

1. 声门上区

声带以上的喉腔称为声门上区，其上口呈三角形，其上界为由杓状软骨、杓状会厌襞及会厌游离缘组成的喉入口。

2. 声门区

两侧声带之间的区域称为声门区。声带左右各一，在室带下方，由黏膜、声韧带、肌肉构成白色带状组织，声带张开时，出现一个顶向前的等腰三角形的裂隙，称声门裂，是喉最狭窄处。声门裂的前端称前连合。

3. 声门下区

声门下区位于声带下缘和环状软骨下缘之间，与气管相连。幼儿期该区黏膜下组织疏松，发生炎症时容易水肿导致喉阻塞。

（四）喉的淋巴

喉的淋巴以声门区为界，分为声门上区组和声门下区组。声门上区的组织中有丰富的淋巴管，汇集于杓状会厌襞后形成较粗大的淋巴管，主要进入颈内静脉周围的颈深上淋巴结，有少数淋巴管汇入颈深淋巴结下群或副神经链。声门区的声带组织内淋巴管甚少。声门下区组织中的淋巴管较少，汇集后通过环甲膜，进入颈深淋巴结下群。通常喉部每侧的淋巴引流按区分开，左右不交叉。

（五）喉的神经

喉的神经有喉上神经和喉返神经，两者均为迷走神经分支。

喉上神经：在相当于舌骨大角平面处分为内、外支。外支为支配环甲肌的运动神经，维持声带张力。内支支配除环甲肌之外的喉内各肌，为感觉神经。

喉返神经：喉的主要运动神经。左侧喉返神经绕主动脉弓，右侧喉返神经绕锁骨下动脉，继而上行。喉返神经支配除环甲肌外的喉内各肌的运动。同时，也有一些感觉支支配声门下区黏膜的感觉。左侧喉返神经的径路较右侧长，故易发生声带麻痹。

（六）喉的血管

喉的血管来源有二：一为甲状腺上动脉（来自颈外动脉）的喉上动脉和环甲动脉（来自甲状腺上动脉）；一为甲状腺下动脉（来自锁骨下动脉）的喉下动脉。

二、喉的生理功能

喉是发声器官，又是呼吸道的门户。其主要功能是呼吸、发声、保护和吞咽。

（一）呼吸功能

喉腔是呼吸的通道，喉的声门裂又是呼吸道最狭窄处，声带的内收或外展，可调节声门裂大小；声门裂大小的改变又可调节呼吸。当人们运动时，声带外展，声门裂变大，以便吸入更多的空气。反之，安静时所吸入的空气减少，声门裂就变小。声带运动受中枢神经系统反射作用调节，进而维持正常的呼吸功能。

（二）发声功能

喉是声音器官，人发声的主要部位是声带。呼出的气流冲击声带，使之振动而发出基音，其音调的高低与声带振动频率有关。声带振动频率与声带的长度、张力、质量和呼出气体的强弱有关，声音的强度与肺部呼出气体和声门下气压成正比，喉部发出的声音称基音，受咽、口、鼻、鼻窦、气管及肺等器官的共鸣作用而增强，使之发生变化，又由舌、唇、牙及软腭协调配合而完成语言的构成。

（三）保护功能

喉的杓状会厌襞、室带、声带具有括约肌的作用，组成了三道防线，防止误吸。吞咽时，喉被上提，会厌向后下盖住喉入口，形成保护下呼吸道第一道防线；两侧室带内收向中线靠拢，形成第二道防线；声带内收，声门闭合，形成延缓三道防线。喉上部黏膜非常敏感，稍受刺激即可引起反射性咳嗽，将异物咳出。喉黏膜还有加温和湿润吸入空气的作用。

（四）吞咽功能

吞咽时，喉头上升，喉入口关闭，呼吸受抑制，咽及食管入口开放。这是一个复杂的反射动作。食物到达下咽部时，刺激黏膜内的机械感受器，冲动经咽丛、舌咽神经和迷走神经的传入纤维到达延髓的孤束核，继至脑干的网状系统和疑核。疑核通过传出神经纤维，使内收肌收缩，同时抑制环杓后肌的活动，使声门紧闭，声带拉紧；而脑干的网状系统抑制吸气神经元，使呼吸暂停。如果食物进入喉的入口（常发生于婴儿），则会刺激喉上区域黏膜的感受器而增强这种反射。

（房玉辉）

第二章　小儿耳鼻咽喉的护理概述

第一节　小儿耳鼻咽喉生长发育特点

小儿耳鼻咽喉疾病既有其一般性，更有其特殊性。由于小儿从出生直至成年皆处在不断发育的过程中，小儿的解剖、生理、病理、营养、免疫、代谢等各方面都与成人有很大差别，所以，小儿耳鼻咽喉疾病的发生、发展、性质、症状、诊断和治疗等也都与成人不尽相同。儿童的发育涉及儿科学的各个方面，包括机体的、心理的、认知与行为的发育。儿童发育状况在小儿耳鼻咽喉科疾病的诊治中非常重要，尤其是对听力和语言的评估。首先需要了解年龄相关的标准，识别儿童早期发育的异常情况，用多种方法筛查儿童的发育障碍，在敏感期采取适当的干预，有效地治疗发育性疾病。对于儿童发育状态的评估，需要多学科、多专业的综合评价。小儿耳鼻咽喉科有关发育状况的评估，需要特别关注与年龄相关的听力和言语。

小儿免疫功能甚差，新生儿血液中 IgM 的含量甚低，也无 IgA，唯一可以通过胎盘由母体传给胎儿的 IgG，在出生后逐渐下降，6 个月时已全部消失。所以，新生儿和婴幼儿易患呼吸道和胃肠道感染性疾病。许多小儿耳鼻咽喉疾病与免疫防御功能异常有关，如存在免疫球蛋白缺陷病的小儿容易反复患化脓性中耳炎、鼻窦炎、支气管炎、肺炎等细菌感染性疾病；有补体缺陷病的小儿则易患遗传性血管神经性喉水肿；有吞噬功能缺陷病的小儿则易患慢性肉芽肿病；有细胞免疫缺陷病的小儿则易患耳、口、鼻、主动脉弓等畸形，容易发生感染，接种疫苗又易发生严重不良反应，并经常反复发生化脓性中耳炎和鼻窦 - 支气管综合征。免疫防御功能异常的小儿则易发生各型变态反应性疾病，如过敏性鼻炎、分泌性中耳炎等。自身免疫性疾病的小儿易患自身免疫性感音神经性聋、喉部类肉瘤等疾病。

儿童语言的发育是渐进性的过程，2 个月时父母与婴儿之间开始用“咯咯”声及相互间的发音游戏进行交流。6～10 个月时，儿童开始咿呀学语，口腔肌肉控制能力的提高促进了发“嗒 - 嗒 - 嗒”等重复音节的声音。咿呀学语在 1 岁时达到高峰，这时候婴儿可以用自己的语言来表达所想进行的活动。18 个月时所能掌握的词汇量差异很大，平均可达 20～50 个词汇。2 岁时语言能力才真正发展起来。

神经发育的评估集中在以下方面：

（1）确定儿童在语言、运动、视觉空间、注意力和社交能力等各方面的发育水平。

（2）确定儿童发育迟缓的原因。

（3）针对发育问题制订治疗计划。这些项目最好由临床医师、心理学专家、言语治疗师以及教育专家组成的小组共同完成。心理学家的任务通常是提供适合儿童年龄的标准化智能测试；运动和言语学专家进行临床测试来证明儿童在这方面的缺陷，并制订治疗计划；教育专家则对学龄儿童进行学习能力的测试，并通过学校制订特殊教育辅助课；临床医师则综合专家组的所有信息，获得详尽的医学方面和发育方面的病史，并指导身体和神经学方面的检查。

孤独症是一种神经学障碍，具有以下 3 种特征：

（1）社会交往上存在质的减少。

（2）语言交流上存在质的损害。

（3）行为、兴趣和活动范围有限，呈重复与刻板的模式。

由于所有的孤独症患儿都存在语言障碍，故所有的孤独症患儿都应进行正规的听力检查。

（房玉辉）

第二节　小儿耳鼻咽喉科的护理评估

一、身体状况

身体状况的评估侧重于耳、鼻、面部、咽、喉、口腔、头颈部位结构和功能的异常表现，包括主观症状和客观体征，同时也要重视全身健康状况的评估。

（一）耳

1. 耳部常见的临床症状

（1）耳郭性状的异常：多见于先天性耳郭畸形、外伤或耳郭疾病如耳郭化脓性软骨膜炎等。患儿因形象有异常，可能会产生自卑心理。

（2）耳痛：约 95% 为耳病所致，5% 为牵扯痛。耳痛的性质有钝痛、刺痛、抽痛等。常见原因有：耳周及耳的各部分发生炎症、耳部外伤、耳部肿瘤等。耳痛会导致患儿烦躁不安，无法正常学习和生活。耳痛常表现为哭吵不安、摇头、用手扯耳等。

（3）耳漏：或称“耳溢液”，指经外耳道流出或在外耳道积聚的异常分泌物，是耳部疾病的常见症状。黏液性或脓性耳漏多见于急慢性化脓性中耳炎，水样耳漏要警惕脑脊液耳漏。耳道长期流脓且伴有臭味的患儿可能不愿意与人接触，自尊心降低。根据耳漏的性质、量的多少、时间的长短、有无臭味等，可对病情作出大致判断。

（4）耳聋：一般将听力损失统称为耳聋，临床上将不同程度的听力下降称为耳聋，根据病变部位分为传导性聋、感音神经性聋和混合性聋。传导性聋即病变部位发生在外耳和中耳的传音装置，感音神经性聋即病变发生在耳蜗和耳蜗以后的各部位，混合性聋为兼有传导性聋和感音神经性聋。听觉是人们语言正常发展和与人交往的重要基础，失去听觉会导致小儿语言功能发育障碍、社交困难、日常工作和生活受到严重影响，患儿易产生焦虑、孤独、恐惧、自卑、易怒等各种心理问题。

（5）耳鸣：是听觉功能紊乱所致的常见症状，患儿主观感到耳内有鸣声，而周围环境并无相应的声源。传导性耳聋患儿的耳鸣为低音调，如机器轰鸣；感音神经性聋的耳鸣多为高音调，如蝉鸣。耳鸣常会使患儿感到烦躁、失眠、头晕、情绪易激动等，而心理障碍又可加重耳鸣，形成恶性循环。

（6）眩晕：是自身与周围物体的位置关系发生改变的运动性或位置性的错觉，大多由外周前庭病变引起，表现为睁眼时周围物体旋转，多伴有恶心、呕吐、出冷汗等自主神经功能紊乱的表现。

2. 耳部常见的体征

（1）鼓膜充血：多见于大疱性鼓膜炎、急性化脓性中耳炎、急性乳突炎等。

（2）鼓膜穿孔：常见于鼓膜外伤、急性化脓性中耳炎未及时控制、慢性化脓性中耳炎等。

（3）鼓室积液：多见于分泌性中耳炎。

（二）鼻

1. 鼻部常见的症状

（1）鼻塞：指经鼻通气不畅，常见于鼻及鼻窦疾病，如鼻炎、鼻窦炎、鼻咽部肿瘤、鼻中隔偏曲等。由于引起鼻塞的原因和病变程度不同，可表现为单侧或双侧鼻塞、持续性、间歇性、交替性或进行性加重。

（2）鼻漏：指鼻内分泌物外溢。由于原因不同，分泌物形状各异。水样鼻漏多见于急性鼻窦炎早期和变应性鼻炎发作期；脑脊液鼻漏多发生于外伤和手术后，可疑者经测定其葡萄糖含量及蛋白定量可确诊；黏液性鼻漏常见于慢性单纯性鼻炎；黏脓性鼻漏常见于急性鼻炎恢复期、慢性鼻炎和鼻窦炎等；脓性鼻漏见于较重的鼻窦炎，有时伴有臭味；血性鼻漏即分离分泌物中带有血液，见于鼻腔、鼻窦、鼻咽部肿瘤、鼻腔异物等。

（3）鼻出血：指血液经鼻流出。鼻出血多从出血侧的前鼻孔流出，多发生在鼻填塞不完全时，可表现为涕中带血、滴血、流血、血流如注。出血程度一般与出血原因和部位有关，既可为鼻腔局部疾病所致，也可为全身疾病在鼻部的表现。由偏食等不良饮食习惯导致的营养摄入不全常是儿童鼻出血的原因。

（4）嗅觉障碍：在临床上以嗅觉减退和嗅觉丧失为常见，而嗅觉过敏、嗅觉倒错和幻嗅则较为少见。按原因可分为 3 种类型：呼吸性嗅觉减退和失嗅，如鼻腔阻塞、全喉或气管切开术后，呼吸气流不经鼻腔；感觉性嗅觉减退和失嗅，因嗅黏膜、嗅神经病变而不能感到嗅素存在；嗅觉官能症，因嗅中枢及嗅球受刺激或变性所致，患儿可能会产生嗅觉过敏、嗅觉倒错、幻嗅等，多见于癔症、神经衰弱、精神病等患儿，嗅觉障碍会引起患儿食欲下降、精神不振等心理症状。

（5）鼻源性头痛：指鼻腔、鼻窦病变引起的头痛。分感染性和非感染性。鼻腔、鼻窦的感觉神经来自三叉神经的第一支和第二支，即眼神经和上颌神经。鼻源性头痛的特点是：一般都有鼻部症状，如鼻塞、脓涕等，多在窦内脓性物排出后缓解；鼻急性炎症时症状加重；多为深部头痛；鼻腔黏膜收缩或使用表面麻醉剂后，头痛可以减轻；头痛有一定的部位和时间性。

2. 鼻部常见的体征

（1）鼻黏膜充血、肿胀、鼻甲充血、肿大：见于急慢性鼻炎、鼻窦炎、变应性鼻炎。

（2）鼻黏膜干燥、鼻甲缩小：见于萎缩性鼻炎。

（3）鼻窦面部投射点红肿和压痛：见于炎症较重的急性鼻窦炎。

（三）咽

1. 咽部常见的症状

（1）咽痛：为最常见的咽部症状。由咽部急慢性炎症、溃疡、异物或咽部邻近器官疾病引起，也可以是全身疾病的伴随症状。患儿常因咽痛而不愿进食。

（2）咽部感觉异常：患儿自觉咽部有毛刺、异物感、堵塞、贴附、瘙痒、干燥等异常感觉，常用力发出“吭”声以期清除。常见的原因有咽部及其周围组织的器质性病变，如慢性咽炎、咽角化症、扁桃体肥大等，也可为神经官能症的一种表现，多为恐惧、焦虑等精神因素引起。

（3）吞咽困难：是患儿难以吞咽饮食的一种症状，大致可分为 3 种：

1）功能障碍性：凡导致咽痛的疾病均可引起吞咽困难。

2）梗阻性：咽部肿瘤、食道狭窄、肿瘤、扁桃体过度肥大，妨碍食物下行。

3）瘫痪性：因中枢性病变或周围性神经炎引起咽肌麻痹。吞咽困难严重的患儿常处于营养不良、饥饿消瘦状态。

（4）构音异常：咽腔是发声的共鸣腔，腭与舌是协助发声的重要器官，与声音的清晰度和音质、音色密切相关。如有缺陷或病变时，所发声音含混不清（语言清晰度极差）或音质和原来不一样（音色改变），或是在睡眠状态下发出不应有的音响（打鼾），统称为构音异常。

（5）腭咽反流：当饮食不能顺利通过咽部进入食管而反流到口腔、鼻咽和鼻腔时，称之为饮食反流，又称为“腭咽反流”。此症状常伴随吞咽困难出现，常见于咽肌麻痹、咽后脓肿、扁桃体周围脓肿、食管病变、喉咽部肿瘤及腭裂畸形等。

2. 咽部常见的体征

（1）咽部黏膜充血肿胀，咽后壁淋巴滤泡增生：见于急慢性咽炎、急慢性扁桃体炎、扁桃体周围脓肿、咽后脓肿。

（2）腭扁桃体肥大：见于急慢性扁桃体炎、扁桃体生理性肥大、扁桃体肿瘤等。临床上常将腭扁桃体肥大分为 3 度：Ⅰ度肥大，扁桃体仍限于扁桃体窝内，Ⅱ度肥大，扁桃体超出扁桃体窝，但距中线尚有一定的距离，Ⅲ度肥大，扁桃体肥大如核桃，达到或接近中线，甚至两侧扁桃体能相互接触。

（3）腺样体肥大：见于急性腺样体炎、腺样体肥大等。

（4）鼻咽部隆起或新生物：见于鼻咽纤维血管瘤、鼻咽癌等。

（四）喉

1. 喉部常见的症状

（1）声嘶：声带非周期性的振动在临床上表现为声音嘶哑，是喉部疾病最常见的症状，表示病变累及声带。常见原因主要是声带病变，如炎症、息肉、肿瘤。轻者声音稍有变粗，音调变低，重者明显声音嘶哑，严重者可以完全失声。

（2）吸气性呼吸困难：常见于喉部阻塞性病变者，主要表现为吸气时间延长，吸气时空气不易进入肺内，此时胸腔内负压增高，出现胸骨上窝、剑突下以及肋间隙软组织凹陷。如胸骨上窝、锁骨上窝、肋间隙出现凹陷，临床上称之为“三凹征”。

（3）喉喘鸣：由于喉或气管发生阻塞，患儿用力呼吸，气流通过喉或气管狭窄处发出的特殊声音，是喉部特有的症状之一。由于发病年龄及病变部位不同，喉鸣的特性也不同。

（4）喉痛：与喉部病变的过程、范围、性质及个人的耐受程度有关。

（5）咯血：指喉部以下的呼吸器官出血，经咳嗽动作从口腔咯出的过程。咯血量多少不一，少者为痰中带血，多者可大口咯出鲜血。咯血前常有喉痒、咳嗽等不适。

（6）吞咽困难：指患儿吞咽费力，食物通过口、咽或食管时有梗阻的感觉，吞咽时间较长，伴或不伴有吞咽痛，严重时甚至不能咽下食物。

除上述耳鼻喉咽部的异常表现外，还应注意评估患儿目前的不适主诉，是否引起饮食、营养、排泄、睡眠、自理、活动等方面的改变，改变的程度如何等。

二、辅助检查

护士还应从患儿近期的各种辅助检查结果报告中了解患儿的阳性体征、病变范围、病变的性质和急性的诊断等。耳鼻咽喉科患儿常用的辅助检查包括听力检查、前庭功能检查、鼻内镜检查、喉窥镜检查、耳鼻咽喉颅底各部位 X 线、CT 检查等。各种辅助检查的目的和方法以及如何解读辅助检查的结果，详见本章第三节。

（房玉辉）

第三节　小儿耳鼻咽喉的常规检查与护理配合

一、鼻部检查

（一）外鼻

护士应观察患儿外鼻的形态、颜色、活动是否正常，有无鼻小柱过宽、鼻翼塌陷、前鼻孔狭窄等。有时需触诊有无压痛点、乒乓球样弹性感、增厚、变硬，鼻骨有无骨折、移位及骨擦音。听患儿发音，了解有无“闭塞性鼻音”或“开放性鼻音”。还要注意是否嗅到特殊的腥臭味。

（二）鼻腔

鼻前庭可以用拇指将鼻尖抬起并左右活动，利用反射的光线观察，有时可借助前鼻镜检查。

1. 前鼻镜检查法

（1）目的：观察鼻前庭及鼻腔的情况。

（2）用物准备：前鼻镜、卷棉子、0.5% 麻黄碱滴鼻液或其他鼻用碱充血剂。

（3）操作步骤：左手持前鼻镜，两叶合拢，与鼻腔底平行，伸入鼻前庭。右手扶持受检者头部，随检查需要变动头位。缓缓张开镜叶，依次检查鼻腔各部。第一头位：先使受检者头位低，观察鼻底、下鼻甲、下鼻道、鼻中隔前下部。第二头位：患儿头抬高，略后仰，与鼻底呈 30°，观察中鼻甲、中鼻道及嗅裂和鼻中隔中部。第三头位：头部继续后仰 30°，观察鼻中隔上部、中鼻甲前端、鼻丘和中鼻道前下部等。注意鼻甲有无充血、水肿、肥大、干燥及萎缩，中鼻甲有无息肉样变，各鼻道及鼻底是否积聚分泌物及分泌物的性状，鼻中隔有无偏曲、穿孔、出血、血管曲张、溃疡、糜烂或黏膜肥厚，鼻腔内有无息肉、肿瘤、异物等。检查完毕，取出前鼻镜。

（4）注意事项：

1）前鼻镜伸入鼻前庭时，不可超越鼻阈，以免引起疼痛或损伤鼻中隔黏膜而出血。

2）如下鼻甲肥大，可用 0.5% 麻黄碱滴鼻液收缩鼻腔黏膜后再进行检查。

3）检查完毕，取出前鼻镜时勿将镜叶闭拢，以免钳夹鼻毛引起疼痛。

4）操作时注意动作轻柔，鼻腔各部依次检查，避免遗漏。

2. 后鼻镜（间接鼻咽镜）检查法

目的：可弥补前鼻镜检查的不足。检查后鼻孔及各鼻甲和鼻道的形态、颜色、分泌物等，观察软腭背面、鼻中隔后缘。同时可检查鼻咽部，包括咽鼓管咽口及咽鼓管圆枕、咽隐窝、鼻咽顶部及腺样体。

用物准备：间接鼻咽镜（后鼻镜）、压舌板、0.5% 丁卡因喷雾剂。

操作步骤：受检者端坐，用鼻呼吸以使软腭松弛。右手持后鼻镜，左手持压舌板将舌的前 2/3 下压。右手以握笔姿势将加温而不烫的后鼻镜从左侧口角送到软腭与咽后壁之间，适当转动和倾斜镜面分别观察各部分。注意观察后鼻孔有无畸形，下鼻甲及下鼻道有无脓液，鼻咽黏膜有无新生物、溃疡、出血点、痂皮等，有无腺样体残余，咽隐窝有无肿瘤以及软腭背面有无脓液流出。

注意事项：

（1）压舌时应轻轻加压，不可突然用力。

（2）不要把压舌板伸入太深，并尽量不触及周围组织，防止恶心。

（3）检查时也可用 0.5% 丁卡因进行咽喉部喷雾作表面麻醉。

（三）鼻窦

鼻窦位置较隐蔽，病变时在面部相应的投射点有表现，因此，可先观察面颊部、内眦及眉根附近皮肤有无红肿，局部有无硬性或弹性隆起，眼球有无移位或运动障碍，面颊部或眶内上角处有无压痛，额窦前壁有无叩痛等。

前鼻镜和后鼻镜检查可观察鼻道中分泌物的色、质、量、引流方向等，以判断鼻窦炎的位置。上颌窦穿刺冲洗可协助判断病变的性质和程度。鼻内镜检查是近年来先进的鼻腔和鼻窦检查法，在鼻部疾病的诊断和治疗过程中有重要作用。

1. 硬管鼻内镜检查法

目的：可观察鼻腔深部出血部位及早期肿瘤，确定颅底骨折及脑脊液鼻漏的瘘孔部位，还可以在直视下取活组织检查，行电凝固止血等。

用物准备：1% 丁卡因及麻黄碱、鼻内镜包括 0° 和倾斜 30°、70°、90° 及 120° 五种视角镜。

操作步骤：检查前先用 1% 丁卡因及麻黄碱麻醉并收缩鼻黏膜，根据检查部位的不同选用 0° 及向前倾斜 30°、70°、90°、120° 的视角镜，沿鼻底插入，越过鼻中隔后缘，转动镜窗检查鼻咽各壁及鼻腔情况。

注意事项：

（1）操作时注意动作轻柔，麻醉彻底，以利于减轻患儿痛苦，减少损伤和出血。

（2）注意操作的角度，检查鼻咽各壁及鼻腔情况时要全面仔细。

（3）如有鼻出血，嘱患儿及时吐出。

2. 软管鼻内镜检查

目的：可观察上颌窦、额窦、筛窦和蝶窦的自然开口及其附近的病变。

用物准备：冷光源纤维导光鼻内镜、表面麻醉剂如 1% 丁卡因。

操作步骤：管径很细，可在表面麻醉下经前鼻孔送入鼻腔，术中可随需要将内镜的末端弯曲，进入各鼻道，如中鼻道、半月裂、钩突、筛漏斗等处。

注意事项：

（1）注意操作时避免粗暴动作，以免造成损伤、疼痛和出血。

（2）如遇鼻腔分泌物阻塞软管，要及时清除分泌物。

（四）鼻功能检查

鼻功能检查主要是呼吸功能检查法和嗅觉检查法。在此主要介绍嗅觉检查法。

1. 简易法检查

目的：检查有无嗅觉功能。

用物准备：不同嗅剂，如香精、醋、樟脑油、煤油等同一颜色的小瓶。

操作步骤：将不同嗅剂分别装于同一颜色的小瓶中，嘱受检者选取其中任一瓶，用手指堵住一侧鼻孔，以另一侧鼻孔嗅之，并说明气味的性质，依次检查完毕。

注意事项：应注意嗅疲劳现象易影响检查的准确性。

2. 嗅阈检查法

目的：检查某一嗅觉缺失。

用物准备：7 种原嗅觉素，即醚类、樟脑、麝香、花香、薄荷、辛辣、腐臭气味。以多数人可以嗅到的最低嗅剂浓度为一个嗅觉单位，按照 1、2、3、4、5、6、7、8、9、10 嗅觉单位配成 10 瓶。规定 7 种嗅剂，共配成 70 瓶。

操作步骤：检查时测出对 7 种物质的最低辨别阈，用小方格 7 × 10 标出，成为嗅谱图。当患儿对某一嗅素缺失时，则在嗅谱图上出现一条黑色失嗅带。

二、咽部检查

（一）口咽检查

受检者取坐位，应按顺序检查口腔及口咽部：先观察牙、牙龈、舌及口底有无出血，溃疡及肿块。然后用压舌板轻压患儿舌的前 2/3 处，自前向后依次观察双侧腭舌弓、腭咽弓、咽侧壁及后咽壁。注意黏膜有无充血、溃疡、假膜、脓痂、干燥、肿胀和隆起。同时检查两侧腭扁桃体，注意其大小形态。此外，尚应注意隐窝口处有无分泌物，有无扁桃体异物或新生物。检查时嘱患儿发“啊”音，观察软腭运动情况。同时还应注意牙、牙龈及舌有无异常。

（二）鼻咽部检查

鼻咽部检查包括有间接鼻咽镜检查、鼻咽内镜检查和鼻咽触诊。

1. 鼻咽触诊

鼻咽触诊主要用于儿童，助手固定患儿，检查者立于患儿的右后方，左手示指紧压患儿颊部，用戴好手套的右手示指经口腔伸入鼻咽，触诊鼻咽各壁，注意后鼻孔有无闭锁及腺样体肥大。若发现肿块，应注意其大小、质地以及与周围组织的关系。此项检查有一定痛苦，应向患儿及家长说明。检查者操作应迅速、准确且轻柔。

2. 间接鼻咽镜检查

间接鼻咽镜检查常用且简便。受检者正坐，头微前倾，用鼻轻轻呼吸。检查者左手持压舌板，压舌的前 2/3，右手持加温而不烫的间接鼻咽镜，镜面向上，由张口之一角送入，置于软腭与咽后壁之间。咽反射敏感致检查不能合作者，可先行表面麻醉，待数分钟后再检查。

3. 鼻咽内镜检查

鼻咽内镜有硬质镜和纤维镜两种。硬质镜可经口腔或鼻咽导入；纤维镜是一种软性内镜，其光导纤维可弯曲，从鼻腔导入后，能随意变换角度，全面观察鼻咽部。

三、喉部检查及护理配合

（一）喉的外部检查

喉的外部检查主要是视诊和触诊，首先观察喉部外形大小、位置以及甲状软骨是否居中、对称等。其次进行触诊，主要是甲状软骨、环状软骨、环甲间隙，注意局部有无肿胀、触痛、畸形、颈部有无肿大的淋巴结或皮下气肿等。最后用手指捏住甲状软骨两侧左右摆动，并稍加压力使之与颈椎发生摩擦，正常时应有摩擦音，某些病理情况下（如喉癌向后侵犯），摩擦音消失。

（二）间接喉镜检查

间接喉镜检查为目前检查喉咽部及喉腔最常用的方法。

目的：检查喉部并观察部分喉咽部。

用物准备：间接喉镜和额镜、0.5% 丁卡因溶液、纱布。

操作步骤：检查时患儿端坐，头稍向前，张口、伸舌，检查者坐在患儿对面，先将额镜反射光的焦点调节到患儿腭垂处，然后用纱布裹住舌的前 1/3，避免下切牙损伤舌系带，用左手拇指和中指捏住舌前部，并将其向前下方拉，示指抵住上唇，以固定。右手按执笔姿势持间接喉镜，将镜面在酒精灯上稍加热，防止检查时起雾，但切勿过烫，镜面朝前下方，镜背将腭垂和软腭推向后上方，避免接触咽后壁，以免引起恶心。先检查舌根、会厌谷、会厌舌面、喉咽后壁及侧壁，然后再嘱患儿发“咿－咿”声，使会厌抬起，此时可检查会厌喉面、杓区、杓间区、杓状会厌襞、室带、声带、声门下等。检查时应注意喉咽及喉腔黏膜色泽，有无充血、增厚、溃疡、增生或结节、新生物或异物等，同时应观察声带及杓状软骨活动情况。

注意事项：

（1）放入间接喉镜时，将镜面在酒精灯上稍加热，防止检查时起雾，先在检查者手背上试温，确认不烫时，才可将间接喉镜放入患儿口咽部，以免引起黏膜烫伤。

（2）有的患儿咽部反射敏感，需要行口咽黏膜表面麻醉后才能完成检查，常用的口咽黏膜表面麻醉药物是 0.5% 丁卡因溶液。

（3）首先可训练儿童安静呼吸，自然地将舌伸出。有时在初次检查时受检者的咽反射很敏感，经几次训练后，尚能顺利接受检查。因此，检查者应有足够的耐心，如初次检查不够满意，可待 1～2 天后再行复查。

（4）如经口咽黏膜表麻后仍不能顺利完成间接喉镜检查，则可选用纤维喉镜或电子喉镜检查。

（三）直接喉镜检查

目的：患儿不合作或间接喉镜检查不满意以进一步查清喉部病变。

适应证：适用于儿童支气管镜检查时导入支气管镜；间接喉镜检查不能查清的喉部

病变；需要喉部活检者；气管内插管；作气管内吸引。

操作方法：表面麻醉（一般用0.5%丁卡因），不能配合者给予全麻。患儿取仰卧位，头向后仰，小儿应再由一助手按住肩部，固定四肢，以防挣扎乱动。检查者立于患儿头前，以纱布保护患儿的上唇及上列牙齿，持喉镜沿舌背正中或右侧导入咽部，看清会厌上缘后，即将喉镜稍向咽后壁方向倾斜，再向下深入1 cm左右，将会厌软骨及前面的软骨组织向上挑起，观察喉腔各部及咽后壁、环后壁、声门下腔、气管上段，发“伊”音时观察声带运动情况。

护理配合：告知患儿及家长检查的目的、过程，检查时应尽可能配合医生，检查前需空腹，即禁食禁水4～6小时。如患儿觉得有恶心，可深呼吸以缓解症状。按医嘱给予术前用药，减少唾液的分泌。表麻者术后2小时进温凉软食，全麻者6小时进温凉饮食，一般进半流质饮食3天。嘱患儿不能咽下口中分泌物，以利于观察分泌物的色、质、量。注意声带休息，减轻声带充血。告知患儿保护嗓音的正确发音方法，不高声或长时间叫喊。

（四）纤维喉镜检查

纤维喉镜是用导光纤维制成的软性内镜，可弯曲，患儿易耐受。

目的：进一步对喉部及喉咽部病变进行检查，还可进行活检、息肉摘除、异物取出等。

适应证：间接喉镜检查不满意，可采用此项检查。对于颈短、舌体肥厚、咽腔狭小及婴儿型会厌患儿的检查效果好；对于颈部畸形、张口困难及体弱、危重患儿均可进行此项检查。

操作方法：患儿取坐位或卧位，鼻腔黏膜、口咽及喉咽黏膜表麻后，在镜远端的2～3 cm处涂以润滑油。检查者左手握镜柄，右手指持镜干远端，轻轻将纤维喉镜从鼻腔导入，沿鼻底经鼻咽、口咽到达咽喉部，可观察舌根、会厌谷、会厌、杓状会厌襞、梨状窝、室带、喉室、声带、前联合、后联合和声门下区，并能窥清直接喉镜下不能检查的部位。

护理配合：同直接喉镜检查。

（五）显微喉镜检查

显微喉镜检查用于声带精细的手术。

适应证：可两手同时操作，是用手术显微镜通过支撑式或悬吊式直接喉镜进行更细致、更精确的检查方法，可观察一些细微的病变，如轻度上皮增厚、黏膜下充血以及声带小结、喉室病变、声带息肉及其他新生物等，也可用于声带小结和小新生物的摘除，视野清，声带损伤小。

操作方法：全麻下进行，按直接喉镜检查方法，暴露喉腔后，插入喉镜，暴露所需的手术野后，固定头部，调节手术显微镜的焦距，通过双目观察喉内病变，以双手操作，施行喉显微手术及喉激光手术。

护理配合：同直接喉镜检查。

（六）鼻喉电子内镜检查

利用鼻喉电子内镜影像系统（包括内镜部分、摄像系统、光源、彩色监视器、录像机及彩色影像打印机）及数字影像处理系统观察喉的病变；电子内镜影像系统在内镜尖端配以CCD芯片，作为超小型摄像机，将获得的影像转换为电子信号后传输，同时可连接数字影像处理系统（接受影像系统的电子信号，实时处理，进行结构或颜色增强），以实时处理动态影像进行重建放大，因此可以避免传统喉镜影像上的蜂房影像。内镜插入管及尖端的外径为 5 mm。由于最初的尖端相对较厚，先用于胃肠道的检查，后用于支气管镜检查。1993 年，鼻喉电子内镜影像系统投入市场，较传统的纤维喉镜具有更高的分辨率，图像清晰度高，可以看清楚喉部、喉咽及鼻咽的各个部位，其放大作用便于观察一些早期微小和位置隐蔽的病变。操作方法及护理配合同纤维喉镜检查。

四、耳部检查

（一）耳郭及耳周检查

耳郭及耳周检查包括视诊、触诊、嗅诊和听诊。

1. 视诊

观察耳郭有无畸形（如副耳郭，即副耳、瘘管等），有无局限性隆起、增厚及皮肤有无红肿或皲裂，耳周有无红肿、瘘口、瘢痕、赘生物及皮肤损害等。

2. 触诊

两手以相等压力触诊两侧乳突尖及鼓窦区，注意有无压痛，耳周淋巴结是否肿大。遇有瘘口，应以探针探其深度及瘘管走向。如耳郭向前外方推移，应注意耳后有无脓肿，脓肿是否有波动感。进一步检查耳郭有无牵拉痛，耳屏有无压痛，乳突有无压痛，耳周淋巴结是否肿大。耳后局部淋巴结压痛者，应检查头发有无毛囊炎等感染。

3. 嗅诊

某些疾病的分泌物有特殊臭味，有助于鉴别诊断。

4. 听诊

根据耳聋患儿言语的清晰度及语音的高低，有助于初步诊断耳聋的程度及性质。

（二）外耳道及鼓膜检查

1. 徒手检查

检查者一手将耳郭向后、上、外方轻轻牵拉，使外耳道变直，另一手示指将耳屏向前推压，使外耳道口扩大；婴幼儿外耳道呈裂隙状，检查时应向下牵拉耳郭，并将耳屏向前推移，方可使外耳道变直，外耳道扩大。通过额镜观察外耳道有无耵聍、异物，皮肤是否红肿，有无疖肿，骨性外耳道后上壁有无塌陷，外耳道内有无分泌物及其性状与气味。清除外耳道内的耵聍、异物或分泌物后，观察鼓膜的正常解剖标志是否存在，还应注意鼓膜的色泽、活动度以及有无穿孔及其部位、大小。

2. 电耳镜检查

电耳镜是自带光源和放大镜的窥耳器，借此可仔细地观察鼓膜，发现肉眼不能察觉的较细微的病变，有的电耳镜之放大镜的焦距可在一范围内随意调节，放大倍数较高，利于观察鼓膜的细微病变。由于电耳镜便于携带，无需其他光源，尤其适用于卧床患儿及婴幼儿。

（三）咽鼓管功能试验

咽鼓管功能障碍与许多中耳疾病的发生、发展及预后有关。检查咽鼓管主要是查明鼓膜无穿孔者咽鼓管的通气功能。常用方法如下：

1. 吞咽试验

目的：查明鼓膜无穿孔者咽鼓管的通气功能。

适应证：鼓膜无穿孔者。

禁忌证：上呼吸道急性感染，鼻腔或鼻咽部有脓液、溃疡、新生物者。

检查方法：将听诊管两端的橄榄头分别置于患儿和检查者的耳道口，当受试者做吞咽动作时，检查者可听到轻柔的“嘘嘘”声；亦可通过耳镜观察鼓膜随吞咽动作产生的运动，若鼓膜随吞咽动作而向外运动，表明功能正常。咽鼓管功能不良者吞咽时其耳道听不到声音，鼓膜运动差。此法有部分咽鼓管功能正常者可出现阴性结果。

护理配合：向受试者解释检查的目的和方法。做好心理护理，减轻受试者的顾虑，使其积极配合检查。

2. 瓦尔萨尔法

目的：同吞咽试验，通过此法咽鼓管到达中耳腔的气体多于吞咽试验。

适应证：同吞咽试验适应证。

检查方法：受试者鼻腔滴 0.5% 麻黄碱，清除鼻涕。用手指将两侧鼻翼向内压紧，闭口的同时用力呼气，如果呼出的气体经鼻咽部两侧咽鼓管咽口冲入鼓室，检查者可以从听诊管内听到鼓膜的震动声，或可看到鼓膜向外运动，则表示咽鼓管通畅。

护理配合：向受试者说明检查的目的并演示正确方法，使其正确配合检查。

3. 波利策法

目的：同吞咽试验，另外此法也可用于治疗咽鼓管功能不良。

适应证：咽鼓管功能差者。

检查方法：嘱受试者含一口水，检查者将橡皮球前端的橄榄头塞于受试者一侧前鼻孔，并压紧对侧鼻孔。让受试者将水咽下，吞咽时，软腭上举、鼻咽腔关闭、咽鼓管开放的瞬间，检查者迅速挤压橡皮球，将气流压入咽鼓管达鼓室，检查者可从听诊管内听见鼓膜振动声，也可观察鼓膜的运动情况。

护理配合：向受试者解释检查的目的、方法和过程，使其积极配合检查。

4. 导管吹张法

目的：既可用于检查咽鼓管是否通畅，鼓室是否有积液，亦可用于咽鼓管功能不良及分泌性中耳炎的治疗。

适应证：同吞咽试验。

禁忌证：上呼吸道急性感染，鼻腔或鼻咽部有脓液、溃疡、肿瘤者。

检查方法：先嘱受试者清除鼻腔及鼻咽部分泌物，鼻腔以 0.5% 麻黄碱和 1% 丁卡因溶液收缩、麻醉鼻腔黏膜，检查者先检查受试者鼓膜的情况，如是否内陷、厚薄等。将听诊管一端放入受试者外耳道，一端放入自己的外耳道，将咽鼓管导管沿鼻底缓缓伸入鼻咽部，并将原向下的导管口向受检侧旋转 90°，进入咽鼓管咽口，用橡皮球向导管内鼓气，注意鼓气要适当，避免压力过大将鼓膜吹破。采用双连球鼓气，可以控制鼓气的压力。检查者可从听诊管听到不同声音，并由此判断咽鼓管通畅程度和鼓室有无积液。如果检查者听到“呼、呼”声表示咽鼓管通畅，“吱、吱”声表示咽鼓管狭窄，水泡声表示鼓室有积液，听不到声音表示咽鼓管完全阻塞。检查或治疗完毕，应再次检查鼓膜的情况。

护理配合：检查前向受试者说明检查或治疗的目的、方法，告知受试者会有气流从耳内吹出，不要紧张。如果突然有耳痛，应立即停止，并检查鼓膜。

另外，尚可经鼓室滴药法、咽鼓管造影术、咽鼓管纤维内镜检查法等检查咽鼓管的功能与结构。

（四）前庭功能检查

前庭功能检查是通过一些特殊的测试方法，了解前庭功能。前庭功能不仅与耳科疾病相关，而且和神经内科、外科、内科、眼科及创伤科等疾病亦有密切关系。前庭功能检查包括平衡功能检查和眼震检查。

1. 平衡功能检查

（1）目的：评价前庭脊髓反射、本体感觉及小脑平衡协调功能。

（2）适应证：前庭脊髓反射系统平衡功能障碍及某些迷路、小脑疾病。

（3）操作方法：

1）闭目直立检查法：请受试者直立两脚并拢，两手手指互扣于胸前并向两侧拉紧，观察受试者睁眼及闭目时躯干有无倾倒。正常者无倾倒，迷路或小脑病变者出现自发性倾倒。

2）过指试验法：检查者与受试者相对端坐，检查者双手置于前下方，伸出两示指，请受试者抬高双手，然后以检查者的两示指为目标，受试者用两手示指同时分别碰触检查者的示指。测试时睁眼、闭目各做数次。正常人双手均能准确接触目标，迷路及小脑病变时会出现过指现象。

3）行走试验：受试者蒙眼，向正前方行走 5 步，继之后退 5 步，如此行走 5 次。观察其步态，并计算起点与终点之间的偏差角，偏差角大于 90° 者，示两侧前庭功能有显著差异。

4）闭眼垂直写字试验：受试者正坐于桌前，身体各处不得与桌接触，左手扶膝，右手握笔，垂腕，自上而下书写文字或画一行简单的符号，睁眼或闭眼各书写一次，两行并列，观察两行文字的偏离程度和偏离方向，偏斜不超过 5° 为正常，超过 10° 者，示两侧前庭功能有差异。

此外，尚有姿势描记法及指鼻试验、跟膝胫试验、轮替运动等方法。

2. 眼震检查

眼球震颤是眼球的一种不自主的节律性运动，简称“眼震”。常见的有前庭性眼震、中枢性眼震、眼性眼震等。眼震检查的目的是为了评价前庭眼反射的功能，确定眼震是由于周围性病变、中枢性病变，还是某些眼病引起。检查方法包括自发性眼震检查法、位置性眼震和变位性眼震检查法、冷热试验、旋转试验以及视动反射检查等。

眼震电图描记：眼球的角膜和视网膜之间存在着静止电位，角膜侧带正电荷，视网膜侧带负电荷，称为角膜－视网膜电位。眼球的运动能使此电位发生变化，电位变化的大小与眼球偏位角度成比例。此电位变化可借放在眼眶周围的皮肤电极加以记录，将此微弱电流通过放大器传送给记录装置，以图像形式记录下来的就是眼震电图。

儿童一般可以接受眼震图检查，在儿童眩晕的诊断中应作为常规检查。前庭功能减退或丧失可能是阵发性眩晕、前庭神经炎和儿童阵发性斜颈唯一可发现的异常表现。此外还可进行红外眼动记录、转椅检查和姿势描记检查。单侧前庭功能低下者，考虑进行冷热试验；双侧前庭功能低下者，考虑进行转椅检查。

3. 儿童前庭功能检查的年龄

选择 95% 的 3～10 岁患儿可以完成的检查。一般情况下，3 岁以上的儿童可以进行转椅检查，5 岁以上的儿童可以进行冷热试验。

（房玉辉）

第四节　小儿耳鼻咽喉的护理常规

一、一般护理常规

（一）术前护理

（1）准确地向患儿交代医师决定的手术内容、目的等。

（2）做好心理护理，消除患儿及家长的种种顾虑，缓解其紧张情绪。

（3）告知可能发生的术后意外，结合患儿的想法，做具体的指导工作：

1）不能洗头、洗澡的患儿，要帮助他们洗头、擦澡。

2）准备术区剃毛、清洁皮肤，鼻腔手术要洗鼻。

3）查明月经周期，避免精神紧张给机体带来的不良影响。

4）术前晚要保证充足的睡眠。

5）手术前 1 天的饮食应易消化、富营养。

6）清洁口腔，注意义齿、蛀齿的护理，按医嘱执行去留，术前一定要刷牙和漱口。

（二）手术当天护理

（1）测量血压、脉搏、呼吸及体温，观察面容和全身状态，发现异常，及时向医师报告。

（2）基础麻醉前要核对患儿的床号、姓名、住院号及手腕带。

（3）麻醉前排空小便，术前 4～6 小时禁食、禁水，术前 30 分钟至 1 小时给予输液及麻醉前用药，注射后让其卧床休息，观察全身反应，特别要注意如出现低血压，及时报告医师。

（三）术后护理

（1）与麻醉科护士交接病历、体温表、手术记录表及其他资料，当面交接清楚。接患儿回病室，做好安置和安慰工作，并密切观察患儿全身状态、面部及全身皮肤的颜色，注意有否并发症的出现，与主治医师保持密切联系。

（2）调节病室的温度、湿度，保持室内整洁、安静，备好一切抢救用具。

（3）面、颈部手术后的患儿，要给予一次性中单放在衣服上面，以便收集呕吐物或血液，弄脏后及时更换。同时床边备好卫生纸、纱布、毛巾等物品，便于随用随取，另外，还要准备吸引器、吸氧装置、点滴台或输液架、照明用具、笔记本或记录用具等物品。术后也要进行“三查七对”，做到万无一失。把所了解的术前、术中经过及术后治疗、休息和饮食等事项，向患儿和其家属进行传达和说明。

二、耳部手术前后护理常规

（一）术前护理常规

1. 心理护理

了解患儿的心理状态，有针对性地向患儿及家属介绍手术的目的和意义，说明手术的注意事项，使患儿有充分的思想准备，消除患儿的种种顾虑，缓解其紧张情绪。

2. 耳部准备

术前1天洗头、洗澡，准备术区剃毛，剔除患侧耳郭周围头发，一般距发际5～6 cm，清洁耳郭及周围皮肤。手术当日早晨将女患儿头发梳理整齐，或用皮筋扎起，以免污染术野。

3. 一般准备

（1）术前检查各项检验报告是否正常，包括血常规、尿常规、出凝血试验、肝肾功能、胸片、心电图等，了解患儿既往史及有无其他全身疾病，有无手术禁忌证，以保证手术安全。

（2）局部各项检查要齐全，包括声导抗、前庭功能、耳部CT等。

（3）预计术中可能输血者，应做好血型和交叉配血试验。

（4）术前1天沐浴、剪指（趾）甲，做好个人卫生工作。

（5）术前1天的饮食应易消化、富营养，并保证充足的睡眠。

（6）清洁口腔，注意义齿、蛀齿的护理，按医嘱执行去留，术前一定要刷牙和漱口。

（7）按医嘱给予术前用药，并做好宣教工作。

（8）手术当天测量生命体征包括体温、脉搏、呼吸及血压，观察面容和全身状态，发现异常，及时报告医师。

（9）麻醉前排空小便，术前4～6小时禁食、禁水，术前30分钟给予输液及麻醉前用药，注射后让其卧床休息，观察全身反应，特别要注意如出现低血压，及时报告医师。

（二）术后护理常规

（1）全麻患儿按全麻术后护理常规护理至患儿清醒。做好安置和安抚工作，并密切观察患儿全身状态、面部及全身皮肤颜色，注意是否有并发症的出现。

（2）调节病室的温度、湿度，保持室内整洁、安静，备好一切抢救用具。

（3）观察敷料的渗透情况及是否松脱，如渗血较多，及时通知医生，可更换外面敷料并重新加压包扎。

（4）饮食护理，如术后无恶心、呕吐，全麻清醒6小时后可进流质饮食，3～5天视病情逐步改为普食，以高蛋白、高热量、高维生素、清淡为宜。

（5）注意观察有无面瘫、恶心、呕吐、眩晕、平衡失调等并发症，经颅手术注意患儿有无高热、嗜睡、神志不清、瞳孔异常变化等颅内并发症的发生。

（6）嘱患儿防止感冒，教会其正确擤鼻的方法，即单侧轻轻擤，勿用力擤，以免影响移植片，并利于中耳乳突腔愈合，按需要应用呋麻滴鼻液，保持咽鼓管通畅。

（7）根据医嘱使用抗生素，预防感染，促进伤口愈合。

（8）保持耳内清洁并吸收耳内渗出液。嘱患儿洗头、洗澡时，勿使污水进入外耳道。

三、鼻部手术前后护理常规

（一）术前护理常规

1. 心理护理

向患儿及家属介绍手术的目的和意义，说明术中可能出现的情况，如何配合，术后注意事项，使患儿有充分的思想准备，减轻焦虑。

2. 鼻部准备

（1）剪去患侧鼻毛，清洁鼻腔。

（2）检查患儿有无感冒、鼻黏膜肿胀等，如有炎症，应待炎症消失后手术。

3. 一般准备

准备好鼻部 CT 或 X 片，余同“耳部手术术前一般准备”。

（二）术后护理常规

（1）局麻患儿术后给予半卧位，利于鼻腔分泌物、渗出物的引流，同时减轻头部充血。

（2）全麻按全麻术后护理常规护理至患儿清醒。做好安置和安抚工作，并密切观察患儿全身状态、面部及全身皮肤的颜色，注意是否有并发症的出现。

（3）遵医嘱及时使用抗生素，预防感染。注意保暖，防止感冒。

（4）注意观察鼻腔渗血情况，嘱患儿如后鼻孔有血液流下，一定要吐出，以便观察出血量及颜色，并防止血液进入胃内，刺激胃黏膜引起恶心、呕吐。24 小时内可用冰袋冷敷鼻部。如出血较多，及时通知医生处理，必要时按医嘱使用止血药，床旁备好止血包和床头灯。

（5）叮嘱患儿不要用力咳嗽或打喷嚏，以免鼻腔内纱条松动或脱出而引起出血。教会患儿如果想打喷嚏，可用手指按压人中，做深呼吸或用舌尖抵住硬腭以制止，勿揉鼻。

（6）局麻患儿术后 2 小时、全麻患儿术后 6 小时可进食温、凉的流质饮食，可少量多餐，保证营养，给予易消化、高热量、高蛋白饮食，避免辛辣刺激性食物。

（7）鼻腔填塞纱条者，注意观察局部胀痛及头痛情况，鼻腔填塞后局部皮肤饱满，眼睑溢泪，取坐位或半坐卧位，减轻局部组织水肿，缓解疼痛，利于呼吸。

（8）因鼻腔不能通气，患儿需张口呼吸，口唇易干裂，所以要做好口腔护理，保持口腔清洁无异味，防止口腔感染，促进食欲。

（9）注意保护鼻部勿受外力碰撞，尤其是鼻部整形手术者，防止出血和影响鼻部手术效果。

（10）因鼻腔呼吸不畅，患儿往往借助于口腔呼吸，故宜保持空气的新鲜、适宜的温湿度。

四、咽喉部手术前后护理常规

（一）术前护理常规

1. 心理护理

向患儿及家属介绍手术的目的和意义，说明术中可能出现的情况，如何配合，术后的注意事项，使患儿有充分的思想准备。对于肿瘤患儿、术后语言交流功能受影响的患儿，要特别加强术前解释工作。

2. 一般准备

（1）术前做好口腔护理：可用生理盐水漱口，防止口腔感染，以免影响术后伤口愈合。

（2）咽喉部或口腔有炎症者，应先控制炎症，再行手术。

（二）术后护理常规

（1）全麻患儿按全麻术后护理常规监测生命体征至清醒。

（2）咽部手术患儿清醒前采用侧俯卧位，以利于口中分泌物流出，防止渗血咽下，清醒后予半卧位。

（3）观察切口渗血情况，一则通过观察切口敷料渗透情况，二则嘱患儿将口中分泌物吐出，以便观察。

（4）观察呼吸情况，有无剧烈咳嗽。嘱患儿及时将咽喉部分泌物排出，必要时护士应予经鼻或经口吸出，保持呼吸道通畅。

（5）局麻手术患儿，术后 2 小时可进冷流质或半流质饮食，防止食物温度过高引起局部充血。全麻患儿术后 6 小时开始进流质饮食。

（6）对于气管切开或喉切除的患儿，保持气管套管通畅。因存在语言交流障碍，更应做好心理护理，加强与患儿的非语言交流和沟通，及时满足患儿需要，保持患儿情绪稳定。

（7）做好口腔护理，早晚刷牙，饭后漱口，防止感染。

（8）各种声带术后患儿 1 周内绝对禁声，注意声带休息。

（9）扁桃体、腺样体摘除术后 6 小时可进食白色冰激凌或冷牛奶，次日进食稀饭、面条等软食，勿食煎、炸、酸、辣等刺激性食物。1 个月后过渡到普食。进食速度宜慢，不宜过快和过猛，以防止疼痛和呛咳。

五、小儿耳鼻咽喉科的症状观察及护理

小儿耳鼻咽喉科的症状观察及护理如表 2–1 所示。

表 2–1　小儿耳鼻咽喉科的症状观察及护理

症状	观察要点、原因	护理及处置
1. 发热	持续发热和有继发感染，术前、术后禁食或术中失血，注意盐水平衡问题	查明原因，进行对症疗法、抗生素疗法、冷疗法，小儿易脱水，及时补液
2. 肿痛	根据患儿的疼痛阈值，判断疼痛反应程度	仔细询问疼痛的程度、性质、种类，创口痛、吸气时痛、鼻胃管刺激疼痛、体位所致或包扎原因等一一加以解决。乳突根治术后出现的顽固性头痛应想到脑膜炎早期表现，还伴有其他并发症，如颈项强直、恶心、呕吐等，按医嘱给予镇静止痛、催眠剂、调整体位、冷敷等
3. 出血	头颈部血管丰富，术中血压降低时出血不多，血压复升时可伴出血	血液吞入胃内引起呕吐，常伴以休克，迅速加以抢救，测量血压、保暖、输血、止血。注意吞血活动，查找原因，及时清除血液，备卫生纸或电吸引器
	扁桃体、腺样体术中、术后无意识地吞咽血液，常因术中止血不充分所致	尽量清除血块或淤血，看清出血点，记录出血量、性状、颜色，创口有无红肿、皮肤苍白、出冷汗等，告知值班医师进行处理
4. 眩晕	查出原因，贫血可致膜迷路刺激引发眩晕，血压下降也是其因	术后不要急起急坐，观察伴随症状
5. 面瘫	中耳、腮腺术后易见，常因面神经受损、受压、肿胀及炎症等引起	全麻苏醒后观察有无眼睑增宽、兔眼、鼓颊、额皱消失等表现，如无切断应及时减压，告之经过一段时间可恢复正常，兔眼时应给予眼药点眼，戴眼罩保护角膜，按医嘱进行按摩、针灸

续表

症状	观察要点、原因	护理及处置
6. 恶心、呕吐	多因中耳手术时刺激膜迷路引起，头痛、眩晕、血液吞入胃内引起上腹部不快感、胀痛；鼻腔填塞物置入后刺激鼻咽引起恶心、呕吐也常见	保持患儿安静，清理呕吐物和口腔，记录呕吐物性状、量，告知值班医师，有无血液流入后鼻孔，置胃管的应解开管口吸出胃内容物，以减少刺激
7. 视力障碍	鼻部术后伴以流泪、视力障碍、复视、视野变窄等表现	随时向值班医师反应，预防感染，用卫生棉拭去眼泪
8. 呼吸困难	见于气管切开及全喉摘除术，由分泌物积聚呼吸道所致。注意套管积有稠痰或痂皮，练习深呼吸，增大肺活量，保持室内温度、湿度	保持气道通畅，经常清除分泌物；雾化疗法，帮助排痰
9. 张口、吞咽障碍	见于上颌术后，扁桃体术后疼痛所致为暂时性吞咽障碍	置胃管保持营养，鼓励患儿早期张口活动，以防日后瘢痕痉挛
	舌及中、下咽部肿瘤术后放射性口腔炎	扁桃体术后进适当比例流食，渐渐增加咀嚼活动
10. 声嘶	全喉、气管切开术后失去语言能力	术前充分沟通，术后加强身心护理，解除顾虑，通过手势或笔谈交换意见，耐心听取主诉，加以解决
11. 口渴	麻醉后反应，术后失液多，经口呼吸、放疗所致	测定电解质，使用含漱剂、湿纱布擦口腔，调节室内湿度

（房玉辉）

第三章　耳鼻咽喉科常用护理技术操作

第一节　额镜的使用方法

一、操作执行者

额镜使用执行者，耳鼻咽喉头颈外科医务人员。

二、操作目的

通过调整光源和额镜方向，或调整受检者的头位，使光源投射镜面，经光反射聚焦到检查部位，检查者通过镜孔，看到反射光束焦点投射在检查部位或治疗部位，利于检查者观察或治疗。

三、操作步骤

（一）操作前

1. 评估

评估患儿年龄、病情、配合程度。

2. 准备

（1）用物准备：光源、额镜（由镜体和额带两部分组成。镜面是一个能聚光的圆形凹面反光镜，直径一般为 8 cm，焦距约 25 cm、中央有一窥视小孔直径约 1.4 cm。特殊情况下使用的额镜可备有光灯，额带可通过旋钮调节适当的松紧，镜体借一转动灵活的双球关节连接于额带上）、75% 的酒精或消毒湿巾。

（2）操作告知：向患儿及家属解释操作目的及配合方法，患儿及家属知情同意。

（二）操作中

（1）患儿取坐位，检查部位朝向检查者。

（2）检查者戴镜前先调节双球关节的松紧，使镜面能向各个方向灵活转动又不松滑，将额带调整至适合头围松紧，戴于头上。

（3）将双球关节拉直，使镜面与额面平行，镜孔正对检查者平视时的左眼或右眼，远近适宜，然后取舒适坐姿。

（4）调整光源和额镜方向，也可调整受检者的头位，使光源投射到额镜镜面，经过光反射聚焦到检查部位。检查者通过额镜镜孔看到反射光束焦点正好投射在检查部位。

（三）操作后

（1）安慰患儿。

（2）用 75% 酒精或消毒纸巾擦拭额镜，按消毒隔离要求处理用物。

四、注意事项

（1）随时保持检查者瞳孔、镜孔、反光焦点和检查部位呈一直线，方能看清楚被照明了的检查部位。

（2）养成“单眼视”的习惯，即只用带额镜一侧的眼睛进行观察，但另一眼保持自然睁开。“单眼视”不能形成立体像，难以判断深度，须勤加练习使之习惯。

（3）在练习中保持姿势端正、舒适，不要扭颈、弯腰、转身来迁就光源光线和反射光线，须仔细调整光源光线的投射方向和额镜镜面的反光角度，并前后调整受检者的头位，使反射的最亮点（即焦点光）准确照射到受检部位。

（房玉辉）

第二节　外耳道冲洗法

一、操作执行者

由注册护士执行。进修护士能力得到带教者认可后，方可执行。非注册护士、实习护士需在注册护士督导下执行。

二、操作目的

（1）冲出外耳道深部不易取出的碎软或已软化的耵聍、表皮栓，保持外耳道清洁。

（2）冲出外耳道深部不易取出的异物，如小珠、小虫、小豌豆、决明子、小贴画等。

三、操作步骤

（一）操作前

1. 评估

（1）确认患儿身份：核对姓名、出生日期，核对医嘱。

（2）评估患儿年龄、配合程度及外耳道情况。

（3）评估操作环境，环境应安静、安全、整洁、明亮，避免周围有人碰触操作者。

2. 准备

（1）用物准备：弯盘、治疗碗、冲洗器（20 mL 注射器，连接自制冲洗管即用一次性使用的 7 号头皮针，将头皮针头部分减去，尾部保留 1～2 cm 的长度，制作成为一个较为简单的冲洗管）、温生理盐水（温度以接近体温为佳）、毛头棉签、一次性治疗巾、额镜、电耳镜、PE 手套 1 副、吸引装置。

（2）治疗前询问病史，检查有无急性中耳炎、鼓膜穿孔、外耳道流脓、外耳道湿疹、外耳道炎、耳部出血等。

（3）操作告知：向患儿及家属解释操作目的及配合方法，使患儿具有充分思想准备，取得患儿的配合。如不能配合的患儿，嘱家属协助固定患儿，避免患儿晃动，以免误伤外耳道及鼓膜。

（二）操作中

（1）备齐用物，再次核对患儿姓名、出生日期，做好告知工作。

（2）检查患耳，了解外耳道皮肤、耵聍栓塞、异物形状及鼓膜情况。

（3）协助患儿取坐位（不能配合的患儿可让家属侧抱于怀中并固定头部），患耳正对操作者，头偏向健侧。肩颈部铺治疗巾，将弯盘置于患耳耳垂下方，紧贴颈部皮肤。

（4）操作者一手向后上方牵拉患儿耳部（小儿耳部为向后下方牵拉），使耳道呈一直线，另一手持冲洗器抽取 15 mL 温生理盐水，用冲洗器沿外耳道后壁冲洗，轻轻加压推入，使水沿外耳道后上壁进入耳道深部，借回流力量，将异物及耵聍冲出。反复冲洗，直至将耵聍或异物冲净。

（5）用吸引器连接自制软管冲洗头，调节负压至 0.04 MPa，吸出外耳道内的水，用小棉签充分擦净外耳道内残留的水。

（6）使用额镜再次检查外耳道的冲洗效果，如有残留耵聍，可再次冲洗至彻底冲净为止。

（三）操作后

（1）安慰患儿，告知注意事项。

（2）整理用物。

四、注意事项

（1）坚硬而大的耵聍、尖锐的异物、中耳炎鼓膜穿孔、急性中耳炎、急性外耳道炎等情况，不宜作外耳道冲洗。

（2）冲洗液的温度应与体温相近，不可过热或过冷，以免引起迷路刺激症状。

（3）冲洗器头宜放置在外耳道的外 1/3 处，沿外耳道后壁注入，不可直接对准鼓膜，以免损伤鼓膜；也不可直接对准耵聍或异物，以免将其冲至外耳道深部，更不利于取出。冲洗过程中，用力不宜过猛。

（4）如为活的昆虫类异物，先用酒精、油剂、乙醚滴耳，待其灭活后再冲洗。

（5）坚硬而嵌塞较紧的耵聍，先用氧氟沙星滴耳液滴耳 3～5 天，以润化后再冲洗。

（6）若冲洗过程中，患儿出现头晕、恶心、呕吐或突发耳部疼痛，应立即停止冲洗并检查外耳道状况，必要时请专科医生共同处理。

（房玉辉）

第三节　外耳道滴药法

一、操作执行者

由注册护士执行。进修护士能力得到带教者认可后，方可执行。非注册护士、实习护士需在注册护士督导下执行。

二、操作目的

（1）治疗耳道及中耳疾病。

（2）软化耵聍。

（3）清洁外耳道、抗炎。

三、操作步骤

（一）操作前

1. 评估

（1）确认患儿身份：核对姓名、出生日期，核对医嘱。

（2）评估患儿年龄、病情、合作程度及耳部疾病情况。

（3）评估操作环境，环境应安静、整洁、舒适、明亮。

（4）评估患儿的临床表现、外耳及耳道情况、有无药物过敏史。

2. 准备

（1）用物准备：电耳镜、滴耳液（检查药物的名称、浓度、剂量和有效期等）、消毒干棉球。

（2）护士七步洗手法洗手，戴口罩。

（3）操作告知：向患儿及家属解释操作目的及配合方法，患儿及家属知情同意。

（二）操作中

（1）护士携用物至床旁，再次核对医嘱，查对患儿床号、姓名、出生日期及药物的名称、浓度、剂量、用药时间等。

（2）向患儿解释用药的目的，并告知其药物名称。

（3）协助患儿取侧卧位或坐位，头偏向健侧，患耳朝上，嘱患儿不可转动头部。

（4）用无菌棉签轻轻擦净外耳道分泌物，必要时用3%过氧化氢溶液反复清洗至清洁。

（5）一手轻轻牵拉患儿耳郭，小儿耳郭为向后下方牵拉，充分暴露外耳道，另一手将滴耳液沿外耳道后壁缓慢滴入2～3滴，滴管末端勿触及耳缘，以防污染。轻压耳屏，使药液充分与外耳道黏膜接触并流入外耳道深部。患儿保持原卧位3～5分钟后，护士扶患儿取舒适卧位休息。若两耳均需滴药，应先滴一侧，过几分钟等滴入侧药液充分吸收后再滴另一侧。有鼓膜穿孔者禁止耳内滴药。

（三）操作后

（1）告知患儿用药后要保持原体位3～5分钟，使药液与耳道黏膜接触并流入外耳道深部，以免药液流出。

（2）观察患儿用药后的反应，有无眩晕、眼球震颤等迷路反应，并做好记录。

（3）整理用物，并做好记录。

四、注意事项

（1）滴药前，须将外耳道脓液洗干净。

（2）药液温度以接近体温为宜，不宜太热或太凉。如患儿需自行在家用药，应教会患儿及家属滴药前先把滴耳液放在40℃温水中加热5分钟，以免刺激迷路，引起眩晕、恶心、呕吐等不适。

（3）如滴耵聍软化液，应事先告知患儿，滴入药液量要多，滴药后可能有耳塞、闷胀感，以免造成患儿不安的情绪。

（房玉辉）

第四节　耳部手术备皮法

一、操作执行者

由注册护士执行。进修护士能力得到带教者认可后，方可执行。非注册护士、实习护士需在注册护士督导下执行。

二、操作目的

（1）适用于耳部各种手术的术前准备，使手术视野清洁，有利于手术进行。

（2）预防术后切口感染。

三、操作步骤

（一）操作前

1. 评估

（1）确认患儿身份：核对姓名、出生日期，核对医嘱。

（2）评估患儿年龄、病情、手术名称、术式、部位、麻醉方式、术野范围及合作程度。

（3）评估手术部位体毛的稠密度，皮肤有无皮疹、破损等。

（4）评估患儿病情及生命体征、心理状态，女性患儿有无月经来潮。

（5）评估操作环境，环境应安静、整洁、安全、明亮。

2. 准备

（1）用物准备：梳子、皮筋、发夹、剪刀、一次性备皮刀。

（2）护士七步洗手法洗手，戴口罩。

（3）操作告知：向患儿及家属解释操作目的及配合方法，患儿及家属知情同意。

（二）操作中

（1）护士携用物至床旁，再次核对患儿姓名、出生日期，确认手术方式、部位，取得患儿配合。

（2）根据手术需要确定备皮范围，隔帘遮挡。

（3）协助患儿取坐位，置一次性中单，暴露备皮部位：

①男患儿：根据手术名称剃除耳郭周围头发，耳部手术剃除 5～6 cm；侧颅底手术剃除 9～10 cm；全颅底手术剃干净全部头发，洗净头部或沐浴全身。

②女患儿：根据手术名称剃除耳郭周围头发，洗净头部或沐浴全身。其余健侧头发梳理整齐，长发可用皮筋与辫子一起固定。

（三）操作后

（1）处理用物，洗手。

（2）记录备皮时间及局部皮肤情况。

四、注意事项

（1）剃毛刀片应锐利。

（2）备皮时应绷紧皮肤，动作轻柔，不能逆行剃除毛发，以免损伤毛囊。

（3）备皮后须检查皮肤有无割痕或裂缝及发红等异常状况，一旦发现应详细记录并通知医师。

（4）最后应将发夹取下，切忌将发夹或发饰留于头部，编完发辫后，嘱患儿朝向健侧卧位，以免弄乱发辫。

（5）操作过程中应动作轻柔、熟练，注意保持患儿皮肤完好。

（房玉辉）

第五节　滴鼻法 / 鼻腔喷雾法

一、操作执行者

由注册护士执行。进修护士能力得到带教者认可后，方可执行。非注册护士、实习护士需在注册护士督导下执行。

二、操作目的

（1）治疗各种鼻部疾病，改善通气。

（2）保持鼻腔润滑，防止干燥、结痂。

（3）保持鼻腔内纱条润滑，以利于抽取。

三、操作步骤

（一）操作前

1. 评估

（1）确认患儿身份：核对姓名、出生日期，核对医嘱。

（2）评估患儿年龄、病情、合作程度。

（3）评估患儿情况，有无鼻塞、流涕、鼻出血、脑脊液鼻漏等。

（4）检查滴入或喷入的药物的名称、性质、浓度、剂量及有效期等，询问患儿有无过敏史。

（5）评估操作环境，环境应安静、整洁、安全、明亮。

2. 准备

（1）用物准备：清洁棉签球、无菌棉签、纸巾、弯盘治疗盘、滴鼻药（遵医嘱）、额镜、小手电筒等。

（2）护士七步洗手法洗手，戴口罩。

（3）操作告知：向患儿及家属解释操作目的及配合方法，患儿及家属知情同意。

（二）操作中

（1）护士再次核对患儿、医嘱和药物的名称、浓度、剂量和有效期等，向患儿解释操作目的，取得患儿配合。

（2）嘱患儿轻轻擤出鼻涕（鼻腔内有填塞物者不擤）。

（3）滴鼻法：患儿取仰卧位，肩下垫枕头或头悬于床缘，头尽量后仰，使头部与身体成直角，头低肩高。一手轻推鼻尖以充分暴露鼻腔，一手持滴鼻液，每侧鼻腔滴药 2～3 滴，轻轻按鼻翼，使药液均匀分布于鼻腔黏膜，保持原位 2～3 分钟。用纸巾擦去外流的药液。

鼻腔喷药法：协助患儿取坐位，头稍向前倾斜 30°，一手持喷鼻剂，将喷嘴平行稍伸入前鼻孔喷药，嘱患儿在喷药时轻吸气。

（三）操作后

（1）安慰患儿，置患儿于舒适体位。

（2）整理床单位，整理用物。

（3）观察患儿用药后的药物反应及疗效，注意有无出现反弹性黏膜充血加重。

四、注意事项

（1）滴药时，滴瓶勿触及鼻孔皮肤，避免污染药液。

（2）体位要正确，滴药时嘱患儿勿做吞咽动作，以免药液进入咽部引起不适。

（3）滴入药量不宜过多或过少。

（4）对于鼻侧切开术的患儿，为防止鼻腔或术腔干燥，滴鼻后嘱患儿侧卧，使药液进入术腔。

（5）呋喃滴鼻液有收缩血管、止血的作用，连续使用不超过5天，以免引起药物性鼻炎。

（房玉辉）

第六节　鼻窦负压置换法

一、操作执行者

由注册护士执行。进修护士能力得到带教者认可后，方可执行。非注册护士、实习护士需在注册护士督导下执行。

二、操作目的

（1）利用吸引器吸出鼻腔及窦腔内分泌物。

（2）形成窦腔负压，使药液进入窦腔，以达到治疗目的。

三、操作步骤

（一）操作前

1. 评估

（1）确认患儿身份：核对姓名、出生日期，核对医嘱。

（2）评估患儿年龄、病情、合作程度、鼻腔黏膜情况，检查患儿鼻腔内有无异物及填塞物。

（3）询问是否有高血压、颈椎病、鼻出血、脑脊液鼻漏等本操作禁忌的疾病。

（3）评估操作环境，环境应安静、整洁、舒适、明亮。

2. 准备

（1）用物准备：治疗盘、橄榄头、0.5%盐酸麻黄碱滴鼻液（儿童）、0.9%氯化钠溶液、负压吸引装置、棉签、面巾纸。

（2）护士七步洗手法洗手，戴口罩。

（3）操作告知：向患儿及家属解释操作目的及配合方法、操作中可能的不适，患儿及家属知情同意。

（二）操作中

（1）护士携用物至床旁，核对医嘱，查对患儿床号、姓名、出生日期，并向家属解释操作目的，取得家属及患儿的同意，告知具体配合方法。

（2）协助患儿取仰卧位，肩下垫枕，头尽量后仰；也可取头低垂位，使下颌部与两外耳道口连线与水平线（即床面）垂直。

（3）操作者一手轻推鼻尖，另一手沿双侧前鼻孔贴壁滴入儿童用0.5%盐酸麻黄碱滴鼻液3～5滴，滴完后轻捏鼻翼数次，收缩中鼻道及嗅裂等处黏膜，以利于窦口打开，嘱患儿保持头位不动2～3分钟后擤净鼻涕。

（4）连接负压吸引器，检查吸引器的密闭性，调节负压至20～24 kPa。患侧鼻腔滴入0.9%氯化钠溶液1～2 mL，嘱患儿张口呼吸，将橄榄头覆盖患侧前鼻孔，用手指压住对侧鼻翼，以封闭对侧鼻孔，嘱患儿连续发“开”音，同时负压吸引1～2秒后迅速移开。

此时，对侧前鼻孔和鼻咽齐闭合，使鼻腔及鼻咽腔为一封闭腔并呈负压状态；移开橄榄头，松开另一侧手指，“开”音短暂中断。此时“三口”齐开，鼻腔及鼻咽腔压力恢复正常，利于鼻窦脓液排出和药液进入鼻腔。

（5）如此交替进行 6～8 次，达到充分置换的目的。将鼻窦内分泌物吸出的同时，药液进入鼻窦，注意观察鼻窦分泌物的颜色、性质和量。

（6）同法治疗对侧。

（三）操作后

（1）治疗结束后，嘱患儿吐出口内药液及分泌物。用纸巾将患儿口鼻擦拭干净，协助患儿休息 3～5 分钟后起床，使得药液存留于鼻腔内，以达到治疗效果。嘱患儿 15 min 内勿擤鼻及弯腰。

（2）置患儿于舒适体位，安慰患儿。

（3）整理床单位，整理用物。

四、注意事项

（1）治疗前，应仔细检查药液有无沉淀、变质，是否在有效期内。

（2）药液温度应与正常体温相近，不可过凉或过热。气温较低时，可将冲洗液瓶放在 40℃温水中加热至与正常体温接近。

（3）操作者动作要轻柔，抽吸时间不宜过长，负压不宜过大（一般不超过 24 kPa），操作过程中严密观察患儿的反应，如出现鼻腔出血、耳闷、头痛、耳痛等不适，立即停止吸引。

（4）鼻内镜术后的患儿，一般于填塞敷料取出后的次日进行鼻腔冲洗（一般于术后 48 h 取出鼻腔内填塞物，于术后 72 小时遵医嘱行鼻腔冲洗），如行鼻中隔矫正的患儿，冲洗时间需要延后。

（5）脑脊液鼻漏、高血压、颈椎病、鼻颅底开放术后、血液病、严重心脑血管疾病、哮喘发作期、重度中耳炎、鼻腔有急性炎症或出血的患儿，应禁止行该项操作。

（房玉辉）

第七节　剪鼻毛法

一、操作执行者

由注册护士执行。进修护士能力得到带教者认可后，方可执行。非注册护士、实习护士需在注册护士督导下执行。

二、操作目的

（1）鼻腔手术前常规准备，清洁鼻腔黏膜，清晰术野，预防感染。

（2）术后清晰地观察鼻腔伤口愈合情况。

三、操作步骤

（一）操作前

1. 评估

（1）确认患儿身份：核对姓名、出生日期，核对医嘱。

（2）评估患儿年龄、病情、配合程度及鼻黏膜有无出血。

（3）评估操作环境，环境应安静、整洁、舒适、明亮。

2. 准备

（1）用物准备：消毒弯盘、弯头小剪刀、棉签、红霉素眼膏、纱布、额镜或头灯。

（2）护士七步洗手法洗手，戴口罩。

（3）操作告知：向患儿及家属解释操作目的及配合方法，患儿及家属知情同意。

（二）操作中

（1）护士备齐用物，推车至床旁。再次核对患儿姓名、出生日期。做好告知工作。

（2）协助患儿取舒适卧位，擤尽鼻涕，清洁鼻腔，头稍后仰，固定。

（3）戴头灯或额镜，戴额镜时需先调节光源，使灯光聚焦点在鼻孔处；检查鼻前庭及鼻腔情况，进一步清洁鼻腔。

（4）用棉签将红霉素眼膏均匀涂在剪刀两叶。

（5）一手持纱布将患儿鼻尖向上、向外轻推，充分暴露鼻腔，灯光始终聚焦在操作部位，固定鼻部。另一手持剪刀，体位固定，避免头晃动。

（6）剪刀弯头朝向鼻腔，剪刀贴住鼻毛根部，将鼻前庭四周鼻毛剪下。动作轻柔，勿伤及鼻黏膜引起出血。修剪过程中注意观察患儿面部表情变化，指导患儿配合操作。

（三）操作后

（1）护士用蘸着红霉素眼膏的棉签擦净患儿鼻前庭皮肤，检查鼻毛有无残留。

（2）安慰患儿，协助患儿取舒适位。

（3）整理用物，洗手，记录。

（4）健康指导：告知患儿保持鼻腔清洁，养成良好的习惯，勿挖鼻、用力擤鼻。

四、注意事项

（1）操作应在明视下进行，避免损伤鼻前庭皮肤、黏膜。

（2）剪鼻毛时，动作要轻，勿伤及鼻黏膜导致出血，忌用力借助剪刀前端来扒开皱襞剃除鼻毛，以防损伤鼻腔黏膜。

（3）操作过程中，指导患儿尽量张口呼吸，嘱患儿避免头部晃动，避免打喷嚏、咳嗽等，如有不适及时告知护士。

（4）年龄较小或不能配合者、可能会伤及鼻内肿物者，不宜剪鼻毛。

（房玉辉）

第八节　雾化吸入法

一、操作执行者

由注册护士执行。进修护士能力得到带教者认可后，方可执行。非注册护士、实习护士需在注册护士督导下执行。

二、操作目的

（1）利用氧气或压缩空气的压力，将药物溶液雾化成细小的颗粒或微粒。这些雾化颗粒或微粒悬浮于气体中，随着患儿的吸气过程进入呼吸道和肺部并沉积，达到消炎、镇咳、祛痰的治疗目的。

（2）解除支气管痉挛，改善通气功能。

（3）预防、治疗患儿呼吸道感染。

三、操作步骤

（一）操作前

1. 评估

（1）确认患儿身份：核对姓名、出生日期，核对医嘱。

（2）评估患儿年龄、病情、配合程度，呼吸道感染及自行排痰的情况。了解患儿身体状况。告知家属婴幼儿治疗前半小时忌奶，以防呛咳。

（3）评估需滴入或喷入的药物的名称、性质、浓度、剂量及医嘱要求，询问患儿有无药物过敏史。

（4）评估操作环境，环境应安静、整洁、舒适、明亮。

2. 操作准备

（1）用物准备：治疗车、治疗盘，一次性治疗巾、药液（根据医嘱备）、雾化吸入器、纸巾、泵式雾化吸入器或氧气雾化吸入装置。

（2）护士七步洗手法洗手，戴口罩。

（3）操作告知：向患儿及家属解释操作目的，并告知其药物名称及作用、配合方法，患儿及家属知情同意。

（二）操作中

（1）护士携用物至床旁，核对医嘱，查对患儿床号、姓名、出生日期及药物的名称、浓度、剂量、用药时间等。

（2）患儿取坐位或半坐卧位。按医嘱将药物配好后加入雾化吸入器药杯中，确保管道密闭、通畅。

（3）连接电源，将雾化器与泵式雾化吸入器相连接，打开雾化器开关，如果是氧气雾化，先打开调节阀，调节氧流量，雾化参数为6～8 L/min，气雾喷出时，将口含嘴放入患儿口中或用面罩罩住口鼻，吸入时间为15～20分钟。吸入过程中注意观察患儿面色、呼吸、有无呛咳情况；雾化器应竖直，防止药液外漏，使气体与药物混合成极细小的气雾从喷口或面罩处喷出；教会患儿缓缓用口吸气、用鼻呼气，使药液气雾随呼吸进入喉部及气管内。气管切开的患儿，可直接将面罩放在气管切开造口处。告知患儿及家属泵式雾化吸入器应放置平稳，勿随意搬动或扭动开关，勿用衣被遮盖。

（4）药物用尽后，关闭开关，取下口含嘴或面罩，分离雾化器。

（三）操作后

（1）护士擦拭患儿面部，告知注意事项。使用激素类药物雾化后，立即协助患儿用清水漱口，以减少口咽部激素沉积，避免不良反应。

（2）吸入后休息片刻可进食，必要时给患儿拍背或教会家属拍背。

（3）整理用物，洗手并记录。

四、注意事项

（1）使用前先检查雾化装置各部件连接是否紧密，运行是否良好。

（2）雾化器专人专用，用后按规定消毒并清洗、晾干后备用。停止治疗时，按医疗废物处理。

（3）氧气雾化吸入时，注意严禁接触烟火及易燃物品。

（4）泵式雾化吸入器应放置平稳，不要随意搬动或扭动开关，严禁用衣被遮盖，以免引起危险或功能损坏。

（5）治疗过程中注意观察病情变化，患儿烦躁、哭闹时，稍做休息，待平静后再继续治疗。

（房玉辉）

第九节　咽部涂药法

一、操作执行者

由注册护士执行，进修护士能力得到带教者认可后，方可执行。非注册护士、实习护士需在注册护士督导下执行。

二、操作目的

（1）用于治疗各种类型咽炎、咽部溃疡、咽部充血、水肿和黏膜损伤等。

（2）咽部表面麻醉。

三、操作步骤

（一）操作前

1. 评估

（1）确认患儿身份：核对姓名、出生日期，核对医嘱。

（2）评估患儿年龄、病情、配合程度及咽喉情况。

（3）评估药物的性质、剂量及医嘱要求，询问患儿有无药物过敏史。

（4）评估操作环境，环境应安静、整洁、安全、明亮。

2. 准备

（1）用物准备：额镜或头灯、压舌板、咽喉卷棉子或长棉签及各种治疗用药，如复方碘甘油、硼酸甘油、甲紫、10%～20% 硝酸银溶液等。

（2）护士七步洗手法洗手，戴口罩。

（3）操作告知：向患儿及家属解释咽部涂药的目的、操作方法及注意事项，使患儿具有充分的思想准备，取得患儿配合。

（4）治疗前询问病史，并做好治疗记录。

（二）操作中

（1）患儿取坐位，对准光源，张口，安静地张口呼吸，使舌部和腭部完全放松。

（2）患儿张口发“啊”音，操作者左手持压舌板轻轻压低舌背或舌的前 2/3 部位，充分暴露口咽部，右手持卷棉子或长棉签蘸上药液，直接迅速轻巧且准确地涂于咽部黏膜病变处，每日 2～3 次。

（三）操作后

（1）护士安慰患儿，置患儿于舒适体位。

（2）告知患儿及家属咽部涂药前 15 分钟及用药后 2 小时内勿进食、喝水或漱口，以免引起不适或冲淡药液，影响涂药效果。

（3）整理用物。

四、注意事项

（1）护士操作时动作轻柔、迅速、准确，以免损伤咽喉。

（2）在操作过程中，患儿如有反复呕吐、恶心等现象发生，应立刻停止。

（3）压舌板一定压在舌的前 2/3 部位。

（4）棉签上的棉花必须缠紧，以免涂药时脱落，导致咽喉部异物。

（5）棉签上所蘸的药液（尤其是腐蚀性药物）不可太多、以免滴入喉腔造成黏膜损伤，甚至反射性喉痉挛；涂药范围不宜太广，以免伤及正常组织。

（6）需长期或反复用药（为非腐蚀性药物）的患儿，护士应教会患儿和家属在家自行用药。

（7）咽部涂药前 15 分钟及用药后 2 小时内不要喝水或漱口，以免引起不适或冲淡药液，影响涂药效果。

（房玉辉）

第十节　经鼻 / 口腔吸痰法

一、操作执行者

由注册护士执行。进修护士能力得到带教者认可后，方可执行。非注册护士、实习护士需在注册护士督导下执行。

二、操作目的

利用负压原理清除患儿呼吸道分泌物，保持呼吸道通畅，改善通气功能。

三、操作步骤

（一）操作前

1. 评估

（1）确认患儿身份：核对姓名、出生日期、核对医嘱。

（2）评估患儿生命体征、病情、意识状态、配合程度、氧疗情况、咳嗽能力、痰液量和黏稠度，如痰液黏稠的患儿吸痰前先给予雾化，按需吸痰。询问 1 h 内有无进食，如有进食应避免吸痰，防止误吸（抢救除外）。

（3）评估操作环境，环境应安静、整洁、安全、明亮。

2. 准备

（1）用物准备：中心负压装置或负压吸引器、电插线板治疗盘内置吸痰管、生理盐水、PE 手套、听诊器、手消毒剂。

（2）护士七步洗手法洗手，戴口罩。

（3）操作告知：向患儿及家属解释操作目的及配合方法，患儿及家属知情同意。

（二）操作中

（1）护士携用物至床旁，再次解释，核对医嘱，查对患儿床号、姓名、出生日期等。

（2）听诊呼吸音，确定肺部有无痰液及痰液分布部位，拍背，患儿头偏向一侧。

（3）打开吸引器（中心负压吸引器或电动吸引器）开关，检查吸引器性能是否良好。

（4）根据患儿年龄选择适宜的吸痰管型号，调节负压。新生儿：6～8 mmHg（8～13.3 kPa）；婴幼儿：8～10 mmHg（13.3～20 kPa）；儿童：10～12 mmHg（16.6～26.6 kPa）。撕开吸痰管前端包装，保留包装。

（5）打开生理盐水，一手戴手套，避免戴手套的手接触其他物品，保持手套清洁。将吸痰管盘于已戴手套的手上，去掉吸痰管包装，与吸引器连接管相连。

（6）用生理盐水试吸，湿润吸痰管前端，检查其是否通畅。

（7）嘱家属将患儿头转向操作者，将吸痰管轻轻插入口腔或鼻腔的适宜深度 10～15 cm，确保插入过程无负压，一手拇指按住吸痰管侧孔，另一手缓慢旋转，向上提拉，同时观察痰液颜色、性状、量。每次吸痰时间不超过 15 秒，单次吸引后吸痰管应用生理盐水冲洗。若经鼻腔吸痰，同法经另一侧吸引。

（8）吸引口腔内分泌物。

（三）操作后

（1）护士吸引完毕，冲吸痰管，脱去手套并包裹吸痰管放入医用废物袋。

（2）生理盐水冲洗连接管直到清洁，关闭吸引器。

（3）擦拭患儿口鼻部，观察患儿口腔 / 鼻腔黏膜有无损伤。

（4）护士用手消毒剂消毒双手，听诊患儿呼吸音。

（5）安置患儿于舒适体位并安慰患儿，整理床单位。

（6）整理用物，洗手，记录。

四、注意事项

（1）按照无菌操作原则，插管动作轻柔、敏捷。

（2）每次吸痰时间不宜超过 15 秒，如痰液较多，需要再次吸引，应间隔 3～5 分钟，患儿耐受后再进行。一根吸痰管只能使用 1 次。

（3）如患儿痰稠，可配合叩背、雾化吸入；患儿出现缺氧的症状如发绀、心率下降等，应立即停止吸痰，给予高流量氧气吸入；如果症状不缓解，遵医嘱给予药物治疗。

（房玉辉）

第四章　小儿耳部疾病的护理

第一节　先天性耳前瘘管

先天性耳前瘘管是耳皮肤上的盲端小管，是一种最常见的先天耳畸形，是胚胎时期第 1、2 鳃弓的 6 个小丘样结节融合不良或第 1 鳃沟封闭不全所致，是一种常染色体显性遗传病。

一、临床表现

瘘管多为单侧，也可为双侧。主要表现为盲端小管开口于外耳皮肤上，多见于耳轮脚前，少数可开口于耳轮的后上边缘、耳屏及耳垂。

（一）症状

患儿一般无症状，按压时可有少许稀薄黏液或乳白色脂样物自瘘口溢出，味臭，局部可有瘙痒不适感。如继发感染，则局部及周围组织可发生红肿、疼痛，甚至形成脓肿。反复发作可至瘘管周围皮肤溃烂并形成瘢痕。

（二）体征

瘘管口多位于耳轮角前，少数在耳屏间切迹及耳郭。常为盲管，深浅不一，可呈分支状，甚至深达耳郭软骨内。

二、护理评估

（一）健康史

护士应评估患儿发现耳前瘘管的年龄，是否有瘘管反复感染史，近期是否有急性感染等情况。患儿是否有其他先天性疾病。评估耳部周围皮肤有无红肿、疼痛等。

（二）身体状况

护士应评估患儿的生命体征，有无急性感染征象。

（三）心理－社会状况

护士应评估患儿及家属的心理状况，了解患儿的发病及治疗经过，评估患儿及家属对疾病的认知程度或对疾病预后的期望值。

三、护理诊断

（一）有感染的危险

这与抵抗力下降或细菌入侵引起化脓感染有关。

（二）疼痛

疼痛与瘘管感染有关。

（三）知识缺乏

患儿及家属缺乏先天性耳前瘘管的日常护理及术后的自我护理知识。

四、护理目标

（1）患儿住院期间耳前瘘管无感染，或发生感染能及时发现。

（2）患儿疼痛减轻或消失，能耐受疼痛。

（3）患儿及家属了解疾病、手术及预后的相关知识。

五、护理措施

（一）心理护理

护士应加强与患儿及家属的沟通，了解患儿的心理状态，鼓励患儿积极配合术前检查。讲解有关疾病及手术的过程，取得患儿及家属的配合。让患儿及家属以良好的心态对待疾病及手术。

（二）专科护理

1. 术前护理

完善术前常规检查及术区备皮，剃除耳郭周围 7～10 cm 的头发，长发患儿剩余头发扎成马尾辫，偏向健侧，充分暴露手术部位。

2. 术后护理

护士应按照全麻术后护理常规护理患儿，严密观察病情变化。给予健侧卧位，防止伤口受压。嘱多进食高蛋白质、高热量食物，摄入营养丰富、易消化的软食，忌辛辣、过硬的食物，以免引起伤口疼痛。保持敷料清洁、干燥，洗头后及时擦干耳周，勿抓挠周围皮肤。告知家属伤口敷料包扎的重要性，勿自行拆除敷料。

（三）健康指导

保持伤口清洁干燥，伤口未完全愈合前禁止游泳、淋浴等；未行手术切除的患儿勿挤压瘘口，避免污水进入瘘管；忌自行局部涂抹不洁药膏；增强机体抵抗力，营养均衡，预防感冒。

六、护理评价

（1）患儿及家属掌握防止耳前瘘管感染的方法。

（2）患儿能耐受疼痛。

（3）患儿及家属掌握先天性耳前瘘管的自我护理知识。

（房玉辉）

第二节　先天性小耳畸形

先天性小耳畸形（congenital microtia）是头面部常见的先天性畸形之一。因胚胎时期第 1、2 鳃弓发育不良所致，与胚胎时期受遗传因素及环境因素的影响有一定的关系，临床上主要表现为耳郭畸形、外耳道狭窄或者闭锁、中耳畸形等，严重时甚至合并半面短小、唇腭裂等其他的颜面部畸形。

一、临床表现

先天性小耳畸形患儿的临床特征涉及的部位主要是耳郭、外耳道和中耳，内耳往往不受累。按照畸形程度，临床上最常用的分型为 Marx 分型，分为四度：

Ⅰ度：耳郭的大小、形态发生变化，但耳郭重要的表面标志结构存在，外耳道狭窄，严重时外耳道出现闭锁。

Ⅱ度：最为典型，只存在呈垂直方位的耳郭，呈腊肠状，外耳道闭锁。

Ⅲ度：只存留皮肤、软骨构成的团块。

Ⅳ度：严重者出现无耳。

二、护理评估

（一）健康史

护士应询问患儿家族中有无类似病例，评估患儿耳郭畸形的程度，有无合并外耳道闭锁，有无听力减退、眩晕、耳鸣等，了解患儿的生活习惯、健康状况、药物过敏史、手术史、家族遗传史等。

（二）身体状况

护士应评估患儿的身体状况，有无急性感染征象，有无其他基础疾病。

（三）心理－社会状况

护士应评估患儿的年龄、性别、文化层次、自我概念及有无自卑心理等。评估患儿及家属对疾病的认知程度或对疾病预后的期望值。

三、护理诊断

（一）自我形象紊乱

这与先天性缺陷有关。

（二）言语障碍

这与听力差有关。

（三）焦虑

这与担心手术及疾病的预后有关。

（四）舒适度的改变

这与手术伤口有关。

（五）潜在并发症

皮瓣坏死、皮下血肿、术耳及腹部的感染。

四、护理目标

（1）患儿及家属了解疾病及手术相关知识，能正确对待自身的缺陷，积极配合治疗及护理。

（2）患儿伤口无活动性出血发生或发生出血后能及时处理。

（3）患儿及家属能理解手术的目的，从而接受手术治疗。

（4）患儿不舒适感减轻或消失。

（5）患儿无相关并发症发生。

五、护理措施

（一）心理护理

护士应向患儿及家属讲解疾病相关知识，手术的目的及注意事项，取得配合。主动关心患儿，为患儿营造舒适的休息环境，以减轻患儿的焦虑、恐惧。向患儿及家属介绍手术成功的案例，介绍已行此类手术的患儿并与其交流，消除患儿及家属的紧张情绪。

（二）专科护理

1. 术前护理

护士应协助做好术前常规检查，注意有无手术禁忌证，应特别注意患儿的凝血功能、近期有无上呼吸道感染病史及有无药物过敏史。术前 1 日告知患儿及家属手术的注意事项并做好相关准备，剃干净全部头发，检查术区有无皮疹、疖肿。

2. 术后护理

护士按照全麻术后护理常规护理患儿，术后采用去枕平卧位，头偏向健侧。保持呼吸道通畅，以免呕吐物误吸发生窒息，给予心电监护、血氧饱和度监测及氧气吸入，必要时床旁备吸引器，密切监测患儿生命体征。避免术耳受压，起卧缓慢，防止意外跌倒。

3. 病情观察

护士注意观察局部切口渗血、渗液及敷料包扎固定情况；如有少许渗血属正常现象，嘱患儿及家属不必担心；如渗出的血液将耳部敷料浸湿，应及时报告医生更换，重新加压包扎。观察腹部伤口敷料有无渗血。嘱患儿咳嗽、排便时用手护住胸腹部伤口处，以减轻疼痛。

4. 引流管护理

护士应注意观察负压引流管是否保持持续负压状态，引流管是否通畅，定时抽吸。每日详细观察并记录引流液的量、颜色、性状，防止其受压、扭曲、阻塞，影响切口分泌物的排出，从而导致皮瓣坏死。根据引流液情况，一般术后 5～7 日，引流液少于 1 mL，可拔除引流管。

5. 活动指导

Ⅰ期手术取肋软骨的患儿，术后腹带加压包扎，以限制腹部活动度及减轻腹部切口疼痛。术后 24 小时内鼓励患儿轻按压腹部伤口在床上活动，48 小时后可协助其下床适当活动，走路前弯腰轻轻按压腹部再慢慢行走，禁止剧烈运动，预防继发性血肿等并发症的发生。Ⅱ期手术术后的患儿，鼓励早期下床活动。

（三）健康指导

患儿术后保护患耳，防止压伤、晒伤、冻伤，避免到人群多的地方，以防外力碰撞；睡觉时采取健侧卧位，避免患耳受压；忌游泳，洗头时要避免污水入耳，保持术耳及腹部皮肤的清洁干燥；加强营养，保证足够的蛋白质摄入并注意均衡膳食。

六、护理评价

（1）患儿及家属掌握先天性小耳畸形的护理知识及预后。

（2）患儿伤口未出血。

（3）患儿及家属能正确理解手术的目的，接受手术治疗。

（4）患儿不舒适感减轻或消失，能耐受疼痛。

（5）患儿未发生相关并发症。

（房玉辉）

第三节 耳郭外伤

耳郭外伤是指发生于耳郭的机械性损伤、冻伤及烧伤等，其中以挫伤及撕裂伤为多见。可单独发生，亦可伴发于头面部的外伤。处理不当可发生软骨膜炎、软骨坏死，遗留耳郭畸形。

一、临床表现

耳郭突出于身体表面，易受各种外伤，如挫伤、撕裂伤、切割伤、咬伤、刺伤和火器伤。咬伤是耳郭外伤常见的原因。

（一）挫伤

挫伤多因钝物撞击所致，轻者仅耳郭皮肤擦伤或局部红肿，多可自愈。

（二）撕裂伤

撕裂伤轻者受伤耳郭仅为一裂口，重者有组织缺损，甚至耳郭部分或完全离断。

（三）血肿

血肿重者软骨膜下或皮下积血，局部形成血肿。因耳郭皮下组织少，血循环差，血肿不易自行吸收，若血肿机化可致耳郭增厚变形，大的血肿可继发感染，引起软骨坏死，导致耳郭畸形。

二、护理评估

（一）健康史

护士应询问患儿外伤史，了解受伤的时间、场所、致伤物和外力大小，是否采取处理措施等，了解耳部既往状况。

（二）身体状况

根据受伤原因和外力大小，不同时期的症状也有所不同。患儿早期多为血肿、出血和耳郭断裂，受损处易感染，后期多为耳郭缺损、畸形。挫伤轻者表现为皮肤擦伤或红肿，多可自愈；撕裂伤轻者受伤耳郭仅为一裂口，重者有组织缺损，甚至耳郭部分或完全离断。

（三）心理－社会状况

护士应评估患儿年龄、性别，对耳外伤的危害性及对疾病的认知程度。患儿及家属可因担心预后不良、致外观形象改变而产生焦虑、悲观情绪，护士通过与患儿沟通交流，了解其心理状况。

三、护理诊断

（一）有感染的危险

这与耳郭完整性受损有关。

（二）焦虑

焦虑与担心伤口愈合情况有关。

（三）急性疼痛

这与耳郭外伤后耳部疼痛有关。

（四）自我形象紊乱

这与耳郭完整性受损、耳郭畸形有关。

（五）潜在并发症

耳郭畸形、软骨坏死、感染等。

四、护理目标

（1）患儿及家属了解疾病的护理知识、治疗及预后。

（2）患儿耳部伤口未发生感染，疼痛及不适感降低或消失。

（3）患儿及家属了解疾病的相关知识，焦虑程度减轻。

（4）患儿无相关并发症发生。

五、护理措施

（一）心理护理

患儿进入陌生环境会产生紧张情绪，加上伤口疼痛会烦躁不安，应采用鼓励、表扬等方式引导患儿，态度要和蔼可亲。有的患儿及家属担心缝合后会影响面部美观，护士应讲解缝合的必要性和重要性。做好患儿的心理护理，鼓励其主动配合；做好家属的思想工作，取得他们的理解与支持，以减轻焦虑情绪。

（二）专科护理

1. 一般护理

保持病区安静，保护患耳，取健侧卧位，观察有无渗血，保持敷料的清洁干燥，合理使用抗生素，以防感染。护士应评估患儿疼痛的程度，对疼痛的耐受力，指导患儿及家属掌握全身放松、分散注意力的方法，给予高热量、高蛋白、高维生素、易消化的软食，避免咀嚼硬食，以免引起牵拉痛。

2. 对症护理

（1）挫伤：耳郭血肿小者，应在严格无菌操作下用粗针头抽出积血，加压包扎 48 小时。血肿较大者，应手术切开，吸尽积血，清除血凝块，局部用碘仿纱条填塞或缝合切口后加压包扎，同时全身应用抗生素严防感染。

（2）撕裂伤：外伤尽早清创缝合，尽量保留软组织，对位缝合。局部包扎，但切忌压迫过紧。如皮肤大块缺损，软骨尚完整，可用耳后带蒂皮瓣或游离皮瓣修复。

（三）健康指导

保持伤口清洁干燥，勿进水；避免搔抓、碰伤伤口，防止伤口感染；讲解疾病相关知识，指导注意保护外耳，避免碰撞；若患儿的患耳皮肤发生发黑或发红、肿、热、痛等，应立即到院就诊；定期复查，不适随诊。

六、护理评价

（1）患儿及家属掌握耳郭外伤疾病的防护及护理知识。

（2）患儿及家属掌握防止伤口感染的方法。

（3）患儿及家属焦虑程度减轻。

（4）患儿未发生耳郭畸形、软骨坏死、感染等相关的并发症。

（房玉辉）

第四节　耳郭化脓性软骨膜炎

耳郭化脓性软骨膜炎是耳郭软骨膜的急性化脓性炎症，形成于软骨和软骨膜间，常引起较剧烈的疼痛，并能造成耳郭软骨坏死及畸形。

一、临床表现

患儿往往最早出现耳郭肿痛感，继而红、肿、热、痛加重，范围增大，检查可见耳郭红肿、明显触痛，脓肿形成后有波动感，有时脓肿可自行破溃。

二、护理评估

（一）健康史

护士应评估患儿有无外伤、手术、冻伤、烧伤及耳郭血肿继发感染等。评估耳部邻近组织有无感染扩散。了解有无耳部既往病史。

（二）身体状况

护士应观察患儿耳郭局部情况，有无红肿、增厚、触痛、脓肿形成等。评估患儿有无其他基础疾病。

（三）心理－社会状况

护士应评估患儿的年龄、生活习惯等，了解患儿及家属对本病的认知程度。

三、护理诊断

（一）知识缺乏

患儿与家属缺乏耳郭化脓性软骨膜炎疾病的相关预防、治疗和护理知识。

（二）体温过高

这与炎症引起全身反应有关。

（三）急性疼痛

这与耳郭化脓性软骨膜炎引发的耳痛有关。

（四）营养失调：低于机体需要量

这与食欲减退有关。

（五）潜在并发症

软骨坏死、耳郭畸形等。

四、护理目标

（1）患儿及家属了解疾病及自我保健的相关知识。

（2）患儿耳郭疼痛缓解或消失。

（3）患儿及家属恐惧心理消除，能积极配合。

（4）患儿体温恢复正常。

（5）患儿无相关并发症发生。

五、护理措施

（一）心理护理

护士应向患儿及家属讲解疾病的原因、治疗、护理的相关知识、配合要点及预后，鼓励患儿积极配合治疗及护理。

（二）专科护理

1. 疼痛护理

护士应向患儿及家属讲解疼痛的原因，安慰患儿，加强心理护理。评估患儿疼痛的程度，提供舒适安静的环境，减少不良刺激，保证充足的睡眠，耳痛明显的患儿，转移注意力，提高机体的疼痛阈。评估疼痛程度，向患儿及家属讲解引起的原因，安慰患儿，做好心理护理。遵医嘱给予镇痛药物，并讲解其作用及不良反应，观察用药效果。

2. 伤口护理

（1）早期尚未形成脓肿时，全身应用足量有效抗生素控制感染。早期可做局部理疗，促进局部炎症消退。

（2）如已形成脓肿，应行脓肿切开引流，彻底清除坏死软骨及肉芽等，创腔用抗生素液反复冲洗，适当加压包扎。观察耳部敷料有无渗血，每日进行耳部换药，观察伤口有无渗血，耳郭颜色及皮温。若遗留严重的耳郭畸形，可做整形修复术。

（三）健康指导

嘱患儿遵医嘱继续服用抗生素；保持伤口清洁干燥，勿进水；避免搔抓、碰伤伤口，防止伤口感染；避免非专业穿耳；养成良好的个人卫生习惯。

六、护理评价

（1）患儿及家属掌握耳郭化脓性软骨膜炎疾病的治疗及护理知识。

（2）患儿疼痛能耐受，体温正常。

（3）患儿未发生耳郭软骨坏死或畸形等相关并发症。

（4）患儿及家属焦虑情绪减轻，从而积极配合治疗及护理。

（房玉辉）

第五节　外耳湿疹

外耳湿疹是一种发生在外耳道内、耳郭及耳部周围皮肤的变态反应性多形性皮炎，主要特征为瘙痒、多形性皮疹，易反复发作，以年幼儿多见，可分为急性、慢性两类。

一、临床表现

外耳湿疹以局部症状为主，多不伴有明显的全身症状，常见表现以瘙痒、脱屑为主，可有不同分泌物渗出、结痂，不同类型外耳湿疹有不同的症状。

（一）典型症状

1. 急性外耳湿疹

患儿极痒，伴有烧灼感，多见于婴幼儿。皮肤呈红斑或粟粒状小丘疹，进一步发展可有小水疱，破溃后可流出黄水样分泌物，表皮糜烂，有时为黄色痂皮覆盖。

2. 亚急性外耳湿疹

患儿痒感较急性外耳湿疹减轻，黄色分泌物也随之减少，但可有皮肤结痂及脱屑的表现。

3. 慢性外耳湿疹

除瘙痒外，患儿外耳皮肤增厚，表皮脱屑、皲裂、结痂、局部颜色加深、表面粗糙不平，可致外耳道狭窄。

（二）伴随症状

皮肤抓破后可出现继发感染，表现为疼痛、体温升高等症状，部分严重者病变反复发作，可导致鼓膜表面受累、可有轻度传导性耳聋及耳鸣。

二、护理评估

（一）健康史

护士应评估患儿有无不良挖耳习惯，既往有无化脓性中耳炎等。

（二）身体状况

护士应评估患耳局部皮肤情况，有无渗出、水疱、破溃、皮肤增厚、脱屑、粗糙等，评估分泌物的颜色和性状。有无听力下降、耳鸣的情况。

（三）心理－社会状况

患儿可因极度瘙痒等，表现为烦躁不安而哭闹不止。护士应与患儿及家属交流，评估患儿及家属对疾病的认知程度和心理状态，以取得配合。

三、护理诊断

（一）知识缺乏

患儿与家属缺乏外耳湿疹的相关预防、治疗和护理知识。

（二）瘙痒

这与多种因素引起的多形性皮炎有关。

（三）焦虑

这与缺乏相关疾病的知识，担心预后有关。

（四）舒适度的改变

这与瘙痒有关。

（五）潜在并发症

听力下降、耳鸣等。

四、护理目标

（1）患儿及家属了解疾病及自我保健相关知识。

（2）患儿能耐受疼痛。

（3）患儿无相关并发症发生。

（4）患儿皮肤瘙痒缓解或恢复正常。

五、护理措施

（一）心理护理

护士应同情、关心患儿，多沟通，通过建立良好的护患关系，从心理上减轻其焦虑、恐惧情绪。通过对疾病知识的宣教，让患儿了解湿疹的病因和预防方法，解释精神因素对治疗效果的直接影响，树立信心，使其积极配合治疗护理。

（二）专科护理

1. 一般护理

（1）母乳喂养可以减轻湿疹的程度，因此，对患湿疹的小儿要尽可能延长母乳喂养的时间。如果用牛奶喂养，应把牛奶煮沸几分钟以降低其致敏性。多食用新鲜水果和蔬菜，因其有降低致敏性的作用。

（2）毛织品、胶布和新衣服不直接与患儿的皮肤接触；避免太阳直射患儿的湿疹部位，湿疹的小儿不宜洗澡过多。

（3）注意室内卫生，患儿的房间要保持空气流通、湿润，减少室内灰尘的刺激。

2. 用药护理

（1）祛除病因，避免致敏因素。如化脓性中耳炎脓液流出的患儿，应保持外耳道清洁干燥，积极抗感染治疗。

（2）局部忌用肥皂或热水清洗，忌涂抹刺激性药物，严禁抓痒、挖耳等。

（3）渗液较多的患儿可用 3% 硼酸溶液或 15% 氧化锌溶液湿敷。渗液较少或无渗液的患儿可涂用泼尼松类冷霜或软膏、氧化锌油等。若有干痂，可用 3% 过氧化氢溶液洗净拭干后，涂用上述药液或药膏。

（4）慢性湿疹有皮肤增厚或皲裂的患儿，可用 10%～15% 硝酸银溶液涂擦；发作间歇期，可用 70% 酒精溶液清洁外耳道，保持其干燥，全身治疗可服用抗过敏药物。

（四）健康指导

避免食用或接触变应原物质，及时治疗中耳炎及头部的湿疹，改掉挖耳等不良习惯；避免受热出汗，保持皮肤清洁、干燥。小儿衣服要宽松、柔软，要棉织品。

六、护理评价

（1）患儿及家属掌握外耳湿疹疾病的知识及自我保健知识。

（2）患儿能耐受疼痛。

（3）患儿瘙痒症状缓解。

（4）患儿未发生听力下降、耳鸣等相关并发症。

（房玉辉）

第六节　外耳道炎及疖肿

外耳道炎为外耳道皮肤的弥散性、非特异性炎症。急性外耳道炎又称“弥散性外耳道炎”。外耳道疖肿是外耳道皮肤急性局限性化脓性病变，又称“局限性外耳道炎”，发生于外耳道软骨部。两者是耳科常见病之一，多为挖耳损伤外耳道皮肤或洗澡时及游泳后外耳道积水，使局部表皮软化，易被细菌侵入感染。

一、临床表现

（1）外耳道炎可分为急性、慢性两类。急性轻者表现为轻度耳内灼热感、胀痛；重者患耳剧痛，咀嚼时加重并可伴耳鸣和听力下降，可流出脓性分泌物。慢性者表现为患耳发痒，常伴有少量渗出物。外耳道皮肤增厚、皲裂、脱屑，分泌物积存，甚至可造成外耳道狭窄。

（2）外耳道疖肿疼痛剧烈，咀嚼和说话时疼痛加重，疖肿破溃可有脓液，可混有血液，严重者耳前、耳后淋巴结肿胀、疼痛，耳后沟消失，耳郭耸立。

二、护理评估

（一）健康史

护士应评估患儿耳部不适及疼痛的程度，分泌物流出及持续的时间。了解患儿是否有明显诱因。

（二）身体评估

（1）外耳道炎可引起耳痒、疼痛、灼热及不适感，严重者可影响睡眠。

（2）外耳道疖肿早期可引起剧烈耳痛，张口咀嚼时加重，严重时可放射至同侧头痛。疖肿堵塞外耳道时，可有耳鸣及耳闷。外耳道软骨部可见隆起疖肿，脓肿破溃后外耳道内有脓血或脓液。严重者伴有体温升高。

（三）心理－社会状况

患儿因耳痛、发热及流出分泌物等症状影响食欲及睡眠，可导致烦躁不安，易产生焦虑情绪。护士应评估患儿的情绪状况、对疾病的认知程度以及对疼痛的耐受力等，对其进行安慰及健康指导。

三、护理诊断

（一）知识缺乏

患儿与家属缺乏外耳道炎及疖肿的相关预防、治疗和护理知识。

（二）急性疼痛

这与外耳道炎及疖肿引起的疼痛有关。

（三）感知改变

这与外耳道炎引起的听力下降有关。

（四）体温过高

这与炎症引起的全身反应有关。

四、护理目标

（1）患儿及家属了解疾病、自我保健的相关知识。

（2）患儿体温恢复正常。

（3）患儿耳痛缓解，感到舒适。

五、护理措施

（一）心理护理

患儿因耳痛、发热等症状，影响食欲及睡眠，可导致烦躁不安。合并其他全身性疾病的患儿常有焦虑、恐惧心理。护士应做好心理疏导，使其积极配合治疗。

（二）专科护理

1. 一般护理

清洁外耳道，保持外耳道清洁干燥；禁止挖耳，避免局部刺激，以免加重感染及疼痛。

2. 用药护理

（1）遵医嘱使用抗生素控制感染。外耳道有感染者遵医嘱使用滴耳液，观察患儿用药后有无眩晕症状。

（2）局部尚未化脓者用 1%～3% 酚甘油或 10% 鱼石脂甘油滴耳，或用上述药液纱条敷于患处，每天更换纱条 2 次。

（3）疖肿未成熟时禁忌切开，防止炎症扩散。疖肿成熟后及时挑破脓头或切开引流。用3%过氧化氢溶液清洁外耳道脓液及分泌物。

（4）慢性患儿可用抗生素与糖皮质激素类（如泼尼龙、地塞米松等）合剂、糊剂或霜剂局部涂敷，不宜涂太厚。

（三）健康指导

护士应注意纠正患儿挖耳的坏习惯；游泳、洗头时，污水入耳后应及时拭净；保持外耳道干燥、避免损伤；指导患儿及家属正确滴耳的方法；告知患儿及家属疾病未完全康复前禁止游泳；应加强对患儿及家属关于疾病相关知识的宣教。

六、护理评价

（1）患儿及家属掌握外耳道炎及疖肿疾病的相关知识及护理知识。

（2）患儿体温降至正常。

（3）患儿耳痛缓解，感到舒适，疼痛能耐受。

（房玉辉）

第七节　耵聍栓塞

耵聍栓塞是指外耳道内耵聍分泌过多或排出受阻，使耵聍在外耳道内聚集成团，形成较硬的团块，阻塞外耳道，严重者可影响听力。

一、临床表现

耵聍栓塞的程度及部位不同，症状有异。

（一）瘙痒

根据耵聍小、未完全阻塞者，患儿多无明显症状，部分有局部瘙痒感。

（二）听力下降

耵聍大、完全阻塞外耳道的患儿可出现听力减退、耳鸣、耳痛，甚至眩晕。临床上主要表现为传导性听力下降，遇水后耵聍膨胀。

（三）耳痛及闷胀感

耵聍完全阻塞外耳道后，可有听力骤降。应与特发性突聋鉴别。耵聍栓塞后可诱发外耳道皮肤糜烂、肿胀、肉芽形成等，表现为耳部疼痛或闷胀感。

（四）其他

耵聍压迫鼓膜时，可引起耳鸣、眩晕及听力减退。若耵聍压迫外耳道后壁皮肤，可因刺激迷走神经耳支引起反射性咳嗽。

二、护理评估

（一）健康史

护士应询问患儿有无外耳道炎症、瘢痕、肿瘤、异物等病史。

（二）身体评估

护士应了解患儿有无瘙痒、耳闷、听力下降、耳痛等症状，耵聍压迫鼓膜有无引起耳鸣、眩晕等情况。

（三）心理－社会评估

护士应评估患儿的年龄、生活环境等，了解患儿有无挖耳的习惯。因外耳道堵塞可引起听力减退、耳鸣、眩晕等，患儿及家属易出现焦虑情绪。应通过沟通了解患儿心理状况，给予安慰及相应指导。

三、护理诊断

（一）知识缺乏

患儿与家属缺乏与处理耵聍栓塞的相关知识。

（二）感知障碍

这与听力下降有关。

（三）舒适度的改变

这与耳部闷塞感有关。

（四）有损伤鼓膜的危险

这与取出耵聍操作不当有关。

（五）有感染的危险

这与皮肤受损引起感染有关。

四、护理目标

（1）患儿及家属了解疾病的预防及自我保健知识。

（2）患儿不适感、闷塞感降低。

（3）患儿未发生感染或发生感染能及时发现。

五、护理措施

（一）心理护理

由于耵聍栓塞引起耳痛、耳闷塞感、听力下降等不适，加之患儿对本病的认识及治疗方法不熟悉，在接受治疗时会产生不同程度的恐惧、焦虑和紧张心理。所以医生在治疗前必须对患儿进行心理疏导，向患儿及家属讲解耵聍栓塞的原因、治疗及护理要点，鼓励患儿积极配合。

（二）专科护理

护士应备好器械，协助患儿取侧坐位，将患儿侧坐抱在胸前，固定患儿头部，双腿夹紧患儿双下肢，患耳朝向医生，配合医生顺利取出。

（1）当耵聍较硬不易取出时，护士向患儿及家属解释清楚，以取得合作。冲洗前需将耵聍软化，用5%～10%的碳酸氢钠溶液滴耳，每日4～5次，每次滴药后患耳向上静置5～10分钟，3～4天后待其全部或部分膨化，再冲洗。患儿取侧坐位、头向健侧偏斜，紧贴患侧耳垂下方的皮肤放置一弯盘，以盛装冲洗时流出的液体，操作者一手将患侧耳郭轻轻牵拉，另一手取吸满接近体温的生理盐水、接有塑料管的20 mL注射器或橡皮球置于外耳道口，向外耳道的后上壁方向冲洗。冲洗液进入深部并借回流力量将耵聍或异物冲出。如此反复冲洗，直至耵聍或异物冲出为止。已有外耳道炎者，应给予抗生素控制炎症。

（2）对可活动、未完全阻塞外耳道的耵聍可用耵聍钩取出耵聍团块。较软的耵聍可将其与外耳道壁分离后分次取出。较硬的用耵聍钩从外耳道后上壁将耵聍与外耳道壁分离出缝隙后，将耵聍钩扎入耵聍团块中间，慢慢钩出，尽量完整取出。

（3）耵聍较深不易取出或配合欠佳的患儿，可在充分软化耵聍后，在耳内镜辅助下清理，以便充分清理外耳道耵聍，避免损伤外耳道及鼓膜。

（4）检查耳道耵聍的多少、硬度、活动度。如耵聍较软，可通过耳镜用膝状镊取出；若用温水冲洗法，护士应询问和检查患儿有无中耳炎、鼓膜穿孔、外耳道炎及湿疹等，如出现上述情况应禁忌冲洗。

（三）健康指导

洗澡及游泳时，应防止耳内进水，保持清洁干燥，以减少耳道感染；应避免使用棉球清理外耳道，避免将耵聍推入外耳道内侧加重栓塞；皮脂腺分泌旺盛的患儿，应尽量减少摄入油脂过多的食物；如出现外耳道出血、流脓等症状，应立即就诊。

六、护理评价

（1）患儿及家属掌握耵聍栓塞的疾病知识及自我保健护理知识。

（2）患儿不适感降低、闷塞感消失。

（3）患儿未发生感染。

（房玉辉）

第八节　外耳道异物

外耳道异物常因患儿玩耍时将小物体塞入耳内、挖耳或外伤时遗留小物体、昆虫侵入耳内等所致。异物种类可分为动物性（如飞虫、蟑螂等）、植物性（如谷粒、豆类、小果核等）及非生物性（如石子、小玩具等）3类。

一、临床表现

（1）根据异物的种类、大小、部位的不同，表现有所不同。细小异物如不阻塞外耳道、不产生刺激，可长期存留在外耳道内，无任何明显表现。

（2）异物较大时可阻塞外耳道，引起听力下降、耳部疼痛、耳鸣甚至反射性咳嗽。

（3）部分异物遇水或受潮湿发生膨胀引起外耳道阻塞、听力受损、剧烈耳部胀痛、耳鸣等，严重者可致外耳道感染。

（4）活的昆虫类异物可在耳内爬动，可有耳痛、耳鸣、听力减退等症状，甚至损伤鼓膜。

（5）部分位置较深、接近鼓膜的异物除可影响听力外，还可压迫鼓膜产生眩晕、耳鸣，甚至引起鼓膜及中耳的损伤。

二、护理评估

（一）健康史

护士应询问患儿在发病前有无明确的异物进入史以及异物的种类、发病的时间等。是否有挖耳习惯或耳外伤史，评估患儿外耳道有无肿胀等情况。

（二）身体评估

护士应评估患儿有无耳闷、耳痛和反射性咳嗽等症状，评估患儿是否有不停抓挠患耳、哭闹不止的现象。评估患儿耳道情况，有无畸形。

（三）心理－社会评估

护士应评估患儿的年龄、生活环境。评估患儿及家属的心理状况，了解其担心、焦虑的原因。评估其对疾病的认知程度。

三、护理诊断

（一）恐惧

这与异物意外进入外耳道有关。

（二）有鼓膜损伤的危险

这与操作不当有关。

（三）知识缺乏

患儿与家属缺乏外耳道异物的相关预防和护理知识。

（四）舒适度的改变

这与异物堵塞外耳道而引起听力下降有关；也与异物压迫刺激外耳道有关。

（五）潜在并发症

鼓膜穿孔、外耳道感染。

四、护理目标

（1）患儿及家属了解有关疾病的预防及自我保健知识。

（2）患儿无相关并发症的发生。

（3）患儿及家属恐惧、焦虑情绪减轻。

五、护理措施

（一）心理护理

因外耳道异物会使患儿及家属产生紧张、恐惧情绪，加之异物深陷所致的剧烈疼痛，护士应主动介绍配合要点及注意事项等，消除患儿紧张情绪，积极配合治疗。积极对症处理，针对其负面情绪做好心理疏导。

（二）专科护理

护士应观察患儿症状，应用抗生素，预防和控制外耳道感染。根据不同的异物备好器械，协助患儿取侧坐位，将患儿侧坐抱在胸前，固定患儿头部，双腿夹紧患儿双下肢，患耳朝向医生，配合医生取出外耳道异物。

（1）细小的异物，一般可用镊子取出。圆而滑的异物如小球、小豆等，不宜用镊子夹取，首选异物钩等器械，顺耳道与异物间的空隙，越过异物将其钩出，防止将异物推向耳部深处，损伤鼓膜。取出时，应尽量避免损伤外耳道皮肤及鼓膜。

（2）如果小异物无嵌顿，可将异物冲洗出去。遇水膨胀性异物和易与水发生化学反应的异物及鼓膜穿孔者应禁用此法。

（3）植物类异物如谷物、豆类等遇水后会膨胀，可先将 95% 的酒精滴入，使其脱水缩小后再取出，易碎的异物可分次取出。

（4）活体昆虫类异物，须先行杀死或麻醉后用镊子取出，或用耵聍钩钩出或用冲洗法冲出。

（5）钳取异物时，头部必须绝对固定，以免损伤耳道和鼓膜。小儿不能合作者，可在全身麻醉下进行取出。

（6）外耳道已继发急性炎症，宜先抗感染治疗，待炎症消退后再取异物。

（7）如果耳道内嵌入的异物较大、较重、较深，此时不能从外耳道取出，可在耳内或耳后做切口取出。

（三）健康指导

教育孩子不要把小东西往耳朵里塞；外耳道误塞异物后，立即到医院里由医生取出，家属切勿盲目自行取，以免损伤外耳道皮肤及鼓膜；异物取出后的外耳道，要注意保持清洁干燥；皮脂腺分泌旺盛的患儿，应尽量减少摄入含油脂量高的食物。

六、护理评价

（1）患儿及家属掌握外耳道异物疾病的预防及自我保健知识。

（2）患儿未发生鼓膜穿孔、外耳道炎等并发症。

（3）患儿及家属恐惧情绪减轻，积极配合治疗。

（房玉辉）

第九节　分泌性中耳炎

分泌性中耳炎是以中耳积液及听力下降为特征的中耳非化脓性炎性疾病，又称为“渗出性中耳炎”“非化脓性中耳炎”“黏液性中耳炎”“卡他性中耳炎”“鼓室积液”“浆液性中耳炎”“浆液－黏液性中耳炎”“无菌性中耳炎”。分泌性中耳炎是引起小儿听力下降的重要原因。

一、临床表现

（一）听力减退

患儿听力下降，可随体位变化而变化，伴有自听增强、闭塞感；摇头可听见水声。患儿常因对声音反应迟钝，注意力不集中而就医。如一耳患病，另一耳听力正常，可长期不被察觉。

（二）耳痛

急性者可有隐隐耳痛，可为持续性，亦可为阵痛。慢性者耳痛不明显。

（三）耳鸣

耳鸣多为低调间歇性，如“噼啪”声、嗡嗡声及流水声等。当头部运动或打哈欠、捏鼻鼓气时，耳内可出现气过水声。

（四）耳闷

患儿耳内闭塞或闷胀感，反复按压耳屏后可暂时减轻。

二、护理评估

（一）健康史

护士应询问患儿之前是否有上呼吸道感染，既往有无腺样体肥大、急慢性鼻炎、鼻窦炎等。

（二）身体状况

护士应了解患儿有无听力减退、耳痛、耳鸣、耳闷等情况。

（三）心理－社会状况

因耳鸣、听力减退、耳闷胀感等导致患儿产生焦虑心理，慢性者因病程长、易反复而表现为烦躁不安和失望。护士应多关心患儿，并讲解疾病相关知识，以加深其对疾病的认知。

三、护理诊断

（一）感知改变

这与中耳积液有关。

（二）舒适度改变

这与鼓室积液引起的耳鸣、耳痛、耳闷塞感有关。

（三）焦虑

这与担心听力下降有关。

（四）潜在并发症

通气管脱落、继发感染。

四、护理目标

（1）患儿及家属了解疾病的预防及术后的自我保健知识。

（2）患儿听力恢复，不适感降低或消失。

（3）患儿无相关并发症发生。

五、护理措施

（一）心理护理

护士应了解患儿的心理状况，多与患儿沟通，取得患儿的信任，消除不良情绪。解释本病的病因及治疗措施，提高患儿及家属对疾病的认知，以积极配合治疗。

（二）专科护理

1. 术前护理

完善术前常规检查，护士应告知患儿及家属术前相关注意事项，做好术前宣教，剃除术耳周围 7～10 cm 的头发，将长发患儿剩余头发扎成马尾辫，偏向健侧，充分暴露手术部位。

2. 术后护理

按全麻术后护理常规护理，起卧缓慢，头部限制活动，不要过度活动，防止意外跌倒。密切观察有无眩晕、恶心、呕吐、面瘫等症状。观察外耳道有无血性液体流出，告知若有少量渗液属于正常情况，若有活动性出血应告知医生查看。外耳道的棉球要保持清洁干燥，防止术耳进水，以免引起中耳感染。摄入营养丰富、易消化的食物，忌辛辣、硬等刺激性的食物。

3. 饮食护理

叮嘱患儿多进食新鲜蔬菜、水果、牛奶、鸡蛋等营养丰富且易消化的食物，保持大便通畅。

4. 非手术用药护理

护士应指导患儿及家属遵医嘱用药，正确使用滴鼻液，选用合适的抗生素控制感染；遵医嘱给予呋麻滴鼻液滴鼻，以保持鼻腔及咽鼓管通畅；糖皮质激素类药物可减轻炎性渗出，注意观察药物的疗效及不良反应；教会患儿及家属正确的滴鼻及擤鼻方法；告知保持咽鼓管通畅的重要性。

（三）健康指导

护士应指导患儿家属保持正确的喂奶姿势，避免溢奶；指导患儿及家属滴耳液的使用方法，正确滴鼻、擤鼻；鼓膜置管未脱落的患儿禁忌游泳；生活有规律，忌辛辣刺激性食物；加强锻炼，增强机体抵抗力，保持鼻腔及咽鼓管通畅，预防上呼吸道感染。

六、护理评价

（1）患儿及家属掌握分泌性中耳炎疾病的预防及护理知识。

（2）患儿听力恢复正常，耳鸣、耳痛、耳闷塞感等症状消失。

（3）患儿未发生相关并发症。

（房玉辉）

第十节　急性化脓性中耳炎

急性化脓性中耳炎是中耳黏膜的急性化脓性炎症，多见于儿童。临床上以耳痛、耳内流脓、鼓膜充血、穿孔为特点。病变主要位于鼓室、中耳的其他各部。急性乳突炎是乳突气房黏膜及骨膜，特别是骨质的急性化脓性炎症，是急性化脓性中耳炎主要表现在乳突部位的急性炎症。本病主要发生于气化型乳突，亦称为“急性化脓性中耳乳突炎”。

一、临床表现

（1）全身症状：鼓膜穿孔前，全身症状明显，可有畏寒、发热、倦怠、食欲减退等，小儿全身症状通常较成人严重，可有高热、惊厥，常伴呕吐、腹泻等消化道症状。鼓膜穿孔后，耳内脓液外泄，全身症状明显减轻。

（2）耳痛：为本病的早期症状。患儿感耳深部钝痛或搏动性跳痛，一旦鼓膜出现自发性穿孔或行鼓膜切开术后，脓液向外排出，疼痛顿减。

（3）耳鸣及听力减退：患耳可有搏动性耳鸣、听力逐渐下降。鼓膜穿孔后听力反而提高。

（4）耳漏：鼓膜穿孔后耳内有液体流出，初为浆液血性，以后变为黏液脓性甚至脓性。如分泌物量甚多，提示分泌物不仅来自鼓室，亦源于鼓窦、乳突。

（5）急性化脓性中耳炎恢复期，即3～4周时，耳痛不减轻，或一度减轻后又逐日加重；无好转甚至加重；耳流脓不减少甚至增多，引流受阻时流脓突然减少及伴同侧颞区头痛及再次发热等全身症状，重者体温可达40 ℃以上，应考虑有急性乳突炎的可能。

（6）急性乳突炎时，患儿耳郭后沟乳突区出现红肿、压痛。

二、护理评估

（一）健康史

护士应询问患儿有无急慢性鼻炎及咽部炎症反复发作史、游泳呛水、婴儿呛奶等，了解有无耳痛、耳流脓、听力下降等症状。

（二）身体状况

（1）全身症状：鼓膜穿孔前，患儿全身症状明显，可有畏寒、发热、食欲减退、伴呕吐、腹泻等消化道症状。

（2）耳痛：为本病的早期症状。患儿感耳深部钝痛或搏动性跳痛。

（3）听力减退及耳鸣。

（三）心理－社会状况

患儿可因耳痛剧烈、听力减退及发热等表现为烦躁不安而哭闹不止。护士应与患儿及家属交流，评估其心理状态，提高对疾病的认识程度。

三、护理诊断

（一）急性疼痛

这与急性化脓性中耳炎引发的耳痛有关。

（二）体温过高

这与炎症引起全身反应有关。

（三）舒适度的改变

这与炎症刺激、疼痛有关。

（四）潜在并发症

急性乳突炎、耳源性脑脓肿等。

四、护理目标

（1）患儿及家属了解疾病的相关知识，积极配合治疗和护理。

（2）患儿耳痛缓解，不适感降到最低。

（3）患儿体温恢复正常。

（4）患儿无相关并发症发生。

五、护理措施

（一）心理护理

护士应向患儿及家属普及急性化脓性中耳炎发病的原因、临床治疗效果，告知相关注意事项，耐心予以疏导，使患儿逐渐接受病情，并积极配合治疗，促进病情康复。

（二）专科护理

（1）提供舒适安静的环境，减少不良刺激，保证充足的睡眠。高热、呕吐、疼痛为急性化脓性中耳炎患儿的常见症状。针对高热患儿，应鼓励其多饮水，并予以物理降温或遵医嘱给予退热药。针对呕吐、腹泻严重的患儿，注意补充液体、电解质及维生素，维持机体水、电解质和酸碱平衡。

（2）用药护理：全身应用抗生素，正确使用滴耳液。鼓膜未穿孔时遵医嘱给予2%苯酚甘油滴耳液，保持咽鼓管畅通，缓解疼痛；鼓膜穿孔后给予0.3%氧氟沙星滴耳液。穿孔长期不愈的患儿，可做鼓膜成形术。

（3）局部治疗护理：①无鼓膜穿孔时：用2%苯酚甘油滴耳，可消炎止痛。但鼓膜穿孔后禁用。②有鼓膜穿孔时：先用3%过氧化氢溶液彻底冲洗外耳道脓液，然后擦干；滴入氧氟沙星等抗生素滴耳液。

（4）病情观察：观察耳部有无流脓，脓液的颜色、性质及量、气味等，并及时记录；了解患儿有无头晕、耳鸣、听力下降等不适，应及时通知医生。

（三）健康指导

宣传正确的喂奶姿势，避免溢奶；指导患儿及家属正确使用滴耳液及正确擤鼻的方法；注意耳部卫生，不挖耳；勿使污水入耳，有分泌物流出时及时拭干外耳道，保持耳道内清洁；适当的运动锻炼，均衡营养，提高机体自身抵抗力，预防上呼吸道感染。

六、护理评价

（1）患儿及家属掌握急性化脓性中耳炎疾病的知识及自我保健护理知识。

（2）患儿未诉耳痛、耳不适等。

（3）患儿体温降至正常。

（4）患儿未发生相关并发症。

（房玉辉）

第五章　小儿鼻部疾病的护理

第一节　鼻出血

鼻出血是临床常见症状之一，可单纯由鼻腔、鼻窦疾病引起，也可由某些全身性疾病所致，但以前者多见。鼻出血既可鼻腔单侧或多侧间歇性反复出血，亦可持续性出血，出血量多少不一。出血部位多在鼻中隔前下方的利特尔区，少数严重出血发生在鼻腔顶部、后部，鼻中隔后动脉及蝶腭动脉出血亦较多见。

一、临床表现

患儿可表现为间歇反复出血或持续性出血，出血量多少不一，少量出血仅涕中带血，或单侧鼻孔流血。出血多时，血可经后鼻孔流至对侧鼻孔喷出或由口中大量吐血，出血严重者可出现面色苍白、贫血甚至休克。儿童出血部位多在鼻中隔前下方的易出血区，因 3 岁以后鼻中隔利特尔区才形成典型的扇形血管网，故婴幼儿发生鼻出血较少。

二、护理评估

（一）健康史

护士应评估患儿是否有外伤、挖鼻、鼻腔异物史，评估患儿有无引起鼻出血的局部或全身性疾病，有无接触风沙或干燥气候的生活史，有无鼻出血病史及出血后诊治情况。

（二）身体状况

护士应观察患儿有无活动性出血及出血量、判断出血部位。出血量大时，患儿会出现面色苍白、头晕乏力、出冷汗等休克症状。

（三）心理 – 社会评估

患儿及家属常因出血量大或反复出血，就诊时表现出紧张、恐惧心理，后因担心疾病预后而表现出焦虑不安。护士应在配合医生抢救、治疗的同时，注意评估患儿及家属的心理状态，以了解其对疾病的认知和期望。

三、护理诊断

（一）恐惧

这与出血量大、反复出血有关。

（二）舒适的改变

这与鼻腔纱条填塞有关。

（三）潜在并发症

感染、贫血、失血性休克、低氧血症等。

（四）知识缺乏

患儿及家属缺乏疾病治疗及预防保健的知识。

四、护理目标

（1）患儿恐惧程度降低，积极配合治疗和护理。

（2）患儿自述不舒适感减轻或能耐受。

（3）患儿无并发症发生。

（4）患儿及家属掌握疾病护理及预防知识。

五、护理措施

（一）心理护理

（1）患儿鼻腔突然出血或鼻腔反复出血，导致情绪紧张和恐惧，护士应及时安慰患儿，讲解不良情绪会导致血压升高，诱发或加重鼻腔出血，使患儿保持镇静，减轻恐惧感。

（2）护士应与患儿家属沟通，了解患儿性情、文化层次、压力应对能力、既往病史，掌握第一手资料，及时采取有效的心理护理。

（3）护士应主动介绍鼻出血的常见止血方法、止血时的配合、止血后的用药，使患儿及家属了解治疗过程，缓解紧张情绪，积极配合治疗及护理。

（二）专科护理

1. 术前护理

（1）饮食护理：护士应指导患儿进食温凉的流质或半流质食物，少食多餐，增加液体摄入量，多食蔬菜、水果及粗纤维食物，保持大便通畅。

（2）病情观察：护士应询问患儿鼻腔出血开始时间、大致出血量，监测患儿生命体征，特别是血压的变化；观察患儿有无面色苍白、头晕、乏力、出冷汗等休克症状，注意神志、意识改变；观察鼻腔出血情况，评估出血量、判断出血部位，及时准备止血物品和药品；嘱患儿吐出口中分泌物，观察分泌物的性质及量，如口、鼻同时涌出较多鲜血，提示鼻腔出血量大，血液经鼻咽部流入口腔，或出血部位在后鼻孔处；注意患儿有无腹胀、腹痛的主诉，防止鼻腔大量出血流入胃内引起胃部不适，必要时观察并记录排便情况。

（3）术前准备：鼻腔填塞前，建立静脉通道，补充血容量。护士应协助患儿用手紧捏双侧鼻翼，给予湿毛巾冷敷后颈部及鼻额部；向患儿讲解纱条填塞时的感受和配合方式，缓解紧张情绪；陪患儿到治疗室，取半卧位或平卧头高位。

2. 术后护理

（1）饮食护理：护士应指导患儿进食温凉的流质或半流质，少食多餐，增加液体摄入量，多食蔬菜、水果及粗纤维食物，保持大便通畅；为贫血的患儿准备猪肝、菠菜等含铁食物，并鼓励多食用；注意保持口腔清洁，餐前、餐后漱口，多饮水。

（2）病情观察：严密监测生命体征，有高血压病史的患儿要做好血压的监测；护士应观察患儿面色、精神状态，贫血的患儿要卧床休息，防止跌伤；保持口腔清洁，做好口腔护理，及时清除口中分泌物，消除口腔异味，避免口腔炎症的发生。

（3）鼻部观察及护理：护士应观察鼻腔有无活动性出血，如填塞后患儿鼻腔有少许渗血，量逐渐减少，颜色变淡，表示无继续出血；如鼻腔流出的鲜血增多，或口中吐出较多鲜血，表示鼻腔仍有血，或出血位于鼻后孔，应行后鼻孔填塞。

（4）相关知识指导：鼻腔填塞的油纱条一般在24～48小时抽出，一般不超过72小时，严重出血者可用碘仿纱条填塞，碘仿纱条可填塞5～7天，告知患儿切忌自行拔出填塞物；

保持半卧位休息，减轻鼻额部胀痛，利于分泌物引流；因疼痛或鼻腔填塞影响休息时，可按医嘱使用镇静止痛药物；正确使用漱口液漱口，每日 3～4 次，预防口腔感染；鼻腔填塞后，患儿避免用力排便、咳嗽和打喷嚏，以防填塞的纱条松动或血管破裂而诱发再次出血。

（5）鼻腔大出血的急救护理：护士应安抚患儿及家属，使其保持镇静，减轻恐慌感；清醒患儿取坐位或半坐位，休克患儿给予平卧位、头偏向一侧或侧卧位，避免压迫气道；及时清除口中分泌物，保持呼吸道通畅，尽快吸出口鼻内分泌物，预防窒息；及时止血，配合医生快速行鼻腔、鼻后孔填塞，填塞效果不佳的患儿可行鼻内镜下止血术、血管栓塞或结扎术；全身使用止血剂、抗生素、维生素，必要时输血；抗休克，建立静脉双通道，快速静脉补液，及时纠正血容量不足；正确及时使用止血药物、凝血因子，静脉输入红细胞悬液、血小板以补充循环血容量；注意保暖，尽量避免搬动患儿。

（三）健康指导

1. 饮食

养成良好的饮食习惯，进食清淡、营养丰富、易消化的食物；避免进食坚硬及辛辣刺激性食物。

2. 习惯与活动

养成良好的生活习惯，避免重体力劳动，不熬夜，注意劳逸结合，勿过度劳累；纠正挖鼻、用力擤鼻的不良习惯。

3. 保健

（1）保持良好的心态，避免情绪激动，预防再次发生鼻出血。

（2）正确使用滴鼻剂。

（3）保持鼻腔湿润，滴用鼻润滑剂防止鼻腔干燥，冬季外出时可戴口罩保护，避免冷空气的刺激。

（4）积极治疗诱发鼻出血的原发性疾病，高血压的患儿积极控制血压，避免情绪激动。

（5）掌握少量鼻出血的止血方法：用手紧捏两侧鼻翼 15～30 分钟，头轻轻后仰，勿低头用力，用湿毛巾冷敷后颈部及鼻额部，及时吐出口中分泌物。

（6）鼻腔反复出血或出血量增多者，应及时到医院就诊。

六、护理评价

（1）患儿消除恐惧或恐惧程度降低，积极配合治疗和护理。

（2）患儿不适感减轻或能耐受。

（3）患儿无感染、贫血、失血性休克、低氧血症等并发症发生，或发生时能及时治疗和护理。

（4）患儿及家属掌握疾病自我护理及预防知识，能积极配合治疗。

（房玉辉）

第二节　急性鼻炎

急性鼻炎是由病毒感染引起的鼻腔黏膜急性炎症性疾病，是上呼吸道感染的一部分，四季均可发病，季节变换时易感，但以冬季多见。人们平时所说的“感冒”，多数情况下是指急性鼻炎。

一、临床表现

（一）局部症状

患儿初期表现为鼻内干燥、灼热感或痒感和喷嚏，继而出现鼻塞、水样鼻涕、嗅觉减退和闭塞性鼻音。继发细菌感染后，鼻涕变为黏液性、黏脓性或脓性。可伴有耳部闷胀不适或堵塞感，部分患儿伴有耳鸣或听力下降。

（二）全身症状

患儿的全身症状因个体而异，轻重不一，也可进行性加重。多数患儿表现为全身不适、倦怠、头痛和发热（37～38 ℃）等。小儿全身症状较成人重，多有高热（39 ℃以上），甚至惊厥，常伴有消化道症状，如呕吐、腹泻等。若无并发症，上述症状逐渐减轻乃至消失，病程 7～10 日。

（三）并发症

感染向前直接蔓延可引起鼻前庭炎；经鼻窦开口向鼻窦内蔓延，可引起急性化脓性鼻窦炎；经咽鼓管向中耳扩散，可引起急性中耳炎；经鼻咽部向下扩散，可致急性咽炎、喉炎、气管炎，小儿、老年人及抵抗力低下者，还可并发肺炎。

二、护理评估

（一）健康史

护士应评估患儿发病前的健康状况，近期是否与类似患儿接触，是否有引起本病的局部或全身性因素。

（二）身体状况

潜伏期 1～3 日。患儿起病时鼻或鼻咽部干燥、有痒感，频繁打喷嚏；随即出现鼻塞、流清水样鼻涕；继之鼻塞加重，鼻涕转为黏液脓性，不易擤出。患儿全身症状轻重不一，可有发热、头痛、四肢酸软等不适症状。儿童的全身症状较成人多。

（三）心理－社会评估

急性鼻炎患儿由于有鼻塞、喷嚏、流涕、嗅觉障碍及全身不适等症状，患儿很容易出现焦虑、烦躁等心理变化。因此，护士应通过与患儿的交流，了解其性格特点、行为习惯、调整其心理状态。

三、护理诊断

（一）舒适度的改变

这与头痛、鼻阻塞、全身乏力等有关。

（二）体温过高

这与急性炎症引起的全身反应有关。

（三）潜在并发症

鼻窦炎、中耳炎、肺炎等。

（四）知识缺乏

患儿及家属缺乏疾病知识及相关的预防保健知识。

四、护理目标

（1）患儿鼻腔通气改善，不适感减轻。

（2）患儿体温恢复正常。

（3）患儿未出现并发症或能及时报告并发症的征兆。

（4）患儿及家属知晓疾病相关的保健知识和预防病毒传播的相关知识。

五、护理措施

（一）心理护理

护士应加强与患儿的沟通，了解患儿的心理状态，给予有针对性的心理支持；介绍疾病的治疗方法、过程及康复情况，减轻患儿的焦虑情绪。

（二）专科护理

1. 饮食护理

用生姜、红糖煎水热服可以排汗；注意多饮水，进食清淡、易消化食物，疏通大便。

2. 全身用药

口服抗病毒药物或抗生素；症状重的患儿按医嘱静脉给药，护士应观察用药后的反应及效果。

3. 鼻腔用药

使用滴鼻剂有利于收缩鼻腔黏膜，扩大鼻腔通气。护士应教给患儿正确的滴鼻方法，如仰卧滴鼻法、坐位滴鼻法；指导患儿掌握正确的鼻喷雾剂使用方法（擤除鼻腔分泌物后，一手持喷雾剂瓶，将喷出的第一喷药液弃去，向对侧鼻腔沿鼻中隔方向喷药，换另一只手同法喷另一侧鼻腔）。

（三）健康指导

（1）急性发病期间患儿外出应戴好口罩，避免传播给他人，规范个人行为，咳嗽、打喷嚏时要用纸巾遮掩口鼻。

（2）养成良好的生活习惯，加强体能锻炼，增强抵抗力。

（3）冬季多去户外活动，增加对寒冷的耐受能力。

（4）注意劳逸结合，避免过度劳累。

（5）居室要空气流通，减少出入公共场所。

（6）养成良好的饮食卫生习惯，饮食合理化，少吃生冷、辛辣刺激性食物，积极治疗咽部疾病及鼻部其他疾病。

六、护理评价

（1）通过治疗和护理计划的实施，患儿鼻塞、流涕症状减轻或消失。

（2）患儿体温恢复正常。

（3）患儿无并发症发生。

（4）患儿掌握急性鼻炎的预防保健知识，知晓预防病毒传播的相关知识。

（房玉辉）

第三节　慢性鼻炎

慢性鼻炎是鼻腔黏膜和黏膜下层的慢性炎症性疾病，以鼻腔黏膜肿胀、分泌物增多、无明确致病微生物感染、病程持续 3 个月以上或反复发作为特点。

一、临床表现

（一）症状

1. 慢性单纯性鼻炎

（1）间歇性或交替性鼻塞：夜间、寒冷、休息时加重，白天、夏季、运动时减轻。侧卧时，变换侧卧方位，两侧鼻塞可交替发生。

（2）多涕：一般为黏液白涕，继发感染时有脓涕。

（3）其他：一般无闭塞性鼻音、耳鸣及耳闭塞感等伴随症状，偶有头痛、头晕等不适。

2. 慢性肥厚性鼻炎

（1）鼻塞：单侧或双侧持续性鼻塞，多无交替性。

（2）涕少：为黏液性或黏脓性，不易擤出。

（3）其他：常有闭塞性鼻音、耳鸣及耳闭塞感，伴有头痛、头晕、咽干、咽痛等，少数患儿可有嗅觉减退。

（二）体征

1. 慢性单纯性鼻炎

鼻黏膜充血，下鼻甲肿胀、表面光滑、柔软、有弹性。探针轻压时有凹陷，探针移开后立即恢复。对血管收缩剂敏感，鼻腔内有黏涕。

2. 慢性肥厚性鼻炎

鼻黏膜充血呈暗红色，下鼻甲黏膜肥厚，表面不平，呈结节状、桑葚状。局部黏膜弹性差，探针触诊硬实，无凹陷，或虽有凹陷不易恢复。对减充血剂不敏感。

二、护理评估

（一）健康史

护士应评估患儿有无鼻咽部的慢性炎症性疾病，有无鼻部长期用药不当等；评估有无粉尘长期接触，化学物质及刺激性气体、环境温度、湿度过高或过低等；了解患儿有无贫血、风湿病、营养不良、慢性便秘等慢性疾病。

（二）身体状况

患儿鼻塞、流涕，伴嗅觉减退、头晕，如肥大的下鼻甲压迫咽鼓管口，可致耳鸣及听力下降。鼻黏膜暗红、肥厚，鼻甲肥大、表面不平，鼻腔内有分泌物。

（三）心理－社会评估

慢性鼻炎大多由急性鼻炎发展而来，平时对感冒不够重视，而一旦演变为慢性鼻炎，出现鼻塞、流涕及嗅觉障碍等症状，患儿很容易出现焦虑、烦躁等心理变化。因此，护士应通过与患儿的交流，了解其性格特点、行为习惯、受教育程度，了解其对本病的认知程度和心理状态。

三、护理诊断

（一）清理呼吸道无效

这与鼻塞、鼻黏膜肿胀、肥厚及分泌物增多有关。

（二）舒适的改变

这与头晕、头痛、耳鸣、鼻黏膜肿胀、肥厚等有关。

（三）感知障碍

这与嗅觉减退、耳闭塞感有关。

（四）焦虑

这与慢性炎症久治不愈和担心手术治疗效果有关。

（五）知识缺乏

患儿及家属缺乏疾病的治疗和预防、用药自我护理知识。

（六）潜在并发症

鼻窦炎、中耳炎。

四、护理目标

（1）患儿鼻腔通气改善、分泌物减少，不适感减轻。

（2）患儿无舒适度改变或一旦发生能及时发现并处理。

（3）患儿未发生感知障碍或发生后经过积极治疗逐渐恢复。

（4）患儿及家属掌握有关疾病知识，焦虑较前缓解。

（5）患儿及家属知晓防治慢性鼻炎和用药的相关知识。

（6）患儿未出现并发症或减少并发症的损害。

五、护理措施

（一）心理护理

护士应多与患儿沟通，引导患儿树立信心，解除焦虑，积极配合治疗。

（二）专科护理

1. 饮食护理

护士应指导患儿进食清淡易消化饮食，忌辛辣刺激性食物，忌油腻性食物。

2. 病情观察

观察患儿有无鼻塞、流涕，伴嗅觉减退、头晕等症状，及用药后症状是否缓解或消失。

3. 用药护理

遵医嘱给予血管收缩剂滴鼻或服用中成药。使用滴鼻剂时，应严格掌握适应证，并注意药物浓度，了解用药后鼻腔通气情况，有无严重的反跳性鼻塞。

（三）健康指导

（1）锻炼身体，提高机体抵抗力，注意防寒保暖。

（2）改善生活和工作环境，避免粉尘和有毒、有害气体刺激。

（3）清除邻近感染病灶，积极治疗全身慢性病。避免长期滴用血管收缩剂，以防止药物性鼻炎的发生。

（4）指导患儿学会正确的擤鼻方法：紧压一侧鼻翼，轻轻擤出对侧鼻腔的鼻涕；或将鼻涕吸到咽部后吐出。切忌紧捏双侧鼻翼用力擤鼻，以免引起鼻窦炎或中耳炎。

六、护理评价

（1）通过治疗和护理计划的实施，患儿鼻塞、头晕、头疼症状减轻或消失。

（2）患儿无舒适度改变。

（3）患儿未发生感知障碍。

（4）患儿及家属知晓慢性鼻炎的预防保健知识。

（5）患儿无并发症的发生。

（房玉辉）

第四节　变应性鼻炎

变应性鼻炎（allergic rhinitis，AR）又称“过敏性鼻炎”，是发生在鼻黏膜的变态反应性疾病，普通人患病率为10%～25%，以鼻痒、喷嚏、鼻分泌亢进、鼻黏膜肿胀等为主要特点。变应性鼻炎常伴有鼻窦的变态反应性炎症。变应性鼻炎分为常年性变应性鼻炎（perennial allergic rhinitis，PAR）和季节性变应性鼻炎（seasonal allergic rhinitis，SAR），后者又称“花粉症”。

一、临床表现

本病以鼻痒、阵发性连续喷嚏、大量水样鼻涕和鼻塞为主要特征。

（一）鼻痒

鼻痒是鼻黏膜感觉神经末梢受到刺激后发生于局部的特殊感觉。合并变应性结膜炎时也可有眼痒和结膜充血，有时可伴有外耳道、软腭及咽部发痒。

（二）喷嚏

喷嚏为反射性动作，呈阵发性发作，为几个、十几个到数十个，多在晨起或夜晚发作，或接触变应原后即刻发作。

（三）鼻涕

大量清水样鼻涕是鼻分泌亢进的特征性表现。

（四）鼻塞

鼻塞程度轻重不一，可表现为间歇性或持续性，单侧、双侧或两侧交替性鼻塞。

（五）嗅觉障碍

由于鼻黏膜水肿明显，部分患儿尚有嗅觉减退。

二、护理评估

（一）健康史

患儿常有接触某种变应原的病史，部分患儿可为特应性体质，评估患儿是否长期处于空气污染较重的环境中。

（二）身体状况

以鼻痒、阵发性喷嚏、大量水样鼻涕和鼻塞为主要症状，部分患儿有嗅觉减退，季节性鼻炎可伴有眼痒和结膜充血。

（三）心理－社会评估

患儿因鼻痒、鼻塞、阵发性喷嚏和大量清水样鼻涕影响正常的学习、生活，而产生焦虑心理。护士应注意评估患儿的心理状态，个体、环境因素对患儿生活的影响，以了解其对疾病的认知和期望。

三、护理诊断

（一）舒适的改变

这与鼻痒、鼻塞、喷嚏、清水样鼻涕有关。

（二）感觉紊乱、嗅觉减退或丧失

这与鼻黏膜水肿有关。

（三）遵医行为不足

这与疾病症状反复、疗效不稳定、长期用药有关。

（四）知识缺乏

患儿及家属缺乏疾病治疗、护理及预防保健等相关知识。

四、护理目标

（1）患儿自述不舒适感减轻或消失。

（2）患儿无感觉紊乱或发生时能及时得到治疗护理。

（3）患儿能坚持系统用药。

（4）患儿及家属掌握疾病相关的自我保健知识。

五、护理措施

（一）心理护理

（1）医护人员应多和患儿沟通，鼓励其说出烦恼，帮助查找过敏原，并做好解释工作，减轻疾病带来的不适感。

（2）讲解该疾病存在的普遍性，正确的治疗方法，减轻或消除患儿的焦虑情绪，充分配合治疗过程。

（二）专科护理

1. 饮食护理

饮食规律，避免辛辣刺激性食物及已知的过敏食物（牛奶、鱼、肝、鸡蛋等）。

2. 病情观察

观察患儿是否出现鼻痒、阵发性喷嚏、大量水样鼻涕和鼻塞等症状，部分患儿有嗅觉减退，季节性鼻炎可伴有眼痒和结膜充血，如有及时与医生反馈。观察治疗进程和治疗效果。

3. 用药护理

（1）糖皮质激素类：因其抗感染、抗过敏作用，现较为广泛应用于变态反应性疾病的治疗，但临床应用要注意其适应证及避免药物的不良反应。

（2）抗组胺药物：氯苯那敏有一定的中枢抑制作用，表现为嗜睡及困倦。可选用全身不良反应小，见效快的药，如盐酸左卡巴斯汀、雷诺考特、曲安奈德等。

（3）肥大细胞膜稳定剂：肥大细胞膜颗粒可以释放预合成和新合成的多种介质，在变应性鼻炎的发病中起重要的作用。色酮类药物有稳定肥大细胞膜的作用，可阻止该细胞脱颗粒和释放介质，但起效时间多在 1 周以后，故仅适用于轻症患儿或预防用药。

（4）鼻用减充血剂：主要用于缓解鼻塞症状。儿童常用 0.5% 麻黄碱滴鼻液，但长期使用可致药物性鼻炎，故应限制使用时间及范围。

4. 免疫学治疗的护理

（1）非特异性免疫治疗：如注射卡介苗多糖核酸、分枝杆菌多肽等，作用没有特异性，治疗时间较长。

（2）特异性脱敏免疫治疗：首先要确定过敏原，以过敏原制成提取液，给患儿进行脱敏治疗，逐渐增加其浓度，最终使之不发生或少发生局部变态反应。

（三）健康指导

（1）积极锻炼身体，增强机体免疫力。

（2）保持环境和家庭卫生，保持室内通风、清洁、干燥，勤晒衣物、被褥。家庭装修时选用环保材料，减少甲醛的污染。

（3）勿养宠物、花草，不用地毯，尽可能少接触动物皮革、羽毛制品。

（4）花粉播散期尽量减少外出，必要时戴口罩或易地居住。

（5）鼓励患儿坚持规范用药，介绍规范用药的效果及意义。

（6）教会患儿正确的擤鼻方法，不要用手用力揉搓鼻部。

（7）注意保暖，避免上呼吸道感染，减少诱发因素。

（8）饮食规律，忌辛辣刺激性食物。

（9）定期门诊随访，及时观察治疗进程和治疗效果。

六、护理评价

（1）患儿不舒适感减轻或消失。

（2）患儿无感觉紊乱发生。

（3）患儿能坚持系统用药。

（4）患儿及家属掌握变应性鼻炎的预防和自我保健及护理知识。

（房玉辉）

第五节　急性鼻窦炎

急性鼻窦炎是在上呼吸道感染的基础上伴发的鼻窦黏膜急性炎症性疾病，症状持续时间在12周以内。多与鼻炎同时存在，也常称为“急性鼻－鼻窦炎”。

一、临床表现

（一）局部症状

1. 鼻塞

患儿多为患侧持续性鼻塞，若两侧同时罹患，则为双侧持续性鼻塞，为鼻黏膜炎性肿胀、黏脓性分泌物蓄积总鼻道所致。

2. 脓涕

鼻腔内大量脓性或黏脓性鼻涕，难以擤尽，脓涕中可带有少许血液。上颌窦、额窦和前组筛窦感染时，分泌物常位于中鼻道；后组筛窦感染时，分泌物位于上鼻道；蝶窦感染时，分泌物来自蝶筛隐窝。厌氧菌或大肠埃希菌感染者脓涕恶臭（多是牙源性上颌窦炎）。脓涕可后流至咽部和喉部，刺激鼻咽部或咽部黏膜引起咽痒、恶心、咳嗽和咳痰。

3. 头痛或局部疼痛

此为鼻窦急性炎症时的最常见症状。其发生机制是脓性分泌物、细菌毒素和黏膜肿胀刺激和压迫神经末梢。一般而言，前组鼻窦炎引起的头痛多在额部和面颊部，后组鼻窦炎的头痛则多位于颅底或枕部。

4. 嗅觉障碍

急性炎症时，多因鼻塞而出现传导性嗅觉减退；亦有少数病例为感觉性嗅觉减退。前者随着鼻塞好转，嗅觉可恢复正常；而后者则常常遗留永久性嗅觉减退。

（二）全身症状

急性鼻窦炎者可伴有烦躁不适、畏寒、发热、头痛、精神萎靡及嗜睡等症状。

二、护理评估

（一）健康史

本病常继发于急性鼻炎或上呼吸道感染，询问患儿有无与本病有关的局部和全身疾病史，以及过度劳累、受凉等使机体抵抗力下降的诱因。

（二）身体状况

本病以持续性鼻塞、流脓涕、头痛或局部疼痛为主，伴畏寒、发热等全身症状。检查鼻黏膜充血、肿胀，鼻腔内有大量脓涕，有相应的局部红肿与压痛。

（三）心理－社会评估

急性鼻窦炎患儿由于头痛明显，鼻塞及流大量的脓性涕和嗅觉减退，因此，患儿常有焦虑、烦躁等心理变化，护士应通过与患儿的交流，了解其性格特点、行为习惯、受教育程度等，评估其对本病的认知程度和心理状态。

三、护理诊断

（一）舒适度改变

这与鼻阻塞、黏脓性鼻涕、全身乏力有关。

（二）急性疼痛

这与炎性刺激、黏膜肿胀压迫神经末梢有关。

（三）体温过高

这与炎症引起全身反应有关。

（四）感知受损

这与鼻窦黏膜炎症、肿胀及窦口阻塞有关。

（五）知识缺乏

患儿及家属缺乏疾病治疗及相关的预防保健知识。

四、护理目标

（1）患儿未发生鼻阻塞、黏脓性鼻涕、全身乏力等症状或及时发现并积极治疗。

（2）患儿头痛、局部疼痛症状减轻或消失。

（3）患儿体温恢复正常。

（4）患儿未出现并发症。

（5）患儿知晓急性鼻窦炎的治疗与保健知识。

五、护理措施

（一）心理护理

（1）护士对患儿的不适感受给予积极的对症处理，安慰鼓励患儿，给予心理支持。

（2）护士解释疾病的发生、发展过程，讲解治疗方法、治疗配合及康复情况，减轻患儿的焦虑情绪。

（3）护士应及时与患儿沟通，告知疾病进程，向需要行上颌窦穿刺冲洗的患儿讲解穿刺冲洗的目的、过程及冲洗后的疗效，以得到患儿的充分配合。

（二）专科护理

1. 饮食护理

嘱患儿注意休息，多饮水，进易消化食物，忌辛辣饮食。

2. 病情观察

密切观察病情，及时报告医生并协助处理。如体温有无升高，脓涕是否增多，鼻塞、头痛等是否加重，有无耳痛、耳闷感、听力下降，咳嗽、痰多，眼痛、眼球运动受限、视力下降等症状，防止发生并发症或转为慢性鼻窦炎。

3. 治疗配合

（1）控制感染：遵医嘱全身使用有效、足量抗生素，及时控制感染，防止发生并发症或转为慢性鼻窦炎。

（2）鼻腔点药：指导患儿正确鼻腔点药的方法。鼻内糖皮质激素类药物可有效抗感染、抗水肿。局部可使用减充血剂，如0.5%麻黄碱滴鼻液滴鼻，收缩鼻腔黏膜，保持鼻腔良好通气，但不宜长期使用。

（3）上颌窦穿刺冲洗：需在患儿全身症状消退和局部炎症基本控制后施行。冲洗出的脓性分泌物可做细菌培养和药物敏感性试验，以指导进一步治疗。冲洗后可向窦腔内注入抗生素、类固醇激素及糜蛋白酶等。

（4）体位引流的护理：可有效引流脓涕及局部用药，患儿可根据情况使用鼻窦负压置换法帮助窦腔引流。

（5）物理治疗的护理：局部热敷、短波透热或红外线照射等，可促进炎症消退和改善症状。

4. 用药护理

遵医嘱给予患儿全身使用足量抗生素控制感染，高热者给予解热镇痛药，鼻内滴用血管收缩剂和糖皮质激素，缓解鼻塞的症状。

（三）健康指导

（1）指导患儿正确滴鼻、鼻腔冲洗、体位引流等，同时养成正确的擤鼻方法。

（2）若出现高热不退、头痛加剧、眼球运动受限等症状，应及时就诊。

（3）加强锻炼，增强机体抵抗力，防止感冒。

（4）生活有规律，劳逸结合，忌食辛辣刺激性食物。注意保持学习、生活环境的洁净，加强室内通风。

（5）患急性鼻炎时，不宜乘坐飞机。游泳时避免跳水和呛水。

（6）积极治疗全身及局部病因，及时、彻底治疗本病，避免转化为慢性鼻窦炎。

六、护理评价

（1）患儿无舒适度改变。

（2）通过治疗和护理计划的实施，患儿能够达到头痛和局部疼痛感消失。

（3）患儿体温恢复正常。

（4）患儿未出现并发症。

（5）患儿知晓急性鼻窦炎的治疗与保健知识。

（房玉辉）

第六节 慢性鼻窦炎

慢性鼻窦炎多因急性鼻窦炎反复发作未彻底治愈迁延所致，炎症可仅在单侧或单窦出现，但双侧和多窦均发病更常见。

一、临床表现

（一）症状

1. 全身症状

全身症状较轻或不明显，一般可有头晕、倦怠、精神不振、食欲下降、失眠、记忆力减退、注意力不集中、学习效率降低等症状。极少数已成为病灶者，可有持续低热。

2. 局部症状

（1）流涕：黏脓性或脓性，量多少不定。前组鼻窦炎症脓液易从前鼻孔擤出，后组鼻窦炎症脓液可倒流向咽部。单侧有臭味者，多见于牙源性上颌窦炎或真菌感染。

（2）鼻塞：鼻黏膜充血肿胀、脓涕、息肉样变等均可致鼻塞出现。

（3）头痛：不明显，多为钝痛或闷痛，细菌毒素的吸收，窦口阻塞，窦腔内空气吸收引起真空环境可致头痛，疼痛部位与急性鼻窦炎相似。患牙源性上颌窦炎时，常伴有同侧上颌牙痛。随鼻腔引流的改善，头痛可有所缓解。

（4）嗅觉减退或丧失：多为暂时性，因鼻塞及嗅区黏膜功能下降所致，多可恢复。

（5）视功能障碍：较少见，多因球后视神经炎引起视力减退或失明所致。

（6）其他：由于脓涕流入咽部和长期用口呼吸，可出现痰多、异物感或咽干痛等。若影响咽鼓管，也可有耳鸣、耳聋等症状。

（二）体征

鼻黏膜呈慢性充血、肿胀、肥厚。中鼻甲肥大，甚至呈息肉样变。有的可见多发性息肉。前组鼻窦炎者脓液位于中鼻道，后组鼻窦炎者脓液多位于嗅裂或积蓄于鼻腔后端流入鼻咽部。

二、护理评估

（一）健康史

护士应询问患儿起病的情况，评估患儿有无急性鼻窦炎的反复发作史，有无变应性鼻炎、鼻息肉病和支气管哮喘等疾病史，有无影响鼻道引流和通气障碍的因素存在，有无上颌第二尖牙及第一、二磨牙根部的感染，有无拔牙时损伤上颌窦壁等病史。

（二）身体状况

患儿表现为大量脓涕、鼻塞、嗅觉减退和头痛。头痛一般不明显，多为钝痛、闷痛或头部沉重压迫感。可伴全身慢性中毒症状。鼻镜检查可见鼻黏膜暗红色充血、肥厚，中鼻甲肥大，鼻道积脓涕。牙源性感染者，可查出同侧上颌牙有病变。

（三）心理－社会评估

慢性鼻窦炎因病程长且反复发作，鼻塞、流脓涕、头痛、记忆力减退、注意力不集中等影响正常的学习、生活，使患儿产生焦虑心理，缺乏治疗的信心。护士应主动与患儿沟通，了解患儿的心理状态，提供疾病相关知识。

三、护理诊断

（一）舒适度改变

这与鼻塞、鼻腔填塞、鼻腔分泌物过多、张口呼吸等有关。

（二）疼痛

这与鼻腔填塞、手术创伤有关。

（三）有感染的危险

这与手术创伤、鼻腔填塞有关。

（四）潜在并发症

出血、眶蜂窝织炎、球后视神经炎、脑脊液鼻漏等。

（五）体温过高

这与炎症引起的全身反应有关。

（六）知识缺乏

患儿及家属缺乏疾病治疗、护理及预防保健等相关知识。

四、护理目标

（1）患儿鼻塞、头痛症状减轻或消失。

（2）患儿手术部位疼痛减轻或消失。

（3）患儿不发生感染，一旦发生能及时发现并处理。

（4）患儿无并发症发生或减少并发症的损害。

（5）患儿体温恢复正常。

（6）患儿及家属知晓慢性鼻窦炎的治疗与保健知识。

五、护理措施

（一）心理护理

护士应向患儿及家属解释鼻窦炎手术的目的、意义、手术方式、注意事项。说明术中可能出现的情况，该如何配合。教会患儿自我放松的方法，减轻焦虑。

（二）专科护理

1. 术前护理

（1）饮食护理：禁食辛辣、刺激性食物，注意保暖，避免感冒。

（2）病情观察：观察并记录患儿有无鼻黏膜肿胀、咽部充血等感冒症状。观察鼻腔出血患儿，注意观察生命体征、出血量、口中分泌物的性质及量。保持鼻腔清洁，按医嘱滴鼻，观察鼻腔分泌物的性质及量，注意有无鼻咽部急性炎症发生。并发脑脊液鼻漏、眶周蜂窝织炎的患儿按急性并发症进行护理。

（3）术前常规准备：协助完善相关术前检查，如鼻窦 CT、心电图、胸片、肝肾功能、血常规、凝血常规、输血前各常规检查项目等。术前行抗生素皮试，术前半小时遵医嘱使用抗生素等药物。术前 1 日剪患侧鼻毛，必要时按医嘱剃术侧眉毛或头发。局麻患儿术晨进少量软食，全麻患儿术前 6～8 小时禁食。术晨更换清洁病号服，建立静脉通道。术晨与手术室人员进行患儿、药物核对后，送入手术室。

2. 术后护理

（1）饮食护理：全麻术后 4～6 小时，进食温冷的流质；术后第 1 日进食流质、半流质，宜温冷；术后 2～3 日进食半流质、软食，宜温冷；术后 3 日以后逐步过渡至正常饮食，注意营养丰富、忌过热；禁辛辣、刺激性食物。

（2）病情观察：观察口腔分泌物的情况，正常情况下口中会有少许血性液体，如口中吐出大量鲜血，应通知医生进行止血处理；观察视力、眼球活动、眶周淤血或发绀情况、眼球有无外突等，如出现异常应及时报告医生并处理；观察有无头痛、恶心、呕吐、意识改变等，警惕颅内并发症的发生。

（3）疼痛护理：评估患儿疼痛情况、不舒适的程度；给予鼻额部冷敷；注意保护鼻部不受外力、物品碰撞；遵医嘱给予镇静、止痛药物，必要时安置镇痛泵（PCA）；提供安静舒适的环境，给予半坐卧位，利于呼吸，减轻局部充血。

（4）口腔护理：及时清除口腔分泌物，保持口腔清洁无异味；因鼻腔填塞后张口呼吸导致口咽干燥，嘱患儿多饮水；随时给予盐水或温开水或其他漱口液漱口，必要时可用湿纱布覆盖口唇，口唇干燥者可涂液状石蜡或润唇膏；酌情予以口腔护理，每日 2 次。

（5）鼻部护理：避免用鼻腔填塞物以外的用物填堵鼻腔。及时擦除鼻腔流出的分泌物，避免堵塞鼻腔；保持半卧位，利于鼻腔分泌物的引流；鼻腔填塞纱条者，第 2 日开始用液状石蜡或清鱼肝油滴鼻；纱条抽取后使用呋麻液或麻黄碱等滴鼻，防止出血并利于通气。

（6）避免填塞物脱出：术后鼻腔常用止血海绵、油纱条来填塞压迫止血，应防止其松动、脱落，每班检查鼻腔填塞物的松紧度；可用胶布粘贴小纱布进行鼻腔外固定，避免碰撞鼻部，勿用力擤鼻；告知患儿鼻腔填塞的重要性，切勿自行拔出，叮嘱患儿不要用力咳嗽或打喷嚏，以免鼻腔内纱条松脱。

（7）体位与活动：全麻清醒前，去枕平卧位，头偏向一侧。全麻清醒后，半坐卧位；头昏不适者予高枕卧位。术后第 1 日，半卧位为主，适当床上运动，可在搀扶下在床旁活动；避免碰撞鼻部。术后第 2 日，半卧位为主，可在屋内活动；抽取部分填塞物后需卧床 2～4 小时，如有出血，需延长卧床时间。术后第 3 日起，适当增加活动度；抽取完填塞物后需卧床 2～4 小时，如有出血，需延长卧床时间；勿用力擤鼻和挖鼻。

（三）健康指导

1. 饮食指导

饮食四要：要温冷、要适量、要营养均衡、要容易消化；四忌：忌刺激性食物、忌坚硬食物、忌辛辣食物、忌过热食物。

2. 活动及习惯

（1）术后 1 个月内避免剧烈或重体力活动。

（2）养成良好的生活起居习惯，避免过度劳累。

（3）保持生活环境的清洁、定时通风换气。

（4）勿挖鼻及用力擤鼻，预防感冒，保持排便通畅。

3. 用药

掌握正确使用滴鼻药的方法，坚持规范鼻腔用药3～6周。

4. 复查

定期门诊复查、鼻腔冲洗，术后1周开始，一般要冲洗2～4次，每次冲洗后，医生根据病情约定下次冲洗时间；及时治疗咽部及口腔疾病。

六、护理评价

（1）通过治疗和护理计划的实施，患儿能够达到鼻塞、头痛感消失。

（2）患儿手术部位疼痛消失。

（3）患儿术后伤口未发生感染。

（4）患儿未出现并发症。

（5）患儿体温恢复正常。

（6）患儿及家属知晓慢性鼻窦炎的治疗与保健知识。

（房玉辉）

第七节　鼻腔异物

鼻腔异物有内源性和外源性两大类。内源性异物如死骨、凝血块、鼻石、痂皮等。外源性异物有植物性、动物性和非生物性，以植物性异物多见，动物性异物较为罕见，非生物性异物则多因误伤所致，异物多为弹丸、碎石、木块等，破坏性较大，病情也较复杂。本病多见于儿童。

一、临床表现

（一）症状

症状视异物大小、形态、类型、性质而异，主要症状为患侧鼻塞，脓性鼻涕，带有臭气和血性，有时因慢性鼻出血，可引起贫血症状，如面色苍白、周身乏力、易疲劳、多汗等。

（二）体征

前鼻镜检查，吸出鼻前庭和鼻腔内分泌物，用血管收缩剂收敛红肿的鼻腔黏膜，可见异物，用钝头探针触摸异物的大小及性质。

二、护理评估

（一）健康史

护士应评估患儿既往是否有鼻出血、结核等产生内源性异物的病史。注意评估有无异物进入史，如飞虫误入鼻腔，儿童玩耍时将橡皮球、纸卷、纽扣等塞入鼻内，误吸粉尘；评估异物的性质及存留的时间，有无慢性鼻出血等。

（二）身体状况

患儿根据异物的性质、大小、形状、所在部位、刺激性强弱和滞留时间的长短而表现出不同的症状。

（1）儿童鼻腔异物表现为单侧鼻阻塞、流黏脓涕、鼻出血或涕中带血以及呼气有臭味等。

（2）因误伤、意外事故引起者，除面部有外伤，其他的临床表现则要视异物性质、大小、所在位置和滞留时间而不同。若损伤视神经则表现为视力障碍，若伤及血管则有较大量出血。

（3）活的动物性异物（如水蛭）常有虫爬感。医源性异物则有异物滞留侧鼻塞、脓涕（有臭味）和头痛等。

（三）心理－社会评估

患儿常因异物塞入史不明确而耽误治疗，家属易产生自责心理。

三、护理诊断

（一）潜在并发症

鼻炎、鼻窦炎、破伤风等。

（二）知识缺乏

患儿及家属缺乏鼻腔异物相关的知识。

四、护理目标

（1）患儿未出现并发症。

（2）患儿或其家属知晓鼻腔异物的预防与保健知识。

五、护理措施

（一）心理护理

护士应了解异物的性质及存留的时间，解释手术方式、注意事项。说明术中可能出现的情况，该如何配合。教会患儿自我放松的方法，减轻焦虑。

（二）专科护理

（1）配合医生取出鼻腔异物，并遵医嘱正确使用抗生素。

（2）观察鼻腔通气及鼻腔分泌物的颜色、性状等。

（3）观察异物是否移位，防止异物滑落引起误吸。

（4）需手术者配合医生做好手术前的准备及手术后的护理。

（三）健康指导

（1）患儿家属应加强看护，避免小儿将异物塞入鼻内。

（2）儿童若出现单侧鼻流涕或涕中带血且伴异臭，要警惕鼻腔异物，应及时就诊。

六、护理评价

（1）通过治疗和护理计划的实施，患儿未出现并发症。

（2）患儿或其家属知晓鼻腔异物的预防与保健知识。

（房玉辉）

第八节　鼻骨骨折

鼻骨骨折是颜面部最常见的外伤之一。外鼻突出于面部的中央，易遭受撞击而发生鼻骨骨折。鼻骨骨折可分为开放性骨折和闭合性骨折，或分为单纯性线性骨折和粉碎性骨折。临床上以闭合性骨折多见。

一、临床表现

最常见的症状是局部疼痛、软组织肿胀或皮下淤血。其他的伴随症状有鼻梁塌陷、偏斜、鼻出血等；鼻外软组织淤血、肿胀，触之有疼痛感，有时可感知骨擦音；可有皮下气肿，波及眼眶。

二、护理评估

（一）健康史

评估患儿受伤的原因、发生的时间、部位、严重程度，当时有无鼻出血和其他伴随症状。

（二）身体状况

患儿有局部疼痛、肿胀、鼻出血、鼻及鼻骨周围畸形等症状、体征。根据受重力的方向、强度等不同，可出现鼻中隔偏曲、脱位，导致鼻塞等症状。

（三）心理－社会评估

大多数患儿对鼻骨骨折复位后能否复原持怀疑态度。护士应评估患儿及家属对疾病的认知程度、受教育的水平、有无存在情绪偏激等情况。

三、护理诊断

（一）急性疼痛

这与骨折创伤有关。

（二）潜在出血加重

这与鼻部外伤有关。

（三）潜在并发症

感染、失血性休克、脑脊液鼻漏、颅内感染等。

（四）舒适度改变

这与鼻骨复位术后，鼻腔填塞致张口呼吸、口腔黏膜干燥等有关。

（五）自我形象紊乱

这与骨折引起鼻面部畸形有关。

（六）知识缺乏

患儿及家属缺乏鼻骨骨折术后相关的自我护理知识。

四、护理目标

（1）患儿疼痛减轻或消失。

（2）患儿出血无加重，未发生失血性休克。

（3）患儿创面愈合好，无感染发生。

（4）患儿不舒适感降到最低，鼻腔通气改善，口腔黏膜湿润。

（5）患儿接受外伤后面部畸形改变。

（6）患儿知晓鼻骨复位术后的自我护理知识。

五、护理措施

（一）心理护理

外伤后致鼻骨骨折的患儿，情绪紧张，易产生恐惧感，入院后护士应及时给予心理护理，烦躁患儿，使之镇静，缓解患儿的不良情绪；与患儿家属沟通，鼓励家属给予患儿情感支持；向患儿及家属解释鼻骨骨折复位手术的重要性、手术方式及相关注意事项；

说明术中、术后可能出现的问题及如何配合；卧床休息，减少活动，防止感冒。

（二）专科护理

1. 术前护理

（1）饮食护理：禁食辛辣、刺激性食物，注意保暖，避免感冒。

（2）病情观察：观察患儿生命体征、神志、意识；观察口中分泌物的颜色、性质及量；观察患儿鼻腔出血情况，准确记录出血量。如患儿有大量鼻出血，应立即准备急救物品和药品，如心电监护仪、负压吸引器、床头灯、气管切开包、止血纱条或止血海绵等，配合医生进行止血和抢救；鼻腔流出的血性液体，痕迹的中心呈红色而周边清亮，或鼻腔流出无色液体，干燥后不结痂，为脑脊液鼻漏的表现，应按急性并发症进行护理；患儿眼眶有发绀、淤血、眼球活动度差、有视力改变的，按急性并发症进行护理。

2. 术后护理

（1）饮食护理：手术后当日进食温冷的流质饮食，次日给予冷的半流质饮食，术后第2、3天为温冷的软食，3日后逐渐过渡到正常饮食；饮食宜清淡、易消化，少食多餐，忌过烫、坚硬、辛辣、刺激性食物；面部损伤严重、张口或吞咽困难的患儿，按医嘱安置保留胃管，按鼻饲饮食护理。

（2）病情观察：严密监测生命体征；密切观察患儿鼻腔分泌物的性质、颜色及量；观察口中分泌物的性质、颜色及量，如口中吐出大量鲜血，应及时通知医生处理；观察神志、意识改变，出现剧烈头痛、喷射性呕吐、颈项强直时，应警惕颅内并发症的发生；观察眶内有无渗血、眼球活动情况、有无视物不清及复视，有明显视力下降的患儿，注意卧床休息，防止跌伤。

（3）疼痛护理：观察疼痛的部位、范围、性质，向患儿解释疼痛的原因；给予鼻额部冷敷，避免鼻部受外力、物品碰撞；给予半卧位休息，利于呼吸、减轻局部充血肿胀；评估疼痛及不舒适的程度，按医嘱使用止痛药物。

（4）伤口护理：保持鼻面部清洁，及时拭净鼻腔流出的分泌物；眶内有渗血者，应用0.9%氯化钠溶液纱布或消毒湿巾纸轻轻拭净，勿用一般卫生纸擦洗，以免引起局部感染；眼睑肿胀明显致睁眼困难者，可行眼部冰袋冷敷；鼻面部有伤口的患儿，避免污染伤口，及时清除血痂，消毒后，局部涂红霉素软膏保护；按医嘱给予红外线灯局部照射，以促进炎症吸收，减轻肿胀。

（三）健康指导

（1）出院后饮食：进食清淡、温凉的软食，忌食坚硬食物，避免因咀嚼引起疼痛，多饮水、多食水果及粗纤维食物，保持排便通畅。

（2）休息与活动：1个月内避免重体力劳动或体育运动；防止鼻面部受外力碰撞，洗脸时动作轻柔，勿触及鼻部，选择宽松开口上衣，避免穿脱套头衫碰撞鼻面部。

（3）勿用力擤鼻、挖鼻，避免剧烈咳嗽、打喷嚏；注意安全，避免再次外伤，防止感冒。

（4）按医嘱继续用药，正确滴鼻。

（5）明确复诊时间，以便观察骨折复位效果；鼻面部畸形明显的患儿，可行下一步的整形美容治疗。

六、护理评价

(1)通过治疗和护理计划的实施，患儿疼痛减轻或消失。

(2)患儿出血无加重，未发生失血性休克。

(3)患儿创面愈合好，无感染发生。

(4)患儿鼻腔通气改善，口腔黏膜湿润。

(5)患儿及家属接受外伤后面部畸形改变。

(6)患儿知晓鼻骨复位术后的自我护理知识。

（房玉辉）

第九节　鼻息肉

鼻息肉是鼻腔和鼻窦黏膜的常见慢性疾病，以极度水肿的鼻黏膜在中鼻道形成单发或多发息肉为临床特征。

一、临床表现

(一)鼻塞

鼻塞多为双侧发病，单侧者较少，患儿常表现为双侧鼻塞并逐渐加重为持续性，重者说话呈闭塞性鼻音，睡眠时打鼾。

(二)鼻溢液

鼻腔流黏液样或脓性涕，间或为清涕，可伴喷嚏。

(三)嗅觉功能障碍

患儿多有嗅觉减退或丧失。

(四)耳部症状

鼻息肉或分泌物阻塞咽鼓管口，可引起耳鸣和听力减退。

(五)继发性鼻窦症状

鼻息肉可继发鼻窦炎，患儿出现鼻背、额部及面颊部胀痛不适。

鼻内镜检查可见鼻腔内有一个(单发型)或多个(多发型)表面光滑、灰白色、淡黄或淡红色的如荔枝肉状半透明肿物，触之柔软，不痛，不易出血。巨大或复发的鼻息肉可致鼻背变宽，形成“蛙鼻”。鼻腔内可见到稀薄浆液性或黏稠、脓性分泌物。

二、护理评估

(一)健康史

护士应评估患儿有无慢性鼻炎、鼻窦炎病史，有无支气管哮喘病史，有无家族遗传史。

(二)身体状况

患儿持续性鼻塞、嗅觉减退、闭塞性鼻音、睡眠时打鼾等症状均可出现，其程度视息肉大小和部位而异。鼻息肉阻塞鼻窦引流，可引起鼻窦炎，此时鼻分泌物较多，且常有头痛。后鼻孔息肉可致患儿呼气时有鼻阻塞感。若阻塞咽鼓管咽口，可引起耳鸣和听力减退。

(三)心理－社会评估

因鼻塞、鼻息肉反复发作，影响正常的学习、生活，患儿易产生焦虑心理。护士应多关心患儿，并注意评估患儿的心理状态，以了解其对疾病的认知和期望。

三、护理诊断

（一）舒适度改变

这与鼻塞、头痛、术后鼻腔纱条填塞有关。

（二）感知障碍

这与嗅觉减退或丧失、咽鼓管阻塞引起耳鸣和听力下降有关。

（三）潜在并发症

感染、出血。

（四）焦虑

这与担心疾病预后和害怕手术有关。

（五）知识缺乏

患儿及家属缺乏疾病相关治疗、自我保健的护理知识。

四、护理目标

（1）患儿自述不舒适感减轻或能耐受。

（2）患儿感知障碍减轻或消失。

（3）患儿无明显不良情绪，积极配合治疗及护理。

（4）患儿无术后出血、感染等并发症发生。

（5）患儿及家属掌握与疾病有关的自我护理及预防保健知识。

五、护理措施

（一）心理护理

护士应了解患儿对疾病的认知程度，理解患儿的不适感受，给予心理支持；了解患儿鼻息肉前期手术史及术后复发史，对于复发性鼻息肉的患儿，更应做好心理疏导；与患儿家属多沟通，鼓励家属给予患儿情感支持；讲解该疾病存在的普遍性，以手术为主综合治疗的良好效果，减轻或消除患儿的焦虑情绪，使患儿充分配合治疗及护理。

（二）专科护理

1. 术前护理

（1）饮食护理：禁食辛辣、刺激性食物，注意保暖，避免感冒。术前禁食 6 小时，禁饮 4 小时。

（2）病情观察：观察患儿鼻息肉大小、鼻腔阻塞情况，经鼻呼吸困难者可张口呼吸，必要时吸氧；息肉过大，鼻腔完全阻塞的患儿，给予半卧位休息、减少活动、经口腔内吸氧；注意有无咽部急性炎症症状，防止感冒；张口呼吸的患儿，注意多饮水，口唇干裂时要涂液状石蜡或唇膏保护；有耳鸣和听力减退的患儿应选择适当的交流方式，并保持环境安静，减少噪声；了解患儿有无哮喘病史，哮喘发作及时给予相应的护理措施。

2. 术后护理

（1）饮食护理：术后当日进温凉流质或半流质饮食，第 2 日可进普食，选择高蛋白质、高维生素饮食，少食辛辣、刺激性饮食。鼓励患儿多饮水，少食多餐，保持口腔清洁，餐前、餐后给予漱口液漱口。

（2）病情观察：观察鼻腔出血、渗血情况，嘱患儿应让鼻腔分泌物充分流出，不可堵塞鼻孔，尽量避免咳嗽、打喷嚏、擤鼻；术后取半卧位，以利于鼻腔分泌物的引流，减轻头痛、面部充血。

（3）体位护理：患儿全麻未清醒前取去枕平卧位、头偏向一侧，清醒后逐步抬高头部，4～6小时后取半卧位；持续低流量吸氧；持续心电监护，严密监测生命体征变化；次日根据病情下床活动，下床时动作应缓慢，以免发生直立性低血压，有头晕的患儿，应避免下床活动；给予半卧位，有利于减轻鼻额部胀痛，促进分泌物流出；做好基础护理，及时更换被血液、分泌物污染的被服；保持病室清洁、安静、舒适，有利于患儿术后休息。

（4）疼痛护理：评估疼痛的性质、程度及患儿对疼痛的耐受能力；向患儿解释鼻额部胀痛的原因，可能持续的时间，协同家属鼓励患儿，增强对疼痛的耐受力；给予鼻额部冷敷；保持半卧位，减轻鼻额部充血、肿胀，减轻局部疼痛；防止鼻面部受外力作用加重疼痛；必要时，按医嘱使用镇静止痛药物或安置镇痛泵止痛。

（5）局部护理：告知患儿鼻部肿胀、头部胀痛、溢泪等症状在撤出填塞物后可缓解，手术后24～48小时撤出填塞物后行鼻腔冲洗。

（6）出血护理：观察口腔、鼻腔内分泌物及填塞物的情况，发现出血不止，及时报告医生。

（三）健康指导

1. 卫生指导

避免上呼吸道感染；避免挤压碰撞鼻部，改正挖鼻、擤鼻等不良习惯。

2. 运动指导

加强锻炼，增强机体抵抗力，防止感冒，术后2个月内禁止游泳。

3. 用药指导

嘱患儿正确冲洗鼻腔和鼻腔用药。

4. 就诊指导

术后定期随访，并遵医嘱接受综合治疗，以防鼻息肉复发。

六、护理评价

（1）患儿自述不舒适感减轻或能耐受。

（2）患儿感知障碍减轻或消失。

（3）患儿及家属无明显不良情绪，能积极配合治疗及护理。

（4）患儿术后伤口无出血及感染等并发症的发生。

（5）患儿及家属掌握疾病相关的自我护理及预防保健知识。

（房玉辉）

第十节　鼻中隔血肿和脓肿

鼻中隔血肿是指鼻中隔软骨膜下或骨膜下积血，多为双侧性。鼻中隔脓肿是指鼻中隔软骨膜下或骨膜下积脓，后者多由前者继发感染而致。

一、临床表现

（一）鼻中隔血肿

患儿多有双侧鼻塞、额部头痛和鼻梁压迫感，无明显全身症状。检查见鼻中隔两侧呈对称性半圆形隆起，黏膜色泽暗红或正常，触之柔软，隆起部位对血管收缩剂无反应，穿刺可抽出血液。

（二）鼻中隔脓肿

患儿除有双侧鼻塞、额部头痛和鼻梁压迫感外，尚有明显全身和局部急性炎症表现，如寒战、发热、周身不适、鼻梁和鼻尖红、肿、热、痛。检查见鼻中隔对称性膨隆，黏膜色泽暗红，触之柔软且有波动，触痛明显，隆起对血管收缩剂无反应，穿刺可抽出脓液。

二、护理评估

（一）健康史

护士应评估患儿有无鼻外伤或是否行鼻中隔矫正手术和鼻中隔黏膜下切除术，评估患儿是否患急性鼻窦炎、流感、猩红热和伤寒等疾病。

（二）身体状况

1. 鼻部症状

（1）单纯鼻中隔血肿，患儿有单侧或双侧持续性鼻塞，逐渐加重，前额部疼痛、鼻梁压迫感伴鼻梁和鼻尖红、肿、热、痛。鼻黏膜破裂时，有血性分泌物流出。鼻镜检查发现鼻中隔单侧或双侧呈半圆形隆起，触之柔软，穿刺回抽有血，黏膜色泽正常。

（2）脓肿形成者，患儿除鼻塞外，有畏寒、发热等全身不适；如黏膜破裂，则有脓液流出。检查有外鼻红肿、鼻梁及鼻尖部压痛。鼻中隔两侧对称性膨隆，色暗红，触之柔软且有波动感，穿刺可抽吸出脓性分泌物。

2. 全身症状

患儿有全身急性炎症表现，如寒战、发热、周身不适。

（三）心理－社会评估

外伤引起者可影响患儿鼻部的外形，同时患儿伴局部及全身不适，易产生焦虑心理。护士应注意评估患儿的心理状态，以了解其对疾病的认知和期望。

三、护理诊断

（一）舒适度改变

这与局部肿胀、鼻塞、张口呼吸有关。

（二）急性疼痛

这与局部肿胀、炎症反应有关。

（三）体温过高

这与炎性反应、脓肿形成有关。

（四）知识缺乏

患儿及家属缺乏相关疾病的自我护理知识。

四、护理目标

（1）患儿疼痛和不适感减轻，或可以耐受。

（2）患儿疼痛减轻或消失。

（3）患儿炎症消除，体温降至正常。

（4）患儿及家属掌握与疾病有关的自我保健知识。

五、护理措施

（一）心理护理

（1）护士应理解患儿的不适感受，安慰鼓励患儿，给予心理支持。

（2）护士应讲解疾病的治疗方法、治疗过程、治疗效果，以减轻患儿的焦虑情绪。

（二）专科护理

治疗原则为局部穿刺或切开引流、全身应用抗生素。

1. 治疗方式

（1）鼻中隔血肿较小者穿刺抽出血液；较大者则须在表面麻醉下，于血肿最低处做“L”形切口，清除淤血或血块。穿刺或切开引流后，用鼻腔填塞材料（凡士林纱条、碘仿纱条或膨胀海绵等材料）填塞双侧鼻腔、压迫鼻中隔，并全身应用抗生素预防感染。

（2）鼻中隔脓肿明确诊断后，需立即行切开引流，如有坏死软骨应予清除，放置引流，每天冲洗脓腔，不填塞鼻腔。全身用抗生素控制感染。鼻中隔软骨坏死过多，遗留鼻小柱塌陷或鞍鼻者，可二期行鼻整形手术。

2. 对症护理

（1）发热患儿应监测体温的变化，及时进行降温处理，观察患儿的神志、意识，避免出现高热惊厥。

（2）如局部处理后体温不降反升，应警惕并发症的发生。

（3）疼痛的患儿需观察疼痛的部位、性质、程度，根据情况给予镇痛处理。

（三）健康指导

（1）养成良好的生活习惯，加强体能锻炼，增强抵抗力。

（2）发生血肿或脓肿时，切忌用手挖鼻，勿自行用利器穿破血肿或脓肿，以免引起感染扩散。

（3）注意个人卫生，保持鼻部清洁，不自行拔鼻毛。

（4）养成良好的饮食习惯，增强营养，进食温凉、易消化的食物。

六、护理评价

（1）患儿疼痛和不适感减轻，或可以耐受。

（2）患儿体温降至正常。

（3）患儿及家属掌握与疾病有关的自我保健知识。

（房玉辉）

第六章　小儿咽部疾病的护理

第一节　急性咽炎

急性咽炎是咽黏膜、黏膜下组织的急性炎症，多累及咽部淋巴组织，可单独发生，亦常继发于急性鼻炎或急性扁桃体炎。本病常见于秋、冬季及冬、春季之交时。

一、临床表现

（一）症状

急性咽炎一般起病多较急，先有咽部干燥、灼热、粗糙感，继有明显咽痛，吞咽时尤重，咽侧索受累时，疼痛可放射至耳部。全身症状一般较轻，但因年龄、免疫力以及病毒、细菌毒力不同而程度不一，可有发热、头痛、食欲减退和四肢酸痛等。

（二）体征

口咽部黏膜呈急性弥漫性充血、肿胀。咽侧索及咽后壁淋巴滤泡隆起，表面可见黄白色点状渗出物，腭垂及软腭水肿。颌下淋巴结增大、压痛，鼻咽、咽喉部也可呈急性充血表现，严重时可伴会厌水肿。

（三）并发症

急性咽炎可引起中耳炎、鼻窦炎及呼吸道的急性炎症。急性脓毒性咽炎可能并发急性肾炎、风湿热及败血症等。

二、护理评估

（一）健康史

护士应询问患儿发病前有无受凉、劳累以及感冒、发热等情况；有无物理、化学因素的长期刺激；是否有与上呼吸道感染者接触史，有无咽部邻近组织器官的病灶及其他慢性病史。

（二）身体状况

护士应评估患儿有无发热、头痛、食欲下降、乏力等；评估患儿咽痛的程度，有无中耳炎、鼻窦炎及其他呼吸道急性炎症的发生。

（三）心理－社会评估

患儿家属可能对该病危害性认识不足，未及时就医或治疗不彻底。因此，要注意评估家属对疾病的认知程度以及患儿的生活环境，并做好疾病预防及自我保健知识的健康宣教。

三、护理诊断

（一）疼痛

这与咽痛、四肢酸痛、咽部干燥、咽部灼热等有关。

（二）体温过高

这与咽部急性炎症有关。

（三）潜在并发症

扁桃体周围脓肿、急性会厌炎、风湿热、急性肾炎等。

（四）知识缺乏

患儿及家属缺乏预防疾病传播的知识和自我保健知识。

四、预期目标

（1）患儿咽痛减轻或消失。

（2）患儿体温恢复正常。

（3）患儿住院期间无并发症发生。

（4）患儿及家属了解疾病和掌握疾病的预防保健知识。

五、护理措施

（一）心理护理

建立良好的护患关系，加强与患儿的沟通，护士应给予患儿心理疏导与安慰，向患儿及家属介绍疾病的相关知识，积极鼓励其参与治疗和护理计划中，减轻焦虑情绪和心理负担。

（二）专科护理

1. 一般护理

感染较重、全身症状较明显者，应卧床休息，鼓励患儿多饮水，饮食以清淡易消化为主，并注意补充维生素。避免进食辛辣、刺激性食物，加重喉咙的不适。

2. 口腔护理

保持口腔清洁，遵医嘱给予含漱剂漱口、超声雾化吸入以及口含片含服，以利于局部清洁、消炎。

3. 用药护理

遵医嘱给予抗病毒药、抗生素、解热镇痛类药物等，观察药物疗效及可能出现的不良反应。观察患儿体温的变化以及局部疼痛、红肿情况，注意有无关节疼痛、水肿、蛋白尿等症状出现。体温升高时可给予物理或药物降温。

4. 病情观察

观察患儿的呼吸情况，必要时给予吸氧。对合并会厌炎伴呼吸困难者，应做好气管切开的准备，以免发生窒息。

（三）健康指导

（1）指导患儿正确的含漱方法，即含漱时头后仰、张口发“啊”音，使含漱液能清洁咽后壁，但注意不要将药液吞入。

（2）鼓励患儿积极锻炼身体，增强体质。注意生活规律，避免进食辛辣、刺激性食物，保持大便通畅。

（3）保持空气新鲜与流通，避免咽部受刺激，远离有害环境，预防上呼吸道感染。

（4）发病期间，注意适当隔离，戴口罩，勤洗手，防止传播给他人。

六、护理评价

（1）患儿咽痛消失。

（2）患儿体温降至正常。

（3）患儿住院期间无并发症发生。

（4）患儿及家属能掌握急性咽炎的传播知识及自我预防保健知识。

（房玉辉）

第二节　疱疹性咽峡炎

疱疹性咽峡炎是一种特殊类型的上呼吸道感染疾病，病原体为柯萨奇 A 组病毒，好发于夏秋季。

一、临床表现

疱疹性咽峡炎病程为 1 周左右，起病急骤，可有高热、咽痛、烦躁不安、流涎、厌食、呕吐、全身不适和惊厥等症状。此病如单独发生，常全身无症状，婴幼儿常表现为进食时哭闹、不愿进食。

二、护理评估

（一）健康史

护士应询问患儿近期有无受凉或与疱疹性咽峡炎患者的接触史；评估患儿平时的体质、营养状况及既往病史；评估出疹的时间与疱疹的性状，发热与疱疹的关系。

（二）身体状况

患儿咽部充血，在咽腭弓、软腭、腭垂的黏膜上可见数个至数十个 2～4 mm 大小灰白色的疱疹，周围有红晕，1～2 日后破溃形成小溃疡，表面覆有淡黄色或白色假膜。疱疹也可发生于口腔的其他部位。可有颌下淋巴结肿大，伴有压痛。

（三）心理 – 社会评估

护士应评估患儿及其家属的心理状况、对疾病的应对方式；了解家属对疾病的认识程度、防治态度，并做好疾病的健康宣教工作。

三、护理诊断

（一）口咽部黏膜改变

这与咽峡部感染有关。

（二）疼痛

这与口腔黏膜糜烂、溃疡有关。

（三）体温过高

这与炎症有关。

（四）知识缺乏

患儿及家属缺乏疾病相关护理及预防的知识。

四、预期目标

（1）患儿口周疱疹基本隐退或消失。

（2）患儿疼痛减轻。

（3）患儿体温正常。

（4）患儿及家属了解疾病的预防知识和护理技巧。

五、护理措施

（一）心理护理

护士应向患儿家属讲解疾病的自限性和治疗的目的，并指导家属做好患儿的生活护理，告知此病虽然发病急，传染性强，但预后一般良好，减轻患儿及家属的焦虑、恐惧情绪，增强战胜疾病的信心。

（二）专科护理

1. 饮食护理

加强患儿饮食指导，护士应指导患儿进食清淡、易消化的流质或半流质饮食，少食多餐，多喝水，多吃新鲜蔬菜、水果，摄入足够营养，避免过热、过冷、刺激性食物，减少因对口腔黏膜的刺激而引起的口腔溃疡部位疼痛。对于体温过高、吞咽不适、拒食的患儿，给予静脉营养。

2. 消毒隔离

注意休息，减少活动。指导患儿及家属注意个人卫生，勤洗手，提高手卫生的依从性，尤其在饭前便后，使用肥皂水或洗手液用流动水洗手。保持病室内空气清新，通风良好。做好呼吸道隔离，病室与其他患儿分室居住，避免交叉感染，每天用 2000 mg/L 含氯消毒剂擦拭物表及拖地 2 次。

3. 高热的护理

密切监测患儿体温变化，高热者可遵医嘱口服对乙酰氨基酚或布洛芬，也可用物理降温，如冰敷或温水擦浴，鼓励患儿多饮水等。发生高热惊厥的患儿可给予镇静、止惊等处理。

4. 口腔护理

因口腔黏膜及舌面出现疱疹和溃疡，患儿吞咽困难，会影响患儿进食。故应做好口腔护理，保持口腔清洁，婴幼儿进食后喂少量温开水以清洁口腔，年长儿餐后漱口，随时观察口腔黏膜的情况，咽痛的患儿予以含服咽喉片，以减轻局部疼痛，促进溃疡愈合。

（三）健康指导

（1）注意居室通风，注意卫生，尤其手的卫生，强调勤洗手的重要性。

（2）加强体格锻炼以增强抵抗力；提倡母乳喂养；防治佝偻病及营养不良；避免去人多拥挤的公共场所。

（3）疱疹性咽峡炎及手足口病患儿，须隔离 2 周，避免交叉感染。

（4）注意观察病情变化，避免复发。

六、护理评价

（1）患儿口周疱疹消失。

（2）患儿体温降至正常。

（3）患儿疼痛缓解。

（4）患儿及家属基本掌握疱疹性咽峡炎的预防知识和护理技巧。

（房玉辉）

第三节　急性扁桃体炎

急性扁桃体炎为腭扁桃体的急性非特异性炎症，常伴有不同程度的咽黏膜和淋巴组织炎症，是一种很常见的咽部疾病，多发生于儿童及青年，在春秋两季气温变化时最易发病。中医称扁桃体为“乳蛾”，称急性扁桃体炎为“烂乳蛾”“喉蛾风”。

一、临床表现

临床上将急性扁桃体炎分成两类：急性卡他性扁桃体炎和急性化脓性扁桃体炎。其中，后者包括滤泡性扁桃体炎和隐窝性扁桃体炎。

（一）急性卡他性扁桃体炎

1. 症状

急性卡他性扁桃体炎多为病毒感染所致，病变较轻。炎症局限于扁桃体黏膜表面，扁桃体隐窝与实质多无明显炎症变化。患儿可有低热、头痛、食欲缺乏、乏力等全身症状，局部症状主要为咽痛和吞咽痛。

2. 体征

扁桃体充血、肿胀，表面无脓性分泌物。

3. 并发症

较少。

（二）急性化脓性扁桃体炎

1. 症状

急性化脓性扁桃体炎起病急，可有畏寒、高热、乏力、全身不适、便秘等，咽痛剧烈，可放射至耳部，伴有吞咽困难。患儿因高热可出现抽搐、惊厥及昏睡等。

2. 体征

扁桃体充血、肿大，腭舌弓、腭咽弓充血明显。急性化脓性扁桃体炎可分为急性滤泡性扁桃体炎和急性隐窝性扁桃体炎两种。急性滤泡性扁桃体炎主要表现为扁桃体实质淋巴滤泡充血、肿胀、化脓，扁桃体形成黄白色小隆起；急性隐窝性扁桃体炎表现为隐窝口有黄白色脓点，重者可出现多发性小脓肿，有时渗出物可融合成膜状，不超出扁桃体范围，易于拭去而不遗留出血创面。下颌角淋巴结常增大。

3. 并发症

炎症可直接波及邻近组织，引起扁桃体周围脓肿，也可引起急性中耳炎、急性颈淋巴结炎及咽旁脓肿等局部并发症。也可并发与溶血性链球菌Ⅲ型变态反应有关的风湿热、急性肾炎、急性心肌炎、急性关节炎等。

二、护理评估

（一）健康史

护士应了解患儿的既往病史，询问患儿发病前是否有上呼吸道感染史；是否有受凉、潮湿、劳累等诱发因素的存在；评估患儿的咽痛程度、时间及是否有高热、头痛等全身症状。

（二）身体状况

1. 全身症状

全身症状多见于急性化脓性扁桃体炎。其起病急，可有畏寒、高热、头痛、食欲不振、乏力、全身不适、便秘等。小儿可因高热而引起抽搐、呕吐及昏睡。

2. 局部症状

局部症状以剧烈咽痛为主，常放射至耳部，伴有吞咽困难。下颌下淋巴结肿大，有时感到转头不便。葡萄球菌感染的患儿，扁桃体肿大较显著，幼儿还可引起呼吸困难。

（三）心理－社会评估

急性扁桃体炎起病急骤，症状明显，容易引起重视，大部分能得到及时治疗。护士应注意评估患儿的年龄、饮食习惯、生活环境以及家属对疾病的认知程度。

三、护理诊断

（一）舒适度改变

这与咽痛等有关。

（二）体温过高

这与扁桃体急性炎症反应有关。

（三）潜在并发症

扁桃体周围脓肿、急性中耳炎、急性会厌炎、急性肾病、咽旁脓肿等。

四、预期目标

（1）患儿体温降至正常。

（2）患儿咽痛等局部症状及全身症状消失。

（3）护士应及早发现并发症，并及时处理。

五、护理措施

（一）心理护理

护士应向患儿及家属解释病情，减轻其烦躁、焦虑情绪，促进疾病康复。

（二）专科护理

1. 一般护理

患儿应与其他患儿适当隔离，室内应光线充足，空气流通，保持适宜的温湿度。卧床休息，进流质饮食及多饮水，加强营养及保持大便畅通。

2. 发热护理

急性扁桃体炎最容易引起患儿发热，故因密切监测患儿体温变化，遵医嘱使用抗生素。高热患儿可给予物理降温或口服布洛芬混悬剂，同时保证充足的睡眠，减少机体热量的消耗，促进疾病的恢复。

3. 口腔护理

护士应指导患儿在进食后漱口，防止口腔细菌滋生。常用复方硼砂溶液、复方氯己定含漱液、1：5000 呋喃西林液漱口，或其他有抗菌作用的含漱液。咽痛较剧烈时，可口服解热镇痛药。

4. 病情观察

护士应注意观察病情变化，如患儿发热 3～4 天后，体温不降反而再次升高，伴单侧咽痛加剧、吞咽困难、张口受限，提示可能并发扁桃体周围脓肿；如出现鼻塞、流涕、头痛，提示并发急性鼻窦炎；如出现耳痛、耳闷、听力下降，提示并发急性中耳炎；如出现心慌、胸闷、血尿等，提示并发风湿性心脏病、风湿性肾炎等全身并发症，应立即报告医生并协助处理。

（房玉辉）

第四节　慢性扁桃体炎

慢性扁桃体炎多由急性扁桃体炎反复发作或因扁桃体隐窝引流不畅，窝内细菌、病毒滋生感染而演变为慢性炎症。

一、临床表现

（一）症状

少数患儿平时自觉症状少或无，多数患儿有以下一项或多项症状：

1. 急性扁桃体炎反复发作史

每年少则 1 次，多则 10 余次，间歇期咽内可有发干、发痒、异物感、刺激性咳嗽等轻微症状。

2. 口臭

扁桃体隐窝内潴留干酪样腐败物或有大量厌氧菌感染，常出现口臭。

3. 呼吸、吞咽或言语共鸣障碍

患儿扁桃体过度肥大时，可出现睡眠时打鼾、呼吸不畅、吞咽或言语共鸣障碍等。

4. 全身中毒症状

当隐窝内脓栓被咽下时，可刺激胃肠道，或隐窝内细菌、毒素等被机体吸收导致全身反应，可出现消化不良、头痛、乏力、低热等症状。

（二）体征

1. 扁桃体外观变化

扁桃体和舌腭弓呈慢性充血，黏膜呈暗红色，隐窝口可见黄白色干酪样点状物溢出。

2. 舌腭弓与咽腭弓变化

舌腭弓与咽腭弓呈带状充血，边缘水肿、肥厚、粘连。

3. 下颌角淋巴结

触诊常可摸到一侧或双侧肿大的下颌角淋巴结，单个易推动，一般无压痛。如有压痛，则提示扁桃体有活动性炎症。

二、护理评估

（一）健康史

护士应评估患儿发病前有无急性扁桃体炎、上呼吸道炎症反复发作史，以及风湿热、急性肾炎等全身疾病。

（二）身体状况

1. 症状

患儿多有急性扁桃体炎反复发作史或扁桃体周围脓肿病史，发作时咽痛明显，间歇期有轻微症状，表现为发干、发痒、异物感、刺激性咳嗽等。当扁桃体隐窝内潴留干酪样腐败物或有大量厌氧菌感染时，常出现口臭。患儿扁桃体过度肥大时，可出现睡眠时打鼾、呼吸不畅、吞咽或言语共鸣障碍等。当隐窝内脓栓被咽下时，可刺激胃肠道，或隐窝内细菌、毒素等被机体吸收导致全身反应，可出现消化不良、头痛、乏力、低热等症状。

2. 体征

扁桃体和舌腭弓呈慢性充血，黏膜呈暗红色，隐窝口可见黄白色干酪样点状物溢出。舌腭弓与咽腭弓呈带状充血，边缘水肿、肥厚、粘连。触诊常可摸到肿大的下颌角淋巴结。

（三）心理 – 社会评估

慢性扁桃体炎平时无明显症状，家属多不予重视。疾病反复发作，有并发症发生或准备做手术时，患儿及家属往往表现出紧张或恐惧等心理。因此，护士应评估患儿及家属对疾病的认知程度及情绪状况，了解患儿的饮食习惯、生活环境，有无理化因素的长期刺激等。

三、护理诊断

（一）急性疼痛

这与慢性扁桃体炎急性发作或手术引起的机械损伤有关。

（二）焦虑

这与慢性扁桃体炎反复发作或担心并发症或手术等有关。

（三）知识缺乏

患儿及家属缺乏相关治疗的保健知识。

（四）潜在并发症

出血、风湿热、急性肾炎等。

四、护理目标

（1）患儿疼痛消失。

（2）患儿焦虑减轻或消失。

（3）患儿了解疾病相关知识。

（4）护士应及早发现各种并发症，并及时处理。

五、护理措施

（一）心理护理

护士应向患儿及家属解释手术的目的及注意事项，以减轻患儿及家属的紧张心理，争取配合。主动关心患儿，听取患儿主诉，为患儿创建舒适的休息环境，减轻患儿及家属的焦虑。

（二）专科护理

1. 术前护理

（1）术前检查：协助医生进行术前检查，注意有无手术禁忌证，如急性炎症、造血系统疾病及凝血机制障碍、严重的全身性疾病、月经期及月经前期、免疫球蛋白缺乏或自身免疫性疾病等，这些情况均不宜手术。

（2）口腔护理：术前 3 天开始给予漱口液含漱，每日 4～6 次。如有病灶感染，术前遵医嘱应用抗生素治疗 3 天。

（3）术前准备：注意保暖，预防感冒。术前禁饮禁食 6～8 小时。

2. 术后护理

（1）防止出血：嘱患儿卧床休息，全麻未清醒者取侧俯卧位，头偏向一侧。全麻清醒后及局麻患儿取半卧位；手术当日尽量少说话，避免咳嗽，轻轻吐出口中分泌物，不要咽下；密切观察生命体征、神志、面色及口中分泌物的色、质、量，注意全麻未清醒者有无频繁吞咽动作，如有活动性出血应立即通知医生并协助止血；勿食辛辣、生硬和过热的食物，漱口时冲洗力度不宜过大，以免损伤创面引起出血。

（2）减轻疼痛：解释创面疼痛为术后正常现象，指导患儿听音乐、看电视等分散注意力以减轻疼痛，也可行颈部冰敷，必要时遵医嘱给予镇痛剂。

（3）预防感染：术后次日开始漱口，注意保持口腔清洁。向患儿解释术后次日创面会形成一层具有保护作用的白膜，勿用力擦拭，以免出血和感染。遵医嘱应用抗生素。

（4）鼓励进食：如无出血，局麻术后2小时、全麻术后4小时可进食冷流质饮食，次日改为半流质饮食，3天后可进食软食，2周内忌食硬食及粗糙食物。患儿因创面疼痛常进食较少，应加强宣教，鼓励进食。

（三）健康指导

（1）注意休息和适当锻炼，劳逸结合，生活规律，增强体质和抗病能力。

（2）进食前后漱口，以保持口腔清洁。

（3）扁桃体切除术后2周内避免进食硬、粗糙和刺激性的食物，并告知患儿如有白膜从口中脱出属于正常现象，不必惊慌。

六、护理评价

（1）患儿扁桃体炎症解除，手术伤口愈合良好，疼痛消失。

（2）患儿能有效地应对压力，情绪稳定。

（3）患儿及家属掌握慢性扁桃体炎的相关知识。

（4）患儿无出血、风湿热、急性肾炎等并发症发生。

（房玉辉）

第五节　扁桃体周脓肿

扁桃体周脓肿指发生在扁桃体周围间隙内的化脓性炎症。起初为蜂窝织炎（称为扁桃体周炎），继之形成脓肿，多见于青年、中年。中医称为“喉痈”。

一、临床表现

（一）症状

扁桃体周脓肿的患儿初起症状如急性扁桃体炎，3～4天后，发热仍持续或加重，一侧咽痛加剧，吞咽时尤甚，疼痛常向同侧耳部或牙齿放射。再经2～3天后，疼痛更剧，吞咽困难，唾液在口内潴留，甚至外溢。患儿可出现全身乏力、食欲缺乏、肌肉酸痛、便秘等症状。

（二）体征

患儿呈急性病容，表情痛苦；头偏向患侧，颈项呈假性强直；口微张，吞咽困难，唾液沿口角外溢，饮水自鼻腔反流，炎症波及翼内肌时可出现张口困难。同侧下颌角淋巴结肿大。早期检查可见一侧腭舌弓显著充血。脓肿形成时则局部隆起明显，甚至张口困难。前上型者，患侧腭舌弓及软腭红肿突出，腭垂水肿，偏向对侧，腭舌弓上方隆起，扁桃体被遮盖且被推向内下方。后上型者，咽腭弓红肿，呈圆柱状，扁桃体被推向前下方。

二、护理评估

（一）健康史

护士应询问患儿发病前是否有急性扁桃体炎或慢性扁桃体炎急性发作的病史等。了解患儿是否有咽部异物及外伤史，有无糖尿病等影响机体免疫力的疾病。

（二）身体状况

扁桃体周脓肿是继发于急性扁桃体炎或慢性扁桃体炎急性发作，在扁桃体急性发炎3～4天后，发热持续不退或加重，体温上升达39 ℃以上，咽痛加剧、吞咽时加重，常限于患侧，可放射至耳部及颈部。其主要特点为吞咽疼痛、吞咽困难、唾液外溢，张口困难、言语不清等改变。

（三）心理－社会评估

患儿常因咽痛、吞咽困难及需行脓肿切开术而感到紧张、恐惧。护士应评估患儿及家属的心理、情绪状况，对疾病的认知程度及文化层次等。

三、护理诊断

（一）急性疼痛

这与扁桃体周脓肿压迫及炎症刺激有关。

（二）体温过高

这与炎性反应引起的全身反应有关。

（三）焦虑

这与疼痛、吞咽困难、对手术的担心等因素有关。

（四）有误吸的危险

这与脓肿自行溃破或切开时大量脓液未及时吸出有关。

（五）潜在并发症

咽旁脓肿、急性喉炎、喉水肿等。

四、护理目标

（1）解除患儿疼痛。

（2）患儿体温恢复正常。

（3）减轻或消除患儿焦虑。

（4）患儿未发生误吸。

五、护理措施

（一）心理护理

患儿因咽痛、吞咽困难及需行脓肿切开术而感到紧张、恐惧。因此，护士应主动介绍疾病的相关知识，做好心理护理，注意倾听患儿主诉，向患儿及家属说明切开引流的目的和方法，以取得患儿的配合。

（二）专科护理

1. 术前护理

（1）脓肿形成前按急性扁桃体炎治疗，给予足量抗生素及适量糖皮质激素控制炎症。

（2）保持呼吸道通畅：密切观察患儿呼吸情况，尤其是后上型脓肿，可阻塞上呼吸道导致呼吸困难。熟睡中脓肿有可能溃破，应加强夜间巡视。用压舌板检查时，动作应轻柔，以防止脓肿破裂。脓肿破裂脓液流入呼吸道时，应尽快用吸引器吸出。

（3）辅助检查：B 超检查、诊断性穿刺检查。

（4）术前准备：备好吸引器、氧气等抢救物品，防止大量脓液涌出导致误吸。

2. 术后护理

（1）病情观察：观察患儿生命体征的变化，密切观察患儿呼吸道是否通畅以及有无出血征象，备好抢救物品。全麻清醒及局麻患儿协助取半卧位，其目的是减少头部血流对咽部伤口的压力，减轻疼痛及出血，利于渗出液从口中吐出，便于观察术后出血量。术后第 2 天复查伤口，必要时可用血管钳再次撑开排脓，直至无脓为止。

（2）疼痛护理：患儿疼痛时禁用水杨酸类药物，以免引起局部出血，可指导患儿通过听音乐、看电视的方式分散对疼痛的注意力，若伤口疼痛，可遵医嘱使用适量的止痛药物。

（3）监测体温：遵医嘱使用抗生素，监测患儿体温变化及伤口恢复情况。

（4）口腔护理：患儿术后抵抗力下降，口腔黏膜干燥，自洁能力差，应加强口腔护理，指导患儿使用含漱液漱口，每日给予口腔护理2次，密切观察口腔黏膜情况，预防感染。术后4～6小时可进食营养丰富的流质或半流质饮食，不可过烫，避免进食干硬、粗糙的食物，以防引起伤口疼痛及出血。

（三）健康指导

注意口腔卫生，积极治疗急性炎症，防止并发症。多吃新鲜蔬菜、水果，避免辛辣、刺激性食物，保持大便通畅。提高免疫力，防止上呼吸道感染。对多次脓肿发作的患儿，应在炎症消退2周后，将扁桃体切除。

六、护理评价

（1）患儿脓肿消除，疼痛消失。

（2）患儿体温恢复正常。

（3）患儿及家属能陈述扁桃体周脓肿的相关治疗与护理方法，有效应对压力，减轻焦虑。

（4）患儿住院期间未发生误吸。

（房玉辉）

第六节　急性腺样体炎

急性腺样体炎为儿童常见的疾病，以3～10岁为多见，男女无差别。成年人的腺样体多已退化、消失，极少患此病。

一、临床表现

本病常继发于上呼吸道感染，患儿突然发高烧，体温可达40℃。鼻咽部隐痛、头痛、全身不适。鼻塞严重，张口呼吸，并发咽痛。若炎症波及咽鼓管，可有轻微耳痛、耳内闷胀、听力减退等；感染严重者，可引起化脓性中耳炎。

二、护理评估

（一）健康史

护士应询问患儿发病前是否有劳累、受凉等诱发因素；了解是否同时有咽炎、扁桃体炎的各种症状；询问鼻塞的程度，是否伴有耳痛等。

（二）身体状况

患儿起病较急，高热，体温可达40 ℃，鼻咽部隐痛、头痛、全身不适。患儿鼻塞严重，张口呼吸，婴幼儿表现为哺乳困难。炎症若向两侧咽鼓管口蔓延、可有耳内闷胀、耳痛、听力减退等症状，重症患儿可导致化脓性中耳炎。

（三）心理－社会评估

护士应评估患儿的年龄、情绪，评估家属的职业、文化层次、心理状态及家庭经济情况。

三、护理诊断

（一）舒适度改变

这与鼻塞、张口呼吸等有关。

（二）体温过高

这与腺样体急性炎症反应有关。

（三）焦虑

这与急性腺样体炎反复发作及担心疾病愈后有关。

（四）知识缺乏

患儿及家属缺乏与疾病相关的护理知识。

四、护理目标

（1）患儿鼻塞、流涕、打鼾症状缓解或消失。

（2）患儿体温降至正常。

（3）患儿及家属减轻焦虑。

（4）患儿及家属了解疾病相关知识。

五、护理措施

（一）心理护理

护士应主动耐心地解释疾病发生的原因、临床表现、治疗及愈后，减轻患儿及家属的焦虑情绪。

（二）专科护理

1. 一般护理

患儿应多饮水，卧床休息，补充维生素。进食清淡、易消化、富含营养的流质、半流质软食。

2. 药物护理

根据药敏试验选用有效的抗生素或全身应用广谱抗生素，有高热的患儿可给予解热镇痛剂，并辅助物理降温。

3. 保持鼻腔通畅

观察鼻腔情况及鼻塞程度，及时清除鼻腔内分泌物，予麻黄碱或呋可麻滴鼻液滴鼻，以减轻鼻部充血水肿，改善通气。

4. 手术治疗

若本病反复发作，6 个月内发作 4 次以上，在炎症控制的基础上可行腺样体切除术。

（三）健康指导

（1）注意休息，劳逸结合，预防感冒。

（2）保持口腔清洁，必要时予以漱口液漱口。

（3）教会患儿及家属正确的擤鼻及滴鼻的方法。

六、护理评价

（1）患儿鼻塞、流涕、打鼾症状消失。

（2）患儿体温正常。

（3）患儿及家属焦虑减轻。

（4）患儿及家属掌握急性腺样体炎的相关知识。

（房玉辉）

第七章　小儿喉部疾病的护理

第一节　急性喉炎

小儿急性喉炎好发于6个月至3岁的婴幼儿，多在冬春季发病。小儿急性喉炎有其特殊性，常累及声门下区黏膜和黏膜下组织，且小儿咳嗽力量不强，下呼吸道和喉部的分泌物不易咳出。因此，小儿急性喉炎时容易发生喉阻塞，引起呼吸困难。如诊断治疗不及时，会危及生命。

一、临床表现

（一）发热

患儿早期即可出现畏寒、发热症状且较重。

（二）声音嘶哑

声音嘶哑是急性喉炎的主要症状。轻者音调变低，重者声音嘶哑或完全失声。

（三）喉痛

患儿喉部及气管前有轻微疼痛，发声时喉痛加重，有喉部不适、干燥、异物感，不影响吞咽。

（四）咳嗽

患儿早期为干咳无痰，后期有脓性分泌物，稠厚、不易咳出，黏附于声带表面而加重声音嘶哑。患儿炎症累及声门下区，呈“空、空”样咳嗽，夜间加剧，是患儿急性喉炎的重要特征之一。

（五）呼吸困难

患儿典型表现为夜间突然加重，出现犬吠样咳嗽、鼻翼扇动，吸气时喉喘鸣，并出现胸骨上窝、锁骨上窝、肋间隙及上腹部软组织吸气时凹陷等喉梗阻症状。严重时患儿面色苍白、呼吸困难，甚至窒息、死亡。

二、护理评估

（一）健康史

护士应评估患儿的营养发育状况，有无变应性体质，评估发热、咳嗽、咳痰、呼吸困难的发生和持续时间，有无明显诱因如受凉、急性上呼吸道感染史、上呼吸道慢性病等。

（二）身体状况

患儿起病较急，多有发热、声嘶、咳嗽等。早期以喉痉挛为主，声嘶多不严重，表现为阵发性“空、空”声咳嗽或犬吠样咳嗽，可有黏稠痰液咳出，多次发作后出现持续性喉梗阻症状，如吸气性喉喘鸣、哮喘样咳嗽。也可突然发病，患儿夜间骤然出现重度声嘶、频繁咳嗽，咳声钝。重者出现吸气时胸骨上窝、锁骨上窝、肋间隙及上腹部软组织明显凹陷，面色发绀或苍白，鼻翼扇动，有不同程度的烦躁不安。如不及时治疗，则出现脉细速、大汗淋漓、呼吸无力，甚至呼吸、循环衰竭，昏迷，抽搐，导致死亡。

（三）心理－社会状况

患儿起病急，病情凶险、家属多处于紧张和恐惧不安中。患儿就诊时因环境陌生，存在明显的恐惧心理。也有部分家属误认为孩子只是普通感冒，对疾病的严重性缺乏了解。护士应注意评估患儿的心理状况及患儿家属对疾病的认知程度、文化层次、经济状况、家庭支持系统等，以便提供针对性的护理措施。

三、护理诊断

（一）有窒息的危险

这与喉阻塞或喉痉挛有关。

（二）体温过高

这与喉部黏膜感染引起炎症反应有关。

（三）语言沟通障碍

这与喉部炎症引起的声音嘶哑或失音有关。

（四）潜在并发症

低氧血症。

（五）知识缺乏

患儿及家属缺乏识别小儿喉炎症状、特点及预防知识。

四、护理目标

（1）患儿呼吸道阻塞解除，呼吸道保持通畅，呼吸形态正常。

（2）患儿体温恢复正常。

（3）患儿生命体征正常，无低氧血症发生。

（4）患儿及家属应掌握小儿喉炎的预防和护理知识。

五、护理措施

（一）心理护理

护士应评估患儿及家属恐惧程度，给予安慰，耐心讲解疾病有关的治疗方法及预后情况，使其情绪稳定，积极配合诊疗及护理。

（二）专科护理

（1）备齐抢救用品，严密观察病情，床旁备好氧气、吸痰器，必要时备气管插管物品、气管切开包、心电监护仪、雾化吸入器等。

（2）密切观察患儿的面色、唇色、肤色、意识状态、呼吸频率与节律，观察患儿的脉搏、血压及缺氧的变化。当患儿出现缺氧加重、鼻翼扇动、口唇发绀或苍白、血氧饱和度下降、出汗、心动过速、烦躁不安甚至抽搐时，应立即报告医生，迅速实施气管切开及其他解除喉梗阻的紧急措施。

（3）发热的患儿给予物理降温或遵医嘱给予退热药，注意观察患儿体温变化、出汗情况。如出汗较多需多喂水，防止脱水。

（4）尽量使患儿安静休息，减少哭闹及活动，以免加重缺氧。注意观察其呼吸形态的改变，还应多改变体位，指导家属叩患儿背部以促进痰液排出。体贴关心患儿，护理时动作轻柔、态度和蔼，以消除其恐惧心理。

（5）支持治疗及饮食护理：患儿发生急性喉炎后，一方面由于疾病影响食欲，另一方面因进食时加重咽喉疼痛，常常出现拒食。因此，饮食应以流质为主，如果喉梗阻严重，暂时禁食。患儿发热使机体水分额外丧失、禁食导致水分不够，都极易导致其脱水，要注意补充营养、能量、水分。估算出入量，防止引起脱水及电解质紊乱。

（6）气管切开者做好气管切开的护理。

（三）健康指导

护士应指导家属学会观察患儿的呼吸及咳嗽情况，发现异常及时与医护人员沟通。患儿感冒后不能随意喂服镇咳、镇静药物，因有些药物会引起排痰困难，加重呼吸道阻塞。气管切开的患儿应教会其家属相关的知识和技能。教育幼儿平时不要过度喊叫。上呼吸道感染和传染病流行高峰季节不去公共场合，如有不适及早就医。向家属讲解急性喉炎的一些预防知识。

六、护理评价

（1）患儿呼吸道保持通畅，呼吸形态正常。

（2）患儿体温恢复正常。

（3）患儿生命体征正常，无低氧血症发生。

（4）患儿及家属掌握小儿喉炎的预防和护理知识。

（房玉辉）

第二节　慢性喉炎

慢性喉炎是指由非特异性细菌感染或用声不当、用声过度等引起的喉部慢性炎症。临床上将其分为慢性单纯性喉炎、慢性肥厚性喉炎和慢性萎缩性喉炎。

一、临床表现

（一）声音嘶哑

声嘶程度可轻重不等，有些患儿晨起时发声尚正常，但讲话过多后出现声嘶；另有一些患儿晨起时声嘶较重，讲一段时间话后或喉部分泌物咳出后声嘶反而减轻。大多数患儿噤声一段时间后声嘶缓解，但讲话多了声嘶又加重。

（二）喉部不适

喉部干燥感，有的患儿讲话多了还有喉痛。

（三）分泌物

有的患儿喉部分泌物增加，形成黏痰，讲话时感费力，需咳出后讲话才感轻松。

二、护理评估

（一）健康史

护士应询问声嘶发生的时间，声嘶为持续性还是间歇性。有无明显诱因（如上呼吸道感染）、是否接触有害气体及粉尘（如在粉尘环境中生活）等；用声情况、用声方法，注意有无用声过度或用声不当；邻近器官的慢性炎症刺激，如慢性鼻炎、鼻窦炎、慢性气管支气管炎等。

（二）身体状况

患儿出现声音嘶哑、喉部不适、干燥感或喉痛感；间接喉镜可见喉黏膜弥漫性充血，有黏稠分泌物附着。

（三）心理－社会状况

患儿因持续声嘶影响生活，但对本病发生的原因、如何保护声带、促进声带康复缺乏了解。应注意评估患儿及家属的文化层次、职业、生活习惯等，以便提供针对性的护理措施。

三、护理诊断

（一）舒适度改变

这与喉部慢性炎症有关。

（二）焦虑

这与长期喉部不适、迁延不愈有关。

（三）知识缺乏

患儿及家属缺乏慢性喉炎防治的常识。

四、护理目标

（1）患儿呼吸道阻塞解除，呼吸道保持通畅，呼吸形态正常。

（2）患儿声嘶减轻或消失。

（3）患儿生命体征正常，无低氧血症发生。

（4）患儿及家属应掌握慢性喉炎的预防和护理知识。

五、护理措施

（一）心理护理

护士应耐心向患儿及家属介绍疾病的发生、发展以及转归过程，坚持治疗，放松心情，促进康复。

（二）专科护理

（1）保持呼吸道通畅：密切观察患儿生命体征。观察患儿的面色、唇色、肤色、意识状态、呼吸频率与节律、脉搏、血压及缺氧的变化。可将药物放在雾化器中给予雾化吸入。

（2）适当休息，避免长时间用声过度，改善学习和生活环境，加强防护，积极治疗鼻腔、鼻窦的慢性炎症，解除鼻阻塞，控制咽部及下呼吸道的感染。

（3）根据医嘱给予抗生素和糖皮质激素治疗，并注意观察患儿的用药效果。

（三）健康指导

（1）避免长期持续高声讲话，过高、过长时间的演唱或喊叫，尤其在上呼吸道感染期，应注意防止发声疲劳。

（2）注意声带休息，改变原来用声不当的错误习惯。

（3）应限制辛辣、刺激性食物，不喝冷饮。增强体质，提高免疫力。

（4）预防上呼吸道感染与咽部疾病。

六、护理评价

（1）患儿呼吸道阻塞解除，呼吸道保持通畅，呼吸形态正常。

（2）患儿声音嘶哑减轻或消失。

（3）患儿生命体征正常，无低氧血症发生。

（4）患儿及家属掌握慢性喉炎的预防和护理知识。

（房玉辉）

第三节　喉异物

喉异物指发生于声门上区、声门区及声门下区的异物，多发于5岁以下幼儿，为儿童常见急症。声门裂是呼吸道最狭窄的部位，一旦异物嵌顿，立即引起呼吸困难，如不及时抢救可很快窒息、死亡。

一、临床表现

异物进入喉腔立即引起剧烈呛咳，并因反射性喉痉挛及异物阻塞致呼吸困难、发绀。较大异物嵌顿在声门或声门下可在数分钟内引起窒息死亡。异物不完全堵塞喉腔时，剧烈咳嗽后可伴有不同程度的呼吸困难、喉喘鸣、声嘶及喉痛。

二、护理评估

（一）健康史

护士应仔细询问患儿有无直接或间接误咽或自服异物史，或将异物放入鼻腔，引起剧烈呛咳等病史；有无呼吸困难、面色发绀等症状。了解发病过程、时间、异物种类大小，有无就诊及治疗过程。

（二）身体状况

较大异物嵌顿于喉腔，患儿可立即引起失声、剧烈咳嗽、呼吸困难、发绀甚至窒息、死亡。较小异物常有声嘶、喉鸣音、阵发性剧烈咳嗽。若为尖锐异物吸入，可有喉痛、发热、吞咽痛或呼吸困难等症状。

（三）心理－社会状况

患儿常因剧烈咳嗽、憋气，甚至窒息，而情绪紧张和恐惧，患儿家属也十分紧张和担心，因此，护士应注意评估患儿及家属的情绪状态、对疾病的认知程度。

三、护理诊断

（一）有窒息的危险

这与喉部存在异物有关。

（二）恐惧

这与惧怕异物不能取出、危及生命等有关。

（三）潜在并发症

喉水肿。

（四）知识缺乏

患儿及家属缺乏异物吸入的防治知识。

四、护理目标

（1）患儿异物取出，疼痛解除。

（2）患儿无感染发生。

（3）患儿情绪稳定，配合治疗。

（4）患儿无并发症发生。

（5）患儿及家属了解喉异物的相关知识。

五、护理措施

（一）心理护理

护士应评估患儿及家属恐惧程度，给予安慰，耐心讲解与疾病有关的治疗方法及预后情况，使其情绪稳定，积极配合诊疗及护理。

（二）专科护理

1. 术前护理

（1）护士应评估患儿和家属的恐惧程度，给予适当的安慰，讲解异物取出的方法、预后情况，使其积极配合诊疗活动。婴幼儿避免其哭闹，手术前避免任何不良刺激。

（2）保持呼吸道通畅：严密观察患儿呼吸情况，持续监测血氧饱和度变化，必要时备好气管切开包、气管套管、吸引器、氧气、插灯等，如有呼吸困难，立即告知医生，及时处理。

（3）如病情许可，及时为患儿做好术前准备，全麻患儿需禁固体食物 6 小时、禁水 3 小时。病情紧急者直接送手术室抢救。

3. 术后护理

（1）手术当天应静卧休息，少说话，避免患儿哭闹，防止并发症发生。

（2）了解手术情况，异物有无完全取出。严密观察呼吸情况，监测血氧饱和度，如再次发生呼吸困难，提示有喉头水肿发生，按医嘱使用激素，严重者行气管切开。

（3）全麻清醒后 3 小时可进水和流质饮食，不可过烫。术后第 2 天可酌情恢复正常饮食。

（4）按医嘱及时使用抗生素和激素，以控制感染，预防喉头水肿。观察有无感染征象，如体温升高、痰量增多等，应报告医生及时处理。

（三）健康指导

（1）婴幼儿不可进食瓜子、花生和豆类等带壳食物。

（2）患儿进食时保持安静，不嬉戏喊叫等。

（3）教育患儿改正口中含物的不良习惯。

（4）对昏迷、全麻及重症患儿，应取下义齿、拔出松动牙齿，随时吸出口腔内分泌物，加强看护。

六、护理评价

（1）患儿异物取出，疼痛解除。

（2）患儿无感染发生。

（3）患儿情绪稳定。

（4）患儿无并发症发生。

（5）患儿及家属了解喉异物的相关知识。

（房玉辉）

第四节　喉梗阻

喉梗阻又称“喉阻塞”，为耳鼻喉科常见急症之一，是因喉部或其周围邻近组织病变的影响，使喉部通道发生狭窄、不完全或完全性阻塞，引起程度不同的呼吸困难。若不紧急处理，可引起窒息、死亡。由于幼儿喉腔较小、黏膜下组织疏松、神经系统不稳定，发生喉阻塞的机会较成人多。喉阻塞不是单独的疾病，而是由各种不同病因引起的临床症状。

一、临床表现

（一）吸气性呼吸困难

吸气性呼吸困难是喉阻塞的重要症状和体征。表现为吸气运动加强，时间延长，吸气深而慢。发生机制为：声门处最狭窄，声带边缘略向上倾斜，正常情况下，吸气时气流将声带斜面向下、向内推压，但同时伴有声带外展运动，声门裂变大，呼吸通畅。当喉部病变时，声带黏膜充血肿胀，吸气时声带边缘被向下、向内推移，使原本已变窄的声门变得更狭窄，吸气更困难。

（二）吸气性喉喘鸣

吸气时气流通过狭窄的声门裂，形成气流漩涡冲击声带，随着声带振动而发生的尖锐鸣声，称为喉喘鸣音。

（三）吸气性软组织凹陷

吸气时胸腔内负压加大，胸廓周围软组织出现凹陷，如胸骨上窝、锁骨上下窝、剑突下或上腹部软组织凹陷，出现“四凹征”。

（四）声音嘶哑

如病变主要侵犯声带及其邻近区域，声音嘶哑常为首发症状。

（五）缺氧表现

口唇发绀、面色苍白、肢端湿冷、出汗、烦躁不安、心律失常、脉快无力、呼吸浅快，甚至窒息、心力衰竭而死亡。

根据病情轻重，可将喉梗阻分为以下四度：

Ⅰ度：安静时无呼吸困难表现，在活动或哭闹时有轻度吸气性呼吸困难，吸气期喉喘鸣和胸廓周围软组织凹陷。

Ⅱ度：在安静时也有轻度呼吸困难。活动时吸气性喉喘鸣和胸廓周围软组织凹陷加重，不影响睡眠和饮食，无烦躁不安等缺氧症状。

Ⅲ度：吸气性呼吸困难明显。吸气性喉喘鸣、胸廓周围软组织凹陷明显，并因缺氧影响睡眠和饮食，出现烦躁不安、脉快等症状。

Ⅳ度：呼吸极度困难。由于缺氧和二氧化碳潴留，出现发绀、面色苍白、出冷汗、坐卧不安、手足乱动、心律失常、血压下降、脉搏细弱、定向力丧失、大小便失禁等严重缺氧症状。如不及时抢救，可因窒息导致呼吸、心跳停止而死亡。

二、护理评估

(一)健康史

护士应评估患儿近期健康状况，有无上呼吸道感染病史，有无喉部外伤、吸入异物、喉部肿瘤史，有无药物过敏、接触变应原史，有无甲状腺手术史、气管插管史等。还要注意评估患儿呼吸困难发生的时间、程度、有无诱因等。

(二)身体状况

吸气性呼吸困难是喉阻塞的主要症状。患儿吸气时伴随吸气性喉喘鸣，吸气性软组织凹陷。疾病累及声带出现声嘶。重者可因缺氧和二氧化碳潴留，出现心、肺、脑、肾等重要脏器功能衰竭的表现。

(三)心理－社会状况

喉阻塞患儿常急诊就医，患儿和家属都会因患儿呼吸困难威胁生命而感到非常恐惧，希望立即解决呼吸困难，但对气管切开手术缺乏认识。尤其是因考虑到小儿今后生长发育或美观而拒绝气管切开，容易造成延误治疗时机，使病情加重，患儿窒息的危险性增加。因此，要注意评估患儿的年龄、性别、情绪状态、对本病的认识程度等，还要评估家属的心理状况，以提供全面有效的护理措施。

三、护理诊断

(一)有窒息的危险

这与喉阻塞或手术后套管阻塞或脱管有关。

(二)恐惧

这与患儿呼吸困难，害怕窒息、死亡有关。

(三)低效性呼吸形态

这与吸气性呼吸困难有关。

(四)语言沟通障碍

这与声音嘶哑和喉部疾病有关。

(五)潜在并发症

低氧血症、术后皮下气肿、出血、感染、气胸等。

(六)知识缺乏

患儿及家属缺乏气管切开术后自我护理和喉阻塞预防的相关知识。

四、护理目标

(1)患儿情绪稳定，积极配合医疗和护理。

(2)患儿呼吸道阻塞解除，呼吸平稳。

(3)患儿缺氧症状得到缓解。

(4)患儿术后生命体征平稳，切口顺利愈合。

(5)患儿及家属掌握气管切开后自我护理知识和技能。

五、护理措施

(一)心理护理

护士应向患儿及家属解释呼吸困难产生的原因、治疗方法和疗效，使患儿尽量放松，减轻其恐惧心理，帮助患儿树立信心，避免不良刺激，以免进一步加重呼吸困难和缺氧症状。对喉阻塞较严重的患儿，护士应守护在患儿床边，随时观察病情变化，做好安慰和解释工作，减轻患儿的紧张感和恐惧感。

（二）专科护理

（1）保持呼吸道通畅，改善缺氧症状，预防窒息等并发症：

1）根据医嘱及时用药，并注意观察患儿用药后的效果。如因异物、喉部肿瘤、喉外伤或双侧声带瘫痪引起，及时做好术前准备，以便随时手术。必要时给予雾化吸入，低流量吸氧。

2）病情观察：对Ⅰ度和Ⅱ度喉阻塞患儿，应密切观察病情变化和喉阻塞程度，如病情加重及时通知医生。对Ⅲ度和Ⅳ度喉阻塞患儿，应密切观察呼吸、脉搏、血氧饱和度、血压、神志、面色、口唇颜色等变化，并立即报告医生。

3）备齐急救物品：对Ⅱ度和Ⅲ度喉阻塞患儿，在行气管切开术前应准备气管切开包、适宜型号的气管套管、床旁插灯和吸引器等，放于患儿床旁。

（2）给患儿创造安静的休息环境，室内保持适宜的温度和湿度。协助取半卧位，卧床休息，减少耗氧量。尽量减少患儿活动量和活动范围，以免加重呼吸困难或发生意外。尽量减少任何外界刺激，避免因哭闹而加重呼吸困难。

（3）气管切开术前护理：

1）严密观察患儿呼吸困难及喉阻塞的程度，床旁备好氧气、吸引器、吸痰管、床头灯、气管切开包、适当型号的气管套管、抢救用品等，如病情加剧，紧急情况下及时与医生联系行床旁气管切开术。

2）向患儿说明手术的目的和必要性，术中可能出现的不适感以及如何配合，术后康复过程中需要注意的事项，消除患儿和家属的紧张和恐惧。

3）术前如病情许可需完善实验室常规检查，如血常规、尿常规、出凝血时间，必要时做好心电图、胸片等检查。喉阻塞患儿如需做必要的特殊检查如胸片、CT 时，应有医务人员陪同。告知患儿不可随意离开病房，以防发生意外。

4）术前应禁食、禁水。

5）如果时间允许，应为患儿更换宽松的病号服。

（4）气管切开术后护理：

1）保持气管内套管通畅：有分泌物咳出时及时用纱布擦净。一般每 4～6 小时清洗套管内管 1 次，清洗消毒后立即放回，内套管不宜脱离外套管时间过久，以防外套管被分泌物阻塞。如分泌物较多，要增加清洗次数，以防分泌物干痂附于管壁内影响呼吸。气管套管的内芯应放在床旁柜抽屉内随手可取之处，以备急用。

2）维持下呼吸道通畅：室内保持适宜的温度和湿度，温度宜在 20～25℃，湿度在 60%～70%。气管内分泌物黏稠者可用雾化吸入，一般使用生理盐水。定时通过气管套管滴入湿化液，如 0.45% 氯化钠溶液，保持气道湿化。协助患儿取平卧或半卧位，鼓励有效地咳嗽、咳痰、必要时吸痰。

3）预防感染：①每天清洁消毒切口，更换气管垫，注意无菌操作。②进营养丰富的半流质饮食或软食，增加蛋白质、维生素的摄入，增强机体抵抗力。③按医嘱使用抗生素。④密切观察体温变化、切口渗血、渗液情况、气管内分泌物的量及性质。⑤鼓励患儿经常翻身和下床活动，必要时帮助患儿翻身叩背，预防肺部感染。

4）预防脱管：①气管外套管系带应打 3 个外科结，松紧以能容纳 1 个手指为宜。②经常检查系带松紧度和牢固性，告诉患儿和家属不得随意解开或更换系带。③注意调整系带松紧度，患儿手术后 1～2 天可能有皮下气肿，待气肿消退后系带会变松，必须重新调整系紧。④吸痰时动作要轻。⑤告知患儿剧烈咳嗽时，可用手轻轻抵住气管外套管翼部。⑥气管内套管取放时，注意保护外套管，禁止单手取放，应一手抵住外套管翼部，一手取放内套管。

5）并发症的观察和护理：气管切开术后常见的并发症包括皮下气肿、纵隔气肿、气胸、出血等，应注意观察患儿的呼吸、血压、脉搏、心率以及缺氧症状有无改善，警惕纵隔气肿或气胸发生，如发生应立即报告医生。观察皮下气肿的消退情况，正常情况下，皮下气肿 1 周左右可自然吸收。

6）拔管及护理：如喉阻塞及下呼吸道阻塞症状解除，呼吸恢复正常，可考虑拔管。①拔管前先要堵管 24～48 小时，如活动及睡眠时呼吸平稳，方可拔管。如堵管过程中患儿出现呼吸困难，应立即拔除塞子。②拔管后不需缝合，用蝶形胶布拉拢创缘，数天后即可自愈。拔管 1～2 天内仍需严密观察呼吸，叮嘱患儿不要随意离开病房，并备好床旁紧急气管切开用品，以便患儿再次发生呼吸困难时紧急使用。

（三）健康指导

（1）对住院期间未能拔管而需带管出院的患儿，护士应指导患儿及家属：

1）消毒内套管、更换气管垫的方法。

2）湿化气道和增加空气湿度的方法。

3）洗澡时防止水流入气管，不得进行水上运动。

4）外出时注意遮盖套管口，防止异物吸入。

5）定期门诊随访。

6）如发生气管外套管脱出或再次呼吸不畅，应立即到医院就诊。

（2）喉阻塞由多种原因引起，如炎症、异物吸入、药物过敏等，而且后果严重。因此，护士应通过各种途径向公众大力宣传喉阻塞的原因和后果以及如何预防喉阻塞，包括增强免疫力，防止上呼吸道感染；养成良好的进食习惯，吃饭时不大声谈笑；家属应注意不要给患儿吃豆类、花生、瓜子等食物，防止异物吸入；有药物过敏史者，应避免与过敏原接触；喉外伤患儿应及早到医院诊治等。

六、护理评价

（1）患儿情绪稳定，积极配合治疗。

（2）患儿喉阻塞解除，呼吸道通畅。

（3）患儿缺氧症状改善，无并发症发生或引起严重后果。

（4）患儿及家属掌握气管切开后自我护理知识和技能，了解预防喉阻塞的知识。

（房玉辉）

第五节　喉乳头状瘤

喉乳头状瘤是喉部最常见的良性肿瘤，可发生于任何年龄，甚至新生儿，以10岁以下儿童多见。发生在儿童者常为多发性、生长快、易复发。

一、临床表现

（一）声音嘶哑

声音嘶哑呈持续性，逐渐加重，嘶哑程度与肿瘤大小并非一致，但与发生部位有关。发生于声带边缘的肿瘤，早期就有声音嘶哑；发生在其他部位不影响声带闭合者，声音嘶哑出现较晚，累及到声带时才出现。

（二）喉异感症

发生在声带以外的肿瘤，喉部异物感是早期的唯一症状。

（三）喉疼痛、咳嗽

肿瘤溃烂时可有喉部疼痛、咳嗽，尤其肿瘤生长于声带时有刺激性咳嗽。

（四）喉鸣、呼吸困难

肿瘤晚期生长很大，堵塞呼吸道而致呼吸困难或出现喉鸣。

二、护理评估

（一）健康史

护士应评估患儿声嘶、咳嗽、呼吸困难的发生和持续时间，有无明显诱因如上呼吸道感染史。还需评估营养发育状况、是否为复发、手术次数等。

（二）身体状况

患儿常为多发性肿瘤、生长快，症状明显，声嘶进行性加重，易发生喉梗阻。

（三）心理－社会状况

患儿反复发作，多次手术，频繁者甚至1个月就进行一次手术，严重影响患儿的生长发育，也给家庭带来沉重的负担，家属十分焦虑。护士要真诚接待患儿，有耐心地进行心理护理，告知疾病预后及转归等信息，消除患儿紧张情绪，积极配合治疗。

三、护理诊断

（一）有窒息的危险

这与喉阻塞有关。

（二）潜在并发症

低氧血症。

（三）知识缺乏

患儿及家属缺乏识别喉乳头状瘤症状特点、治疗及预防方面的知识。

四、护理目标

（1）患儿呼吸道通畅，呼吸平稳。

（2）患儿无明显缺氧症状。

（3）患儿及家属掌握喉乳头状瘤症状特点、治疗及预防知识。

五、护理措施

（一）心理护理

护士应评估患儿及家属恐惧程度，给予安慰，耐心讲解疾病有关的治疗方法及预后情况，使其情绪稳定，积极配合诊疗及护理。

（二）专科护理

1. 术前护理

（1）护士应了解患儿心理，关心、安慰患儿。向患儿讲述疾病反复发病的特点，主要的治疗方法及手术方式，让患儿减少对手术的恐惧，积极配合治疗。

（2）嘱患儿取半卧位，静卧休息。避免外出活动，耐心安抚，减少哭闹。预防上呼吸道感染，避免声带水肿。

（3）严密观察病情变化，如有呼吸困难，血氧饱和度下降，应给予氧气吸入，备好气管切开包及其他抢救用品。必要时应及时给予气管切开。

（4）术前加强营养，增强患儿对手术的耐受力。做好口腔护理，保持口腔清洁。

（5）完善术前检查和准备。

2. 术后护理

（1）保持呼吸道通畅：术后注意观察呼吸情况，有无剧烈咳嗽、频繁吞咽或呼吸困难。嘱患儿及时将咽喉部分泌物吐出，保持呼吸道通畅。

（2）患儿全麻清醒后，可选择半卧位或自由卧位。如无恶心、呕吐，全麻清醒后可尽早给患儿进食，进食从少量流质开始，若无异常，可逐渐过渡到半流质或普食。

（3）预防出血：观察伤口出血情况，如出血较多，及时通知医生处理。

（4）护士应评估患儿术后疼痛程度，解释疼痛原因和持续时间，中度以上疼痛及时处理。

（三）康复指导

护士应指导患儿建立良好的卫生生活习惯，忌辛辣刺激性食物。定期门诊复查，嘱患儿于术后3个月、6个月、1年时复查，若有复发及时手术治疗。对患儿及家属说明此为良性肿瘤，虽易复发，需做多次手术，但是到青春期后有自行消退的可能，鼓励其树立战胜疾病的信心。注意保暖，预防感冒。指导患儿合理饮食，增加营养，增强自身抵抗力。若患儿行气管切开，一般在短期内不能拔管，必须向患儿及家属反复强调说明，使其积极配合治疗。

六、护理评价

（1）患儿呼吸道通畅，呼吸平稳。

（2）患儿无明显缺氧症状。

（3）患儿及家属掌握喉乳头状瘤的症状特点、治疗及预防知识。

（房玉辉）

第六节　喉、气管狭窄

喉、气管狭窄一般为后天性，是因多种原因损害喉气管后未得到及时或正确的早期处理而导致的后遗症。瘢痕性喉气管狭窄是由气管的损伤、黏膜溃疡、坏死，气管软骨和软骨膜炎性浸润或缺损，逐渐形成蹼状、条状瘢痕所致。非瘢痕性喉气管狭窄可见于因喉返神经病变或环杓关节炎造成的声带固定，以及受压的气管软骨软化或吸收。气管狭窄可影响呼吸功能，患儿往往需长期佩戴气管套管呼吸，不能正常说话，给患儿身心带来极大的痛苦。

一、临床表现

（一）呼吸困难

根据狭窄的程度不同，呼吸困难症状轻重不等，常在活动时加重。由于喉狭窄的形成是一个缓慢的过程，患儿对呼吸困难可逐渐适应。因此，患儿在轻度呼吸困难时常感觉不到憋气，直到呼吸困难严重时患儿才有憋气感觉。在上呼吸道感染时，呼吸困难加重，甚至可出现窒息，有些患儿在喉狭窄发生前就已做气管切开，主要表现为堵管后呼吸困难而不能拔除气管套管。

（二）喘鸣

患儿呼吸时，特别是吸气时，气流通过狭窄的喉腔可出现喘鸣，睡眠时喘鸣加重。如患儿已做气管切开，虽不出现喘鸣，但常有刺激性咳嗽。

（三）声嘶或失音

声门区的狭窄，瘢痕粘连的前蹼或后蹼影响发音比较明显，患儿表现为声嘶、声弱或失音。声门上、下区狭窄伴有声带麻痹时，也有声嘶，并可出现呛咳。声门下区及气管的严重狭窄或闭锁时，由于气道不通而不能发音。狭窄切除后，如声带运动正常，发音可恢复。

（四）其他

患儿如咳痰困难，分泌物积存可引起阵发性咳嗽，甚至进食呛咳等。

二、护理评估

（一）健康史

护士应评估患儿症状是出生时即出现还是出生后有插管史或外伤史才出现；部分患儿平时仅有轻微的呼吸不畅，呼吸道感染时呼吸困难明显加重；了解有无声音嘶哑、烦躁不安、进食时呛咳等。

（二）身体状况

患儿有无呼吸困难、喉鸣、咳嗽伴黏稠痰、进食咳呛等症状，严重者可出现明显的全身症状，如烦躁不安、呼吸与心搏加快、口唇与指尖发绀等，主要为心、肺、脑等重要脏器缺氧所致。

（三）心理－社会状况

由于瘢痕性喉气管狭窄一般为后天性，系由于多种原因损害喉气管后未得到及时、正确处理而造成的后遗症的患儿易产生恐惧、抑郁、悲观等心理，护士应了解患儿的年龄、性别以及家属对疾病的认知程度，做好患儿的心理评估。

三、护理诊断

（一）恐惧、抑郁

这与不能正常自理，丧失劳动力，担心预后有关。

（二）语言沟通障碍

这与气道不通、不能正常发声有关。

（三）呼吸困难

这与气道狭窄影响呼吸功能有关。

（四）有窒息的危险

这与咳痰困难、分泌物积存有关。

（五）疼痛

这与手术切口有关。

（六）潜在并发症

呼吸困难。

（七）营养失调：低于机体需要量

这与进食困难有关。

（八）自我形象紊乱

这与长期带管呼吸有关。

（九）自理能力缺陷

这与不能正常自理，丧失劳动力有关。

四、护理目标

（1）患儿气管套管通畅，呼吸平稳，无窒息发生。

（2）患儿情绪稳定，焦虑减轻或消除，配合治疗。

（3）患儿疼痛轻微或无疼痛。

（4）患儿及家属了解喉、气管的知识。

（5）患儿及家属掌握自我护理气管套管的知识和技能。

五、护理措施

（一）心理护理

护士应评估患儿及家属恐惧程度，给予安慰，耐心讲解与疾病有关的治疗方法及预后情况，使其情绪稳定积极配合诊疗及护理。

（二）专科护理

1. 术前护理

（1）全面评估患儿：包括健康史及其相关因素、身体状况、生命体征以及神志、精神状态、行动能力等。

（2）心理护理：部分患儿因失声，不能表达其主观意愿及内心活动，多应与其交流，取得信任及配合，术前让患儿有良好的心理准备。

（3）饮食护理：术前 1 天晚进食清淡饮食，术晨 0：00 开始禁食、禁水。

（4）协助患儿做好术前相关检查工作：影像学检查、心电图检查、X 线胸片，血、尿、粪便检查等。

（5）做好术前护理：备口周皮肤、颈部皮肤。

（6）口腔护理：保证口腔的清洁是预防感染的基础。

2. 术后指导

（1）遵医嘱给予持续床旁心电监测，监测生命体征变化及血氧饱和度，如 SPO_2 持续低于 90%，应调高氧流量，并报告医生，配合采取相应处理措施。

（2）气管切开护理：气管切开后，保持呼吸道湿润通畅；增加雾化吸入次数。呼吸道湿化，避免堵塞气管套管。保持呼吸道通畅，随时吸痰，动作轻柔，防止出血或脱管。按时清洗、煮沸气管套管。气管套管口处覆盖双层湿纱布，起湿化及防止异物进入的作用。气管套管固定带松紧度适宜。保持室内空气的温度和相对湿度，减少家属的陪伴。注意呼吸情况，狭窄位于喉部时，气管切开后，呼吸困难于堵管时才呈现。

（3）饮食护理：部分患儿出现进食时呛咳，对其进行饮食训练，必要时给予鼻饲饮食，进餐前与进餐后均要用水冲管，防止堵塞，观察胃管的刻度，防止脱出。

（4）心理护理：根据患儿的生活环境、性格及不同手术类型，给予心理疏导和安慰，以增强战胜疾病的信心。术后患儿不能说话，要多巡视患儿，注意患儿情绪，可以用书写的方式与其交流，多鼓励患儿。

（三）健康指导

（1）可进食清淡、易消化饮食，高热量、高维生素、高蛋白质食物，切勿暴饮暴食，避免辛辣、刺激性食物。

（2）加强体育锻炼，增强体质，避免上呼吸道感染。

（3）3 个月内勿剧烈运动或过度兴奋大笑，防止伤口出血。

（4）定期门诊复查，有伤口出血、呼吸困难等情况，随时就诊，随诊 5 年。

（5）戴气管套管出院的自我护理方法：气管套管清洗消毒的方法是随气管套管的弯度向外拔出内套管，清洗干净，放入锅内开水煮沸 30 分钟，待套管冷却后再放入；按时煮沸清洗气管套管。更换气管切口处纱布，气管内滴药，以利稀释、软化痰液，使呼吸道分泌物易于咳出，预防肺部感染。洗头或洗澡时，要防止污水流入造口内。套管口覆盖双层湿纱布。

（6）生活规律，保持乐观情绪，避免情绪激动。

（7）保持室内温度、相对湿度适宜。

（8）喉气管狭窄患儿病程较长，患儿出院后的家庭护理至关重要。向其家属讲清套管的清洗及煮沸消毒的方法；T 型管的护理方法。

六、护理评价

（1）患儿气管套管通畅，呼吸平稳，无窒息发生。

（2）患儿情绪稳定，焦虑减轻或消除，配合治疗。

（3）患儿疼痛轻微或无疼痛。

（4）患儿及家属了解喉、气管的知识。

（5）患儿及家属掌握自我护理气管套管的知识和技能。

（房玉辉）

第八章　小儿气管、食管疾病的护理

第一节　呼吸道异物

呼吸道异物分内源性和外源性两种，前者为呼吸道内的分泌物、血凝块、伪膜、干痂、干酪样坏死物等，相对较少。后者为外界物质误入气管、支气管，如植物性、动物性、矿物质等。通常指的呼吸道异物是外源性异物进入呼吸道；多见于5岁以下儿童，3岁以下最多见，男性多于女性，农村多于城镇。呼吸道异物是儿童意外伤害死亡的主要病因。支气管异物最常见，由于支气管的解剖学特点，右侧支气管异物多于左侧支气管异物。

一、临床表现

（一）咳嗽

反复阵发性咳嗽是绝大部分呼吸道异物患儿的首要症状，而且误吸时会出现剧烈呛咳，持续数秒钟至数分钟不等。

（二）喉鸣

喉鸣是呼吸道异物患儿就诊的第二大症状。表现为吸气性喉鸣，活动时明显。声门或声门下异物可出现高调吸气性喉鸣。中空的异物如口哨、圆珠笔套，深呼吸时可出现高调喉鸣音。

（三）呼吸困难

异物进入气道，阻塞气道，患儿并发肺气肿、肺不张、肺实变等，甚至纵隔气肿、皮下气肿、腹膜后气肿、气胸、出现吸气性呼吸困难，轻则为活动时呼吸费劲、呼吸急促，出现吸气性三凹征，重则为窒息。

（四）发热

异物进入呼吸道，大部分会并发肺部感染，出现发热。

（五）心力衰竭

异物停留时间长，患儿出现肺部严重并发症，可因机体缺氧，肺循环阻力增大，心脏负荷加重而导致心力衰竭。表现为呼吸困难加重、烦躁不安或疲乏无力、面色苍白或发绀、心率加快、肝大等。

（六）体征

气管异物未固定时，可随呼吸和咳嗽在气管内上下活动，在呼气末于气管处可听到异物冲击气管壁和声门下区的“拍击音”。支气管异物因异物相对固定，听诊会发现一侧呼吸音减弱或消失。合并感染者，肺部听诊可闻及干湿性啰音，呼吸困难明显者，可出现“四凹征”，即胸骨上窝凹陷、锁骨上窝凹陷、肋间隙凹陷及剑突下凹陷。

二、护理评估

（一）健康史

护士应了解患儿有无进食坚果或果冻等食物，有无将玩具等放入口中或鼻腔，引起剧烈咳嗽等病史。评估患儿有无呼吸困难、面色发绀等症状。仔细询问发病过程、时间、异物的种类、大小、有无院外处理等。

（二）身体状况

护士应评估呼吸道异物的临床分期以及异物所在的部位。

（1）临床分为四期：

1）异物进入期：异物经声门进入气管、支气管时，患儿立即出现剧烈呛咳及憋气、面色发绀。如异物嵌顿于声门，则可出现声嘶及呼吸困难，甚至窒息；如异物进入气管或支气管，除有轻微咳嗽外可无其他症状。

2）安静期：异物停留在气管、支气管内可无其他症状或仅有轻微咳嗽及喘鸣，特别是较小异物停留在支气管内时可无任何症状，常被忽视，但活动性异物可出现阵发性咳嗽。

3）刺激与炎症期：异物刺激局部黏膜产生的炎症反应和继发性炎症，可引起咳喘、咳痰等症状。患儿此期可出现体温升高。

4）并发症期：随着炎症发展，可出现支气管炎、肺炎、肺脓肿或脓胸等，患儿有发热、咳嗽、咳脓痰、呼吸困难等。异物堵塞气道影响通气时，表现为呼吸困难加重、烦躁不安、面色苍白或发绀、心率加快等。此外，可引起肺不张、肺气肿等，阻塞性肺气肿明显或剧烈咳嗽时，可发生气胸、纵隔或皮下气肿。

（2）根据异物所在部位不同，患儿可有不同的症状：

1）喉异物：异物进入喉内时，出现反射性喉痉挛而引起吸气性呼吸困难和剧烈的刺激性咳嗽；如异物停留于喉入口，则有吞咽痛或咽下困难；如异物位于声门裂，大者出现窒息，小者出现呛咳及声嘶、呼吸困难、喉鸣音等；如异物为小膜片状，贴于声门下，则可只有声嘶而无其他症状；尖锐异物刺伤喉部，可发生咯血及皮下气肿。

2）气管异物：异物进入气道立即发生剧烈呛咳、面红耳赤，并有憋气、呼吸不畅等症状，随着异物贴附于气管壁，症状可暂时缓解；若异物轻而光滑并随呼吸气流在声门裂和支气管之间上下活动，可出现刺激性咳嗽，闻及拍击音。气管异物可闻及哮鸣音，两肺呼吸音相仿。如异物较大而阻塞气管，可致窒息，此种情况危险性较大，异物随时可能上至声门引起呼吸困难或窒息。

3）支气管异物：患儿早期症状和气管异物相似，但咳嗽症状较轻。植物性异物如花生等，支气管炎症多较明显，如咳嗽、多痰。呼吸困难程度与异物部位及阻塞程度有关，大支气管完全阻塞时，听诊患侧呼吸音消失；不完全阻塞时，可出现呼吸音降低。

（三）心理 - 社会评估

患儿常因剧烈咳嗽、憋气甚至窒息而极度紧张和恐惧，患儿及家属十分担心和焦虑，应注意评估患儿及家属的情绪状态及对疾病的认知程度、文化层次和生活环境及教养方式。

三、护理诊断

（一）有窒息的危险

这与异物阻塞有关。

（二）恐惧

这与呼吸道不畅和担心预后有关。

（三）潜在并发症

肺炎、肺不张、肺气肿、气胸、心力衰竭等。

（四）知识缺乏

患儿及家属缺乏气管、支气管异物的相关知识。

四、护理目标

（1）患儿呼吸道阻塞解除，呼吸平稳。

（2）患儿及家属情绪稳定，积极配合诊疗和护理。

（3）患儿无并发症发生。

（4）患儿及家属对气管、支气管异物相关预防知识有一定的了解。

五、护理措施

（一）心理护理

护士应评估患儿及家属恐惧程度，给予安慰，耐心讲解与疾病有关的治疗方法及预后情况，使患儿情绪稳定，积极配合诊疗活动。

（二）专科护理

1. 术前护理

（1）病情观察：严密监测体温、心率、呼吸、血压、血氧饱和度的情况，如有异常及时告诉医生；血氧饱和度在90%以下者给予吸氧；了解异物的大小、形状、存留时间、咳嗽及进食的情况，观察患儿面色、神志及颈胸部有无皮下气肿的情况；让患儿保持安静，避免哭闹、躁动，不宜频繁更换体位，以防异物移位；告知家属此病随时可发生窒息，患儿不能离开病区，以免发生意外。

（2）常规检查：血常规、胸片等。

（3）患儿准备：协助家属做好患儿的卫生处置，穿好手术衣，戴好手腕带，做好禁饮、禁食的准备。

（4）物品的准备：准备好吸引器、氧气等急救物品，必要时准备好气管切开包。

2. 术后护理

（1）全麻术后护理：备好氧气、吸引器、心电监护仪等。待患儿回病房后6小时内采取去枕平卧位，头偏向一侧，全麻完全清醒后4～6小时先饮少量温水，无恶心、呕吐等症状后可进食温流质或半流质饮食。

（2）病情观察：观察患儿呼吸、面色、咳嗽及颈胸部有无皮下气肿的情况。

（3）遵医嘱给予抗炎、抗感染治疗；雾化吸入，每日2次。

（三）健康指导

护士应告知家属本病好发于5岁以下的儿童，指导家属在喂孩子吃饭时要专心，不可说笑、嬉闹，避免进食瓜子、花生、豆类等食品，养成良好的生活及饮食习惯，预防再次误吸异物；告知家属本病的危险性，如果发生此种情况应立即到医院就诊；嘱家属纠正患儿口中含玩物的不良习惯。

六、护理评价

（1）患儿呼吸道阻塞解除，呼吸平稳。

（2）患儿及家属情绪稳定，积极配合诊疗和护理。

（3）患儿无并发症发生。

（4）患儿及家属了解气管、支气管异物相关知识，能掌握相关预防气管、支气管异物知识。

（房玉辉）

第二节　食管异物

食管异物是耳鼻喉科常见的急症之一，多见于儿童及老年人。异物最常见于食管入口处，其次为食管中段，发生于下段者较少见。儿童食管异物以误吞玩具、硬币等多见，鱼刺、肉骨、鸡鸭骨等异物也较为常见。本病可有吞咽困难、吞咽疼痛与呼吸困难等临床表现，也可引起食管穿孔、颈部皮下气肿或纵隔气肿、食管周围炎、纵隔炎、大血管破溃与气管食管瘘等并发症。

一、临床表现

临床表现常与异物性质、大小、形状、梗阻的部位和时间以及继发感染等有关。

（1）吞咽困难：其程度与异物形状、大小、有无继发感染等有关。较小异物时，患儿虽有吞咽困难，但仍能进流质食物，进固体食物即呕吐；异物较大、尖锐性异物或继发感染时，可完全堵塞致患儿不能进食，严重者饮水也困难。吞咽困难明显时，患儿可伴有流涎、恶心、呕吐等症状。

（2）吞咽疼痛：疼痛程度因异物形状、大小、性质及有无继发感染等而不同。异物较小或较圆钝时，常仅有梗阻感，疼痛较轻；尖锐异物或棱角异物位于食管入口时，疼痛局限于颈正中或颈侧，伴有压痛，吞咽时疼痛更甚，患儿常能指出疼痛部位；异物位于食管上段时，疼痛部位常在颈根部或胸骨上窝处；胸段食管异物则出现胸骨后疼痛，可放射至背部；食管穿孔并发纵隔感染与脓肿时，疼痛加剧，伴有高热。

（3）呼吸道症状：异物较大，向前压迫气管后壁，或异物位置较高，未完全进入食管内，外露部分压迫喉部时，均可出现呼吸困难。唾液潴留流入喉内，或气管穿破形成食管气管瘘，常可引起呛咳。

（4）颈部活动受限：食管入口处有尖锐异物或已有食管周围炎的患儿，因颈部肌肉痉挛使颈项强直，头部转动困难。

（5）发热：引起食管炎、食管周围炎、纵隔炎和颈深部感染等并发症时，患儿可有体温升高、全身不适等症状。

（6）食管异物致食管穿孔而引起感染的患儿，发生食管周围脓肿或脓胸，则可有胸痛、吐脓；损伤血管，则可有出血、黑便等。

二、护理评估

（一）健康史

护士应仔细询问患儿或家属有无直接或间接误咽或自服异物史，仔细询问发病过程、时间、异物的种类、大小、有无院外处理等。

（二）身体状况

身体状况与异物性质、大小、性状、梗阻的部位和时间以及有继发感染等有关。

（三）心理－社会状况

患儿因疼痛、梗阻感强而极度紧张和恐惧，患儿及家属十分担心和焦虑，应注意评估患儿及家属的情绪状态及对疾病的认知程度、饮食习惯及进食方式等。

三、护理诊断

（一）急性疼痛

这与异物刺激局部黏膜有关。

（二）有感染的危险

这与异物停留时间久，引起继发感染有关。

（三）恐惧

这与担心疾病预后有关。

（四）潜在并发症

颈部皮下气肿或纵隔气肿、食管周围炎、纵隔炎与脓肿、大血管破溃、气管食管瘘及食管狭窄、下呼吸道感染等。

（五）知识缺乏

患儿及家属缺乏食管异物的相关知识。

四、护理目标

（1）患儿疼痛减轻或消失，患儿能耐受疼痛。

（2）患儿不发生感染或一旦发生能及时发现并处理。

（3）患儿能说出焦虑的原因，并能有效应对。

（4）患儿无并发症的发生或减少并发症的损害。

（5）患儿及家属能了解食管异物的相关知识，能掌握相关预防食管异物的知识。

五、护理措施

（一）心理护理

护士应评估患儿及家属恐惧程度，给予安慰，耐心讲解与疾病有关的治疗方法及预后情况，使患儿情绪稳定，积极配合诊疗活动。

（二）专科护理

1. 术前护理

（1）体位护理：异物确诊后应嘱患儿立即卧床休息，禁饮、禁食。如为尖锐带钩的异物则应绝对卧床休息，防止并发症的发生。

（2）协助做好辅助检查。如血常规、胸片等。

（3）患儿准备：协助家属给患儿换好手术衣，戴好手腕带，做好禁饮、禁食的准备。

2. 术后指导

（1）饮食：异物完全取出且无黏膜损伤者，清醒后 3 小时可给予流质或半流质饮食，2～3 天后改为普食；异物停留时间长，疑有黏膜损伤者应禁食 1～2 天；怀疑食道穿孔者应鼻饲流质饮食，维持水、电解质平衡。

（2）病情观察：给予吸氧，严密监测生命体征，若出现高热、呼吸困难、皮下气肿、局部疼痛加重、吞咽时呛咳及大量呕血或便血等情况，应及时通知医生。若异物入胃，应注意异物的排出情况。

（三）健康指导

护士应指导家属教会小孩进食时应细嚼慢咽，不宜过于匆忙，以防误咽；纠正儿童口含玩物的不良习惯；误咽异物后应立即就医，切忌自行吞咽饭团、馒头、韭菜等食物，以免加重损伤，增加手术难度，甚至出现严重的并发症。

六、护理评价

（1）患儿疼痛减轻或消失，能耐受疼痛。

（2）患儿未发生感染，一旦发生能及时发现并处理。

（3）患儿及家属掌握有关疾病知识，焦虑明显减轻。

（4）患儿无并发症的发生或减少并发症的损害。

（5）患儿及家属能了解食管异物的相关知识，能掌握相关预防食管异物的知识。

（房玉辉）

第三节　先天性食管狭窄

先天性食管狭窄（CES）是指出生后即已存在的因食管壁结构内在狭窄的畸形，如食管黏膜成环状或瓣状隔、食管型增厚等。在临床上十分罕见，多于幼年时发病，常需要手术治疗。幼儿反复发生食物反流或餐后呛咳，年长儿出现餐后喘息等表现，应高度怀疑本病。

一、临床表现

（一）食物反流

先天性食管狭窄的特征表现是进餐后的食物反流，摄取半固体或固体食物时症状更加明显。反流物主要为唾液和消化不良的乳汁或食物，并无酸味，亦不含胆汁。反流食物进入气管，患儿可出现呛咳或发绀。

（二）喘息

有些年长患儿，由于近端食管异常扩大，成为存有食物的囊袋，可压迫气管或支气管，产生喘息。

（三）营养失调

食管长期狭窄可致患儿出现营养不良，生长发育滞后，严重者会导致重度营养不良甚至危及生命。

二、护理评估

（一）健康史

护士应了解患儿有无反复发生食物反流或餐后呛咳，有无餐后喘息等症状。仔细询问发病过程、时间、处理情况。

（二）身体状况

护士应评估患儿有无营养不良或贫血的情况。

（三）心理 – 社会评估

护士应评估患儿和家属心理状况及对疾病的认知程度，评估患儿及家属的年龄、文化层次、生活环境及教养方式等。

三、护理诊断

（一）有窒息的危险

这与食物反流阻塞呼吸道有关。

（二）有感染的危险

这与进食后发生食物反流，反流食物和唾液可进入气管有关。

（三）进食模式的改变

这与术后禁食、留置胃管有关。

（四）营养失调：低于机体需要量

这与进食困难有关。

（五）潜在并发症

吸入性气管炎或肺炎、喉返神经损伤、吻合口瘘等。

四、护理目标

（1）患儿食物反流频率减少，无窒息发生，呼吸平稳。

（2）患儿不发生感染，一旦发生能及时发现并处理。

（3）患儿能适应禁食或者鼻饲的进食模式。

（4）患儿住院期间能得到合理、充足的营养。

（5）患儿无并发症的发生或减少并发症的损害。

五、护理措施

（一）心理护理

护士应评估患儿及家属恐惧程度，给予安慰，耐心讲解与疾病有关的治疗方法及预后情况，使患儿情绪稳定，积极配合诊疗及护理。

（二）专科护理

1. 术前护理

（1）饮食护理：患儿应多吃软食、流食，少吃油炸、坚硬的食物。注意少量多餐，进食低脂食物，可减少进食后发生反流症状的频率。饮食多元化，从不同的食物中补充身体所需的营养。

（2）病情观察：观察患儿有无出现呛咳、发绀、喘息等症状，如有异常及时告知医生配合处理。

（3）遵医嘱完成各项检查、化验。术前 1 日，按要求备皮，清洁局部皮肤，监测患儿的生命体征并记录。

2. 术后指导

（1）饮食护理：食管部分切除的患儿术后常规禁饮食 1 周左右，给予胃肠减压，禁食期间可给予静脉营养，待肠功能恢复以后，可停止胃肠减压，由静脉营养过渡至经营养管给予肠内营养支持，胃管拔出后试经口进清水，无咳呛等不适可逐渐由无渣全流质饮食逐渐过渡至半流质饮食，原则是少量多餐，由稀到稠，逐渐加量。指导患儿合理进食；

食管扩张术后嘱患儿及家属 1 周内以流食为主，以后可酌情进食半流或软食，并将食物细嚼慢咽，切勿狼吞虎咽，以免引起阻塞。饭后要保持直立体位 30 min 左右，睡眠时床头抬高 15° ～30° ，以防反流。

（2）病情观察：严密观察患儿有无呼吸困难、心率过快、血压下降、渗出液增多、体温升高、声嘶、失音或饮水后呛咳等异常情况。若有异常及时通知医生处理。

（3）体位护理：患儿术后取平卧位，术后清醒后改为半卧位，以利于呼吸和引流。

（4）呼吸道护理：合作的患儿，指导其有效咳嗽，排出痰液；不能合作的患儿，可以轻压其颈部气管部位，刺激气管引起咳嗽，协助排痰。痰液黏稠不易咳出时，给予雾化吸入，并给患儿叩背，帮助排痰。

（5）管道的护理：引流管要妥善固定，防止脱出。为防止患儿拔管，可适当约束患儿的双上肢，必要时约束下肢。观察引流液的量、颜色和性状，若有异常及时处理。

（三）健康指导

护士应指导患儿家属合理喂养，注意饮食卫生，如发现患儿有不明原因呕吐、呼吸困难，应立即来院就诊；注意少量多餐、低脂饮食，可减少进食后发生反流症状的频率；进食要细嚼慢咽，切勿狼吞虎咽。避免饭后立即平卧。

六、护理评价

（1）患儿食物反流频率减少，呼吸平稳，无窒息发生。

（2）患儿未发生感染或能及时发现并积极处理。

（3）患儿能适应禁食或者鼻饲的进食模式，积极配合治疗和护理。

（4）患儿住院期间能得到合理、充足的营养。

（5）患儿无并发症的发生或减少并发症的损害。

（房玉辉）

第四节　先天性食管闭锁

先天性食管闭锁和食管气管瘘简称先天性食管闭锁，是新生儿期消化道的一种严重发育畸形。主要表现为患婴吃奶时出现呕吐、发绀、呛咳和呼吸困难等症状。本病临床上并不少见，男女发病无差异，按食管闭锁的部位及是否合并有食管气管瘘，先天性食管闭锁可分为 5 种类型：Ⅰ型，食管近段及远段均为盲端，不通入气管，无食管气管瘘。此型占 7.7%。Ⅱ型，食管近段通入气管后壁，形成食管气管瘘，远端为盲端。此型少见，约占 0.8%。Ⅲ型，食管近段为盲端，远段通入气管后壁，形成食管气管瘘。其中依食管两段距离远近再分型，若距离超过 2 cm 为ⅢA 型；若不超过 2 cm 为ⅢB 型。ⅢA 型食管吻合相当困难，ⅢB 型食管吻合难度相对较小。据霍尔德（Holder）统计，此型最常见，约占 86.5%。Ⅳ型，食管近段及远段均分别通入气管后壁，形成两处气管食管瘘。此型亦很少见，约占 0.7%。Ⅴ型，食管腔通畅，无闭锁，但食管前壁与气管后壁相通，形成“H”形食管气管瘘，约占 4.2%。目前手术治疗是解决此病唯一有效的方法。

一、临床表现

（1）唾液不能下咽，反流入口腔，出生后即流涎、吐白沫。

（2）每次哺乳时，Ⅰ型和Ⅲ型患儿由于乳汁不能下送入胃，溢流入呼吸道；Ⅱ型及Ⅳ型和Ⅴ型患儿则乳汁直接进入气管，引起呛咳、呕吐，呈现呼吸困难、发绀，并易发生吸入性肺炎。食管下段与气管之间有食管气管瘘的Ⅰ型和Ⅳ型患儿则呼吸道内的空气可经瘘管进入胃肠道，引起腹胀。同时，胃液亦可经食管气管瘘反流入呼吸道，引起吸入性肺炎。

（3）由于食物不能进入胃肠道，患儿呈现脱水、消瘦。如不及时治疗，数日内即可死于肺部炎症和严重失水。体格检查常见脱水征象，口腔内积聚唾液。

（4）体格检查：并发肺炎的患儿，肺部可听到啰音，病变区叩诊呈浊音。

（5）辅助检查：

1）食管镜检查：经口或鼻腔放入食管镜，在上段食管盲端处即受阻不能通入胃内，或可看到封闭的食管。

2）经口或鼻腔放入导管，经导管注入少量水溶性碘造影剂即可显示上段食管盲端的位置和长度，并可判明上段食管气管之间有无瘘管。

二、护理评估

（一）健康史

护士应了解患儿有无唾液不能下咽，反流入口腔，出生后即流涎、吐白沫等症状。仔细询问吃奶时有无呛咳、呕吐、呼吸困难、发绀等症状。

（二）身体状况

护士应评估患儿的全身状况有无脱水、消瘦、肺部感染等征象。

（三）心理－社会状况

患儿常因呛咳、呕吐、憋气甚至窒息而导致家属极度紧张和恐惧，护士应注意评估患儿及家属的情绪状态及对疾病的认知程度、文化层次和生活环境及教养方式等。

三、护理诊断

（一）有窒息的危险

这与乳汁溢流入呼吸道有关。

（二）有感染的危险

这与乳汁、唾液溢流入气管及肺部有关。

（三）进食模式的改变

这与术后禁食、留置胃管有关。

（四）营养失调：低于机体需要量

这与进食困难有关。

（五）潜在并发症

吸入性气管炎或肺炎等。

四、护理目标

（1）经过精心护理，患儿减少乳汁、唾液流入气管、支气管及肺部的频率，无窒息发生。

（2）患儿不发生感染或一旦发生能及时发现并处理。

（3）患儿能适应禁食或者鼻饲的进食模式。

（4）患儿住院期间能得到合理、充足的营养。

（5）患儿无并发症的发生或减少并发症的损害。

五、护理措施

（一）心理护理

护士应评估患儿及家属恐惧程度，给予安慰，耐心讲解疾病有关的治疗方法及预后情况，使其情绪稳定，积极配合诊疗活动。

（二）专科护理

1. 术前护理

（1）饮食护理：患儿需绝对禁食，进行术前肠道准备；建立静脉通道，给予营养液支持。

（2）病情观察：观察患儿有无出现呛咳、发绀、喘息等症状，如有异常及时告知医生并配合处理。

（3）呼吸道护理：将患儿体位调整为右侧卧位，同时保持头高脚低。避免口腔和鼻腔内分泌物反流进入呼吸道，出现呼吸困难等情况；正确吸痰，保持呼吸道的通畅；持续低流量吸氧，维持正常血氧饱和度；雾化稀释痰液，促进分泌物引流，预防肺不张。

2. 术后指导

（1）饮食护理：术后初期严格禁食，遵医嘱给予静脉高营养治疗，保证机体水、电解质平衡。需密切观察患儿有无恶心、呕吐、腹胀及腹泻的情况，调整体外营养液的量及速度；经食管造影确认切口愈合后，将胃管拔除恢复人工喂养，逐渐增加奶量，观察有无腹胀及排便情况，同时做好口腔护理。

（2）病情观察：术后给予心电监护，严密观察患儿呼吸频率及节律的变化，重点关注患儿的神志、体温、心率、呼吸及血氧饱和度等情况，观察有无呼吸困难、心率过快、血压下降等异常情况。观察伤口有无渗出以及引流液的量、颜色和性状，并做好相关记录，若有异常及时报告给医生。

（3）呼吸道护理：术后常规呼吸机辅助呼吸，保证足够通气与供氧。呼吸机参数设定根据动脉血气分析等结果进行调整；注意妥善固定气管插管，必要时可通过床旁胸部X线片确认气管插管深度；拔除气管插管后，加强呼吸道湿化，及时清除呼吸道内分泌物。定时叩背吸痰，吸痰时动作轻柔，吸管插入不宜过深，防止损伤吻合口。

（4）引流护理：妥善固定引流管，床头应有醒目标识提示防止引流管脱落，必要时可适当约束患儿；严格无菌操作，密切观察患儿引流量并记录，观察引流液性质；保持患儿引流管插入部位的清洁，避免发生感染。

（三）健康指导

护士应指导患儿家属合理喂养，注意饮食卫生，如发现患儿有不明原因呕吐、呼吸困难，应立即来院就诊；注意少量多餐，避免饭后立即平卧。

六、护理评价

（1）患儿食物反流频率减少，呼吸平稳，无窒息发生。

（2）患儿未发生感染或能及时发现并积极处理。

（3）患儿能适应禁食或者鼻饲的进食模式，积极配合治疗和护理。

（4）患儿住院期间能得到均衡合理、充足的营养。

（5）患儿无并发症的发生或减少并发症的损害。

（房玉辉）

第五节　异物性食管穿孔

异物性食管穿孔是由食管异物造成的食管穿孔，可因异物的性质及存留的时间不同而并发，亦可在取出异物时发生。可引起脓胸、食管气管瘘、致死性的纵隔炎、纵隔脓肿和主动脉破裂等严重的并发症。

一、临床表现

（1）食管穿孔后患儿可表现为吞咽疼痛、进食困难。

（2）有食管周围炎或进而发生纵隔炎者，可出现发热、白细胞增高。

（3）儿童吞异物后，误服的日期多记不清。食管异物慢性穿孔者，可延迟几周至几个月才出现症状。

（4）异物腐蚀穿过食管壁，周围发生紧密纤维化反应，或穿孔发展成气管或支气管瘘，表现为发热及持续性咳嗽，而并不一定有吞咽困难。颈部皮下气肿提示颈段食管穿孔。

（5）胸部、颈椎X线摄片（正、侧位）检查：临床上遇到怀疑食管损伤者，均应做吞咽对比剂透视检查。典型的征象为：纵隔气肿，可有（或无）皮下气肿；气胸或液气胸；食管后缘有积气或纵隔阴影增宽；咽后间隙有积气或积液是颈段食管穿孔的典型征象。

（6）食管镜检查：完全性损伤病例很少需要做上部胃肠道纤维或电子内镜检查，该检查仅适用于对比剂X线造影检查阴性而临床有高度怀疑的病例，如鼻胃管吸引物内有血染；对食管黏膜有损伤的患儿，如食管贲门黏膜撕裂综合征（Mallory–Weiss综合征），这些患儿常有呕血症状；适用于检查吞服腐蚀剂物质如强酸或强碱后的食管损伤程度。内镜亦可用于治疗目的，如取出吞入的异物及内镜控制出血。

二、评估要点

（一）健康史

护士应评估患儿有无医源性、器械性手术后食管损伤，有无异物史，有无吞服腐蚀剂或烧伤病史。

（二）身体状况

护士应观察患儿有无呼吸困难、吞咽困难、发热、咳嗽、喘鸣、声嘶、局部压痛、皮下气肿、呃逆等。护士还应评估患儿既往身体状况、有无类似情况的发病史。

（三）心理－社会状况

护士应评估患儿和家属心理状况，评估不同年龄、文化程度的患儿对疾病的认知程度。

三、护理诊断

（一）有窒息的危险

这与食管气管瘘阻塞呼吸道有关。

（二）疼痛

这与食管及邻近组织炎症有关。

（三）有感染的危险

这与穿孔时间长，引发继发感染有关。

（四）体温过高

这与周围组织感染有关。

（五）潜在并发症

气胸、急性呼吸窘迫综合征、纵隔炎、食管瘘、大出血的危险等。

（六）进食模式的改变

这与禁食、留置胃管有关。

（七）营养失调：低于机体需要量

这与食管穿孔后不能经口进食有关。

四、护理目标

（1）经过精心的护理，患儿减少食物漏入气管、支气管及肺部的频率，无窒息发生。

（2）患儿疼痛减轻或消失。

（3）患儿不发生感染或一旦发生能及时发现并处理。

（4）经积极治疗和护理，患儿体温恢复正常。

（5）患儿无并发症的发生或减少并发症的损害。

（6）患儿能适应禁食或者鼻饲的进食模式。

（7）患儿住院期间能得到均衡、充足的营养。

五、护理措施

（一）心理护理

护士应帮助患儿了解发病的原因，治疗的目的、方法及预后，以消除紧张、焦虑等负面情绪，保持情绪稳定，树立信心，积极配合治疗与护理，以取得最佳的治疗效果。

（二）专科护理

1. 穿孔的早期识别

食管穿孔主要表现为发热、呕吐、吞咽困难、腹痛及烦躁，严重时会出现气促及呼吸困难等，早期观察及处理非常重要。患儿对症状与不适的表达不够全面。持续病情观察，重点观察体温变化，呼吸道症状，唾液、痰液是否呈血性，有无呕血，还需要关注有无颈部肿胀、红斑、压痛等皮下气肿的症状，一旦出现，应及时告知医生尽早处理。入院时未提示食管穿孔或者住院期间发现存在食管穿孔者，应给予早期、足量、正规使用抗生素行抗炎治疗，预防感染，静脉补液保持水、电解质平衡。

2. 病情观察

密切监测生命体征变化，保持呼吸道通畅。护士应评估患儿咳嗽、咳痰及口腔内分泌物情况，定时行叩背、吸痰；严密观察患儿有无疼痛加剧及食管穿孔等并发症的症状。

3. 管道护理

留置胃肠营养管可以使食管黏膜得到有效修复，妥善固定引流管，床头应有醒目标识提示防止引流管脱落，必要时可适当约束患儿；严格无菌操作，密切观察患儿引流量并记录，观察引流液的性质；保持患儿引流管插入部位的清洁，避免发生感染。

4. 饮食护理

患儿禁食、禁饮，对于颈部食管穿孔者可遵医嘱鼻饲饮食，给予全肠外营养支持、高营养饮食胃肠道灌注。

5. 生活护理

做好口腔护理，预防口腔溃疡、口腔黏膜炎。加强皮肤护理，保持床单元清洁、干燥、平整，防止患儿发生皮肤压力性损伤。

（三）健康指导

合理安排日常活动、劳逸结合，保证良好睡眠，避免精神紧张或过度疲劳。平时应加强锻炼，增强机体抵抗力；避免腐蚀性液体和锐利异物损伤、外伤性损伤等；进食不宜过于匆忙，尤其吃带有骨刺类食物时，以防误咽。异物误吞后，应立即就医及时取出；教育儿童改正口含物品玩耍的不良习惯；疾病知识指导及时确诊、减少感染蔓延、尽早闭合穿孔。

六、护理评价

（1）经过精心的护理，患儿减少食物漏入气管、支气管及肺部的频率，无窒息发生。

（2）患儿疼痛减轻或消失。

（3）患儿未发生感染或能及时发现并积极处理。

（4）能有效控制患儿体温或体温恢复正常。

（5）患儿无并发症的发生或减少并发症的损害。

（6）患儿能适应禁食或者鼻饲的进食模式。

（7）患儿住院期间能得到均衡、充足的营养。

（房玉辉）

第六节　食管腐蚀伤

误服或吞服腐蚀性物质造成的口、咽与食管的化学性灼伤称食管腐蚀伤。食管腐蚀伤是食管外伤中最常见的一种，腐蚀剂多为强酸或强碱，此外，醛类、酚类、卤素类等也可引起食管腐蚀伤。如果处理不当，可引起食管穿孔、瘢痕狭窄或食管闭锁，导致营养不良，影响患儿的生活质量，甚至危及生命。

一、临床表现

（1）急性期：1～2 周。

1）局部症状：①疼痛：腐蚀剂吞入后，可立即出现口、咽、胸骨后或背部疼痛。②吞咽困难：主要因惧怕疼痛不敢吞咽，常伴有唾液外溢、恶心等。③恶心、呕吐：主要因膈肌与胃受刺激的缘故，全身中毒也可引起恶心、呕吐。④声嘶及呼吸困难：当腐蚀剂侵入喉部，出现喉黏膜水肿时，可出现声嘶及喉梗阻症状。⑤若背部及上腹部疼痛加重、腹壁紧张、膈下游离气体、呼吸困难，应考虑食管及胃管穿孔的可能。⑥口腔、咽喉黏膜充血、肿胀，上皮脱落后则有白膜形成，继发感染，常有腐烂污秽变。

2）全身症状：病情严重者常在服药后 2～3 周出现全身中毒症状，表现有发热、脱水、昏睡或休克等。

（2）缓解期：受伤 1～2 周后，全身一般情况开始好转，创面逐渐愈合，疼痛及吞咽困难缓解，饮食逐渐恢复正常，Ⅰ度腐蚀伤者 2～3 周愈合，Ⅱ度、Ⅲ度腐蚀伤者缓解期可历时数周至数月。

（3）狭窄期：病变累及肌层者，经过 3～4 周或更长一些时间缓解期过后，由于局部结缔组织增生，继之瘢痕收缩而致食管狭窄，再度出现渐进性吞咽困难，如狭窄部位以上食管发生扩张，进食后食物潴留会出现呕吐。食管腐蚀伤轻者可进流质饮食；重者滴水不进，易出现脱水及营养不良等全身症状。

（4）口、咽、喉部检查：口唇及口腔、咽部可有腐蚀伤，口腔、咽部黏膜充血、肿胀，黏膜上皮脱落、溃疡及假膜形成。会厌舌面、破裂处可出现明显水肿，可见呼吸困难，必要时酌情行间接喉镜检查，了解下咽及喉部情况。

二、护理评估

（一）健康史

护士应详细询问患儿有无吞服腐蚀剂病史，有无误饮情况发生，接触腐蚀剂的性质、浓度、数量、接触的时间，是否做过自行处理，做过哪些处理等。

（二）身体状况

护士应观察患儿有无口、咽、胸骨后或背部、腹部疼痛；观察患儿有无吞咽困难、唾液外溢、恶心、发热、声嘶及喉梗阻等症状，评估患儿口腔及咽喉黏膜情况；监测生命体征，观察尿量是否改变；注意检查患儿腹部情况，及时发现胃穿孔。

（三）心理 – 社会状况

护士应评估患儿和家属心理状况，评估不同年龄、文化程度的患儿对疾病的认知程度。

三、护理诊断

（一）有窒息的危险

这与食管腐蚀伤造成咽、喉部黏膜充血、水肿有关。

（二）疼痛

这与腐蚀剂灼伤有关。

（三）有感染的危险

这与导致食管穿孔继发感染有关。

（四）体温过高

这与周围组织感染有关。

（五）清理呼吸道无效

这与腐蚀伤损伤下呼吸道有关。

（六）语言沟通障碍

这与声音嘶哑和喉部受腐蚀伤有关。

（七）潜在并发症

食管穿孔、纵隔炎、食管狭窄、心包炎、胃烧伤、腹膜炎、肺水肿、喉阻塞等。

四、护理目标

（1）患儿咽、喉部黏膜充血、水肿得到控制，无窒息发生。

（2）患儿疼痛减轻或消失。

（3）患儿不发生感染，一旦发生能及时发现并处理。

（4）经积极治疗和护理，患儿体温恢复正常。

（5）保持患儿呼吸道通畅，防止窒息。

（6）患儿增加语言交流能力、社会适应能力。

（7）患儿无并发症的发生或减少并发症的损害。

五、护理措施

（一）心理护理

护士应帮助患儿了解发病的原因，治疗的目的、方法及预后，以消除紧张、焦虑、恐惧等负面情绪，保持情绪稳定，树立信心，积极配合治疗与护理，以取得最佳的治疗效果。

（二）专科护理

1. 急救处理

护士应详细了解腐蚀剂的性质、浓度、吞服时间及量；观察患儿有无中毒、休克、呼吸困难等情况，如有异常，应及时报告并协助医生做好处理；针对腐蚀剂性质，给予中和处理：碱性腐蚀剂可用食醋、2% 乙酸、橘汁或柠檬叶漱口或分次少量服用；酸性腐蚀剂可口服氢氧化铝凝胶、氧化镁乳剂或淡肥皂水，禁用苏打水中和，以免在胃内产生大量二氧化碳而致胃穿孔；经上述中和处理后，再服用牛奶、蛋清、液状石蜡或植物油等，使之覆盖于食管创面防止粘连；中和剂应在误吞腐蚀剂后立即服用。

2. 留置胃管

在急救处理后，病情稍稳定，可小心插入胃管进行鼻饲，既可供给营养，又可起到维持管腔的作用。但不能强行插入，以免引起食管穿孔。

3. 口腔护理

根据患儿情况，选择适宜的口腔护理液，保持口腔清洁，可有效控制感染的发生。

4. 病情观察

密切观察生命体征，如患儿出现高热、声嘶、呼吸困难、脱水、昏睡或休克、疼痛加重、中毒症状等情况，及时报告医生进行处理；观察口中分泌物是否带有血性；如有无呕血、便血，应警惕胃穿孔的发生；观察大便颜色，有无黑便，记录大便量；观察患儿肾功能及水、电解质平衡状况，记录每日出入液量；观察患儿疾病缓解期是否再次出现吞咽困难、呕吐等不适症状；观察患儿有无疼痛加剧及食管穿孔等并发症的症状，预防并发症的发生。

（三）健康指导

（1）安全管理腐蚀性物质，一定要放在儿童接触不到的地方，以防意外。教育儿童注意饮食安全；加强对强酸或强碱等腐蚀剂的存放管理，容器上要有醒目的标记，专人管理，上锁存放；腐蚀剂要放在原装容器内，切勿改放在饮料瓶或其他食品容器内；腐蚀剂用后要立即放回原处，妥善保管。

（2）向患儿交代饮食方式及要求。一旦误服毒物，应及时送医院救治，急性期尽早清除或中和胃肠道尚未吸收的毒物，防止发生严重并发症。

（3）向患儿讲解吞咽功能恢复的过程。虽可进食，但并不是已痊愈，也要进行定期随访。

（4）对有精神疾病和自杀倾向的患儿，家属应加强看护。

六、护理评价

（1）患儿无窒息发生。

（2）患儿疼痛减轻或消失。

（3）患儿不发生感染或一旦发生能及时发现并处理。

（4）患儿体温得到控制或恢复正常。

（5）保持患儿呼吸道通畅，防止窒息。

（6）患儿能有效进行交流。

（7）患儿无并发症的发生或减少并发症的损害。

（房玉辉）

第九章　听力学检查及护理配合

第一节　检查模式

听力检查是耳科诊断中不可缺少的手段之一，通过各种检查方法，可以了解受检者的听力是否正常、确定听力损失的程度和性质，以及听觉系统中传音部分、感音部分和中枢听觉通路不同部位疾患的定位诊断。听力检查不但可为耳科医生和听力工作者提供临床诊断的重要资料，也是决定如何对耳聋患儿进行治疗的必要依据，如助听器的使用、听力的重建和保存，以及对耳聋患儿的教育等问题。

听力检查是观察受检者对音响刺激所引起的反应。临床听力检查分为主观测听法和客观测听法两大类。主观测听法是由受检者主观判断对声刺激的感受，包括语音检查法、表试验、音叉试验、纯音听阈及阈上功能测试、言语测听等，其结果经常受到受试者主观意识、情绪、年龄、文化程度和反应能力及行为配合的影响，故在某些情况下（如耳聋、弱智、婴幼儿、反应迟钝者等），检测结果不能完全反映受试者的实际听功能水平。客观测听法无需受试者的行为配合，不受其主观意识的影响，结果相对客观、可靠，但结论判断的正确性与操作者的经验、水平有关，常用的客观测听法有声导抗测试、电反应测听以及耳声发射测试等。与主观测听法相比，客观测听法的频率特性较差，对每一个频率的听阈难以作出精确的评价。

（房玉辉）

第二节　纯音听阈测试法

目的：用于测试听觉范围内不同频率的听敏度。能较准确地判断耳聋的类型、程度，初步判断病变部位，且能记录存档，供前后比较。

适应证：能正确配合的听力障碍的患儿。

检查方法：利用纯音听力计产生 125～10000 Hz 的倍频纯音（其强度可调节），进行听阈及阈上功能测试。包括气导听阈及骨导听阈测试两种，常规测试准备如下：

（1）一般先测试气导，然后测骨导。

（2）测试前先向受试者说明检查方法，描述或示范低频音与高频音的声音特征，请受试者在听到测试声时，无论其强弱，立即以规定的动作表示之。

（3）检查从 1000 Hz 开始，以后按 2000 Hz，3000 Hz，4000 Hz，6000 Hz，8000 Hz，250 Hz，500 Hz 顺序进行，最后再对 1000 Hz 复查 1 次。

（4）正式测试前，先选择听力正常或听力较好之耳做“熟悉试验”。

（1）纯音气导听阈测试：纯音气导听阈测试有经气导耳机和自由声场测听两种方式，

标准手法有上升法和升降法两种。

上升法：最初测试声听力级应比上述“熟悉试验”中受试耳刚能听及的听力级降低10 dB，以“降10（dB）升5（dB）”规则（“up 5 dB，down 10 dB step”）反复测试5次。如在此5次测试中受试者有3次在同一听力级作出反应，即可确定该听力级为受试耳之听阈，将此记录于纯音听阈图上。

升降法：升降法与上升法基本相同，但以“升5（dB）降5（dB）法”反复测试3次，3次所测听力级之均值为听阈。

（2）纯音骨导听阈测试：纯音骨导听阈测试时，将骨导耳机置于受试耳鼓窦区，对侧耳戴气导耳机，被测试耳之气导耳机置于额颞部，以免产生堵耳效应。测试步骤和方法与气导测试相同。

当测试耳的刺激声强度过大时，应注意避免产生交叉听力。交叉听力指在测试聋耳或听力较差耳时，如刺激声达到一定强度但尚未达受试耳听阈，却已以被对侧耳听及的现象，交叉听力又称“影子听力”，由此描绘的听力曲线与对侧耳之听力曲线极为相似，称为“音影曲线”。“音影曲线”可出现于骨导和气导测试中，为了避免“音影曲线”的产生，在测试纯音听阈时，应注意采用掩蔽法。由于测试声经受试耳传入颅骨后，两耳间的声衰减仅为0～10 dB，故测试骨导时，非测试耳一般均予掩蔽。气导测试声绕过或通过颅骨传至对侧耳，其间衰减30～40 dB，故测试气导时，当测试耳气导比非测试耳骨导听阈差值大于等于40 dB时，则非测试耳亦应予以掩蔽。用作掩蔽的噪声有白噪声和窄频带噪声两种，目前一般倾向于采用以测试声频率为中心的窄频带噪声。

（3）护理配合：

1）检测在隔声室内进行，室内环境噪音低于30分贝A声级［dB（A）］。

2）测试前，先向受试者说明检查方法，并示范听到测试声后应作出的反应。

3）测试前去除受试者的眼镜、头饰、耳环及助听器等，并清洁外耳道。

4）戴耳机时应清除耳机与耳之间的头发，将耳机头带固定，松紧适宜，注意将耳机中央之振动膜对准耳道口。红色标记的耳机为右侧，蓝色标记为左侧。

5）测试过程中请受试者尽量坐得舒适，避免说话，不移动身体，保持安静。

6）测试过程中，如受试者出现情绪不稳定或身体不适时，应停止测试，可休息片刻，分次测试。

7）测试结束后，记录、整理检查结果并留档。

（4）纯音听阈图的分析：纯音听阈图以横坐标示频率（Hz），纵坐标示声强级（dB），用相应符号将受试耳的听阈记录于图中。再将各相邻音频的气导听阈符号连线，骨导符号虚线相连，如此即可绘出纯音听阈图（或称听力曲线，audiogram）。完整的纯音听力图应包括四条曲线，分别为左、右耳的气导、骨导曲线。根据纯音听阈图的不同特点，可对耳聋作出初步诊断：

1）传导性聋：单纯传导性听力损失通常由于外耳、中耳传音系统的病变引起，听力图上表现为气导下降而骨导相对正常，气骨导间有间距，此间距称气－骨导差，此气－骨导差一般不大于60 dB（HL）。气导曲线平坦，或低频听力损失较重而曲线呈上升型。

2）感音神经性聋：单纯感音神经性听力损失由于耳蜗或听神经病变引起，气导、骨导曲线呈一致性下降，无气骨导差。一般高频听力损失较重，故听力曲线呈渐降型或陡降型。严重的感音神经性聋其曲线呈岛状。少数感音神经性聋以低频听力损失为主。

3）混合性聋：气、骨导曲线均下降，但存在一定气骨导差值，则意义为混合性聋，兼有传导性和感音神经性的成分。

（房玉辉）

第三节　言语测听法

纯音听阈只说明受试耳对各种频率纯音的听敏度，不能全面反映其听功能状况，例如感音神经性聋者多有“只闻其声，不明其意”的现象。言语测听法作为听功能检查法的组成部分，不仅可弥补纯音测听法的不足，而且有助于耳聋病变位置的诊断。言语测听法是将标准词汇录入磁带或CD光盘上，检测时将言语信号通过收录机或CD机传入听力计并输送至耳机进行测试。主要测试项目有言语接受阈（speech reception threshold，SRT）和言语识别率（speech discrimination score，SDS）。言语接受阈以声级（dB）表示，在此声级上，正常受试耳能够听懂50%的测试词汇。言语识别率是指受试耳能够听懂所测词汇中的百分率。将不同声级的言语识别率绘成曲线，即成言语听力图（见图9-1）。根据言语听力图的特征，可鉴别耳聋的种类。

言语测听法尚可用于评价耳蜗植入术后听觉康复训练效果，评估助听器的效能等。

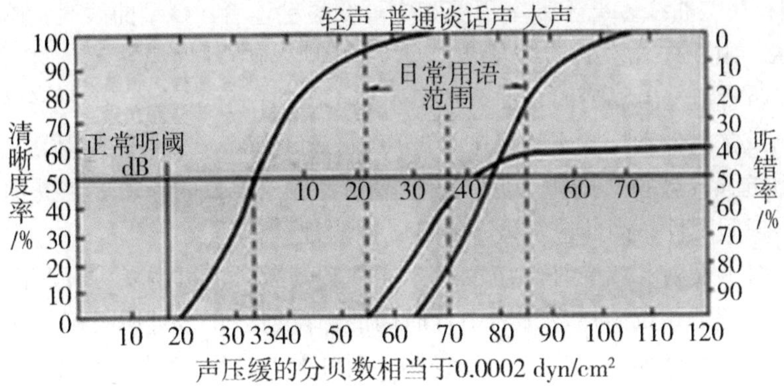

图9-1　言语听力图

（房玉辉）

第四节　声导抗检测法

声导抗测试是临床最常见的客观测试听力的方法之一。主要通过测量鼓膜和听骨链的弹性（劲度）以反映出整个中耳传音系统的声导抗状态。

目的：测试中耳传导系统、听神经以及脑干听觉通路的功能。

适应证：用于判断耳聋的性质、病变的部位、对周围性面瘫进行定位诊断及预后判断。

操作方法：中耳导抗仪根据等效容积工作原理，由导抗和刺激信号两大部分组成。导抗桥有3个小管被耳塞引入密封的外耳道内：上管发出探测音和不同强度和频率的声音，以观察鼓膜在压力变化时的导抗动态变化以及同侧和对侧的镫骨肌声反射。下管将鼓膜反射到外耳道的声能引入微音器，转换成电讯号，放大并由平衡器显示。中管与气泵相连控制外耳道气压变化。改变外耳道压力，测量鼓膜被压或拉出时声导抗的动态变化，同时用记录仪以压力声顺函数曲线形式记录下来，形成鼓室导抗图。

（1）鼓室导抗测量：鼓室导抗测量为测量外耳道压力变化过程中的声导抗值，是声导抗检测的重要组成部分。

1）静态声顺：鼓膜在自然状态和被正压压紧时的等效容积毫升数，即声顺值。两者之差为鼓膜平面的静态声顺值，代表中耳传音系统的活动度；正常人因个体差异，此值变化较大，且与各种中耳疾病重叠较多，不宜单独作诊断指征，应结合镫骨肌声反射与纯音测听综合分析。

2）鼓室导抗图：在 +1.96～-1.96 kPa（+200～-200 mmH_2O）范围连续逐渐调节外耳道气压，鼓膜连续由内向外移动所产生的声顺动态变化，可用荧光屏或平衡计显示，用记录仪以压力声顺函数曲线形式记录下来，称为鼓室导抗图或声顺图、鼓室功能曲线。根据曲线形状，声顺峰与压力轴的对应位置（峰压点），峰的高度（曲线幅度）以及曲线的坡度、光滑度等，可较客观地反映鼓室内各种病变的情况。横坐标为外耳道压力，纵坐标为声导纳，可以鉴别中耳病变，提示鼓室压力。一般来讲，凡中耳功能正常者曲线呈 A 型；As 型常见于耳硬化、听骨固定或鼓膜明显增厚等中耳传音系统活动度受限时；若其活动度增高，如听骨链中断、鼓膜萎缩、愈合性穿孔以及咽鼓管异常开放时，则曲线可呈 Ad 型；B 型曲线多见于鼓室积液和中耳明显粘连者；C 型曲线表示咽鼓管功能障碍、鼓室负压。由于中耳疾病错综复杂，且上述图形与中耳疾病并无一对一之关系，特别是在鼓膜与听骨链复合病变时，曲线可以不典型，应结合其他检查综合分析。

声导抗测试常用低频探测音检测中耳的声顺（compliance 劲度的倒数）。因婴儿中耳顺应性差，阻抗强，鼓膜共振频率低，低频探测音传入中耳的能量容易受损，低频探测音检查容易出现假阴性，因此应加做 1000 Hz 探测音。

（2）镫骨肌声反射：在受外界声音或其他种类刺激时，可诱发中耳肌肉的反射性收缩，由声刺激引起的该反射活动称为中耳肌肉的声反射。正常耳诱发镫骨肌声反射的声音强度为 70～100 dB（SL）。正常人左右耳分别可引出交叉（对侧）与不交叉（同侧）两种反射。镫骨肌声反射检测内容包括反射阈、振幅、潜伏期、衰减、图形等。其应用较广，目前主要用于：估计听敏度；鉴别传导性聋与感音性聋；确定响度重振与病理性适应；识别非器质性聋；为蜗后听觉通路及脑干疾病提供诊断参考；可对某些周围性面瘫做定位诊断和预后预测，以及对重症肌无力作辅助诊断及疗效评估。

（房玉辉）

第五节　耳声发射检测法

声波引起耳蜗基底膜振动时，外毛细胞产生主动收缩，并由内耳向中耳、外耳道逆行传播振动波，这种产生于耳蜗，经听骨链和鼓膜传导释放到外耳道的音频能量称为耳声发射。

目的：可以准确反映耳蜗外毛细胞的功能状态。

因其具有客观、简便、省时、无创、灵敏等优点，目前在临床上已用于：婴幼儿的听力筛选方法之一；对耳蜗性聋（如药物中毒性聋、噪音性聋、梅尼埃病等）的早期定量诊断；对耳蜗性聋及蜗后性聋的鉴别诊断；有助于耳鸣的临床检测和治疗。耳声发射正常而听觉脑干反应异常的耳聋提示听神经病。

操作方法：对受试耳进行一定的声刺激诱发耳声发射，用高灵敏度的微音器记录，并将不同频率的声发射阈连线绘成耳声发射图，进行综合分析。

耳声发射按是否有外界刺激诱发可分为自发性耳声发射（spontaneous otoacoustic emission，SOAE）和诱发性耳声发射（evoked otoacoustic emission，EOAE）。诱发性耳声发射（EOAE）又分为瞬态诱发耳声发射（transiently evoked otoacoustic emission，TEOAE）、畸变产物耳声发射（distortion product otoacoustic emission，DPOAE）、刺激频率耳声发射（stimulus frequency otoacoustic emission，SFOAE）、电刺激耳声发射（electrically evoked otoacoustic emission，EEOAE）。

临床上最常选用的是畸变产物耳声发射（DPOAE）。它是同时给予两个具有一定的频比关系（f_1 和 f_2，且 $f_1 < f_2$，$f_2/f_1 < 1.5$）

的纯音诱发的耳声发射。信号出现于与两个刺激音有关的固定频率上，遵循 $nf_1 \pm mf_2$ 的公式，以 $2f_1-f_2$ 反应幅值最大、最稳定。反应幅值高于本底噪声 6 dB 以上为正常。

护理配合：

（1）检测在隔声屏蔽室内完成。

（2）检测前清理患儿外耳道，防止耵聍堵塞。

（3）检测时患儿要保持安静，避免说话、吞咽及擤鼻等动作，不移动身体，较小婴幼儿应在睡眠状态下完成。

（4）选择与外耳道相匹配的探头，且探头不能与外耳道壁相粘连。

（5）检测结束后，记录、整理检查结果并留档。

（房玉辉）

第六节　听性诱发电位检测法

声波在耳蜗内通过毛细胞转导、传入神经冲动，并沿听觉通路传到大脑，在此过程中产生的各种生物电位，称为听性诱发电位（auditory evoked potentials，AEP）。用这些电位作为指标来判断听觉通路各个部分功能的方法，称电反应测听法（electric response audiometry，ERA）。这是一种不需要受试者作主观判断与反应的客观测听法。目前用于临床的主要有耳蜗电图、听性脑干诱发电位、多频听觉稳态反应、中潜伏期反应及皮层电位等。

（1）耳蜗电图：在给声刺激时，从耳蜗可以记录出多种电位变化，统称耳蜗电位。耳蜗电图（electrocochleograph，ECochG）包括 3 种诱发电位：耳蜗微音电位（CM）、总和电位（SP）以及听神经复合动作电位（CAP，常简写为 AP）。耳蜗电图的临床应用：作为梅尼埃病的诊断依据；蜗后性病变诊断（听神经瘤、桥小脑角肿瘤）等。

（2）听性脑干反应测听：听性脑干反应测听（auditory brainstem response audiometry，ABR）是检测声刺激诱发的脑干生物电反应，由数个波组成，又称“听性脑干诱发电位”。

1）检测方法：刺激声为短声、滤波短声或短纯音，刺激速率 21.1 次 / 秒，带通滤波 100～3000 Hz，平均叠加 1000～2000 次，分析窗宽 10 ms。记录电极为纽扣式电极，置前额发际皮肤处，参考电极分别置于左右耳乳突部或耳垂内侧面，眉间接地电极。

2）听性脑干诱发反应：听性脑干诱发反应由潜伏期在 10 ms 以内的 7 个正波组成，它们被依次用罗马数字命名。波形中最重要的波峰是Ⅰ、Ⅲ、Ⅴ波，其中以Ⅴ波最明显，随着刺激强度的减小，Ⅴ波最后消失，所以用Ⅴ波的反应阈测定听阈。临床上分析指标包括：Ⅰ、Ⅲ、Ⅴ波的峰潜伏期及振幅；Ⅰ～Ⅲ、Ⅲ～Ⅴ、Ⅰ～Ⅴ波的峰间期；两耳Ⅴ波峰潜伏期和Ⅰ～Ⅴ波峰间期差；各波的重复性等。正常人在同一强度下各波潜伏期比较稳定，幅度在个体间差异较大，所以波间期在临床中应用价值很大。正常标准为：Ⅰ～Ⅴ间期小于 4.5 ms，Ⅰ～Ⅲ间期小于 2.5 ms，Ⅲ～Ⅴ间期小于 2.2 ms，Ⅴ / Ⅰ幅度比大于 1，当出现Ⅴ / Ⅰ小于 1，特别是小于 0.5 时有意义。但应注意儿童 ABR 的波Ⅰ幅度常大于波Ⅴ。

3）临床应用：听性脑干诱发反应可用于判定高频听阈、新生儿和婴幼儿听力筛查、鉴别器质性与功能性聋、诊断桥小脑角占位性病变等；对听神经病、多发性硬化症、脑干胶质瘤、脑外伤、昏迷、脑瘫痪、脑死亡等中枢神经系统疾病的诊断、定位与治疗选择、结果判断等，可提供有价值的客观资料。

4）护理配合：A. 检测在隔声屏蔽室内完成；B. 检测前清理患儿外耳道，防止耵聍堵塞；C. 患儿需在睡眠状态下完成测试，测试前可给予镇静催眠药；D. 皮肤用无水酒精脱脂，正确安装电极，电极与皮肤间的电阻必须小于 10 kΩ；E. 检测结束后，记录、整理检查结果并留档。

（3）中潜伏期听诱发电位与 40 Hz 听相关电位：中潜伏期听诱发电位（middle latency auditory evoked potential，MLAEP）是在给声后 12～50 ms 记录到的诱发电位。

40 Hz 听相关电位（40 Hz auditory event related potential，40 Hz AERP）是指以频率为 40 Hz 的刺激声所诱发、类似 40 Hz 的正弦波电位。其为听稳态诱发电位，属于中潜伏期反应的一种。主要用于对听阈阈值的客观评估，尤其是对 1000 Hz 以下频率的听阈确定更有价值。

（4）皮层听诱发电位：皮层听诱发电位（cortical auditory evoked potential，CAEP）产生于声刺激后 30～100 ms 以内，属于慢反应，可由短纯音诱发，故可客观检测不同频率的听阈。

（5）多频稳态诱发电位：多频稳态诱发电位（multiple-frequency auditory steady-state evoked responses，ASSR）的原理是调频（FM）和调幅（AM）处理后的不同频率声波（载频 CF），刺激耳蜗基底膜上相应部位听觉末梢感受器，其听神经发出神经冲动，沿听觉通路传至听觉中枢，并引起头皮表面电位变化，这种电位变化通过放大技术，可由计算机记录下来。计算机再对反应信号振幅和相位等进行复杂的统计学处理，系统自动判断是否有反应出现。

1）检测方法：采用双通道模式。患儿平躺在床上。刺激声为经 FM 和 AM 处理的不同频率的声波，两耳载频为 0.5 kHz、1.0 kHz、2.0 kHz、4.0 kHz，左耳调频为 77 Hz、

85 Hz、93 Hz、101 Hz，右耳调频为 79 Hz、87 Hz、95 Hz、103 Hz。电极为纽扣式电极，记录电极位于前额发际皮肤处，接地电极位于眉间，两侧乳突部为参考电极。增益为 100 K，带通滤波为 30～300 Hz，平均叠加 400 次，伪迹拒绝水平为 31%，耳塞为 ER–3A 插入式。

2）结果判断：电脑根据所采集的信号，对其进行复杂的统计学分析，自动判断结果，得到客观听力图、相位图、频阈图和详细的原始数据。

3）临床应用：多频稳态诱发电位技术属于客观测听方法，在不能进行行为测听或行为测听不能得到满意结果人群的听力测量中，是很重要的。因其测试结果频率特异性高，客观性强，可适用于重度和极重度耳聋患儿。它还是婴幼儿听力检测中一种可靠而重要的手段，对于确定婴幼儿（尤其小于 6 个月）各个频率的听力损失程度极为重要，是婴幼儿选配助听器时不可缺少的检测手段。

4）护理配合：同听性脑干反应测听。

（房玉辉）

第七节　婴幼儿听力检测法

可用于婴幼儿听力检测的方法包括上述各项客观检查方法。此外，常用于婴幼儿听力检测的行为测听方法如下：

一、行为观察测听

行为观察测听（behavioral observation audiometry，BOA）是对正在玩弄玩具的受试儿童发出刺激声，并观察受试儿童对刺激声的行为反应，如中止吮吸、眨眼等。行为观察测听选用于 0～6 个月的婴幼儿和还不能主动控制头部运动的婴幼儿。

二、定向反应测听

条件定向反应测听（conditional orientation response audiometry，COR）是观察受试儿童听到刺激声后，转头寻找声源方向的反应。适合 1～3 岁幼儿。

三、视觉强化测听

视觉强化测听（visual reinforcement audiometry VRA）与条件定向反应测听的测听设计基本类似，但 VRA 的视觉强化玩具位于受试儿童正前方，与刺激声源呈 90° 。

四、可触奖品条件强化操作测听

可触奖品条件强化操作测听（tangible reinforced operant conditioning audiometry TROCA）是通过吸引受试儿童听到刺激声后，自己按某一装置的按钮而获得奖品的方法，进行条件反射测听，适合 2～4 岁幼儿。

五、游戏测听

游戏测听（conditional play audiometry，CPA）是用刺激声结合各种游戏建立条件反射来进行测听。适合 3 岁以上儿童。

（房玉辉）

第八节　新生儿听力筛查

新生儿先天听力损失的发病率是1‰～3‰，在重症监护室中可达到2%～4%，是目前所筛查的新生儿疾病中发病率最高的。及早发现听力障碍，做到早期诊断，早期干预，从而达到使患儿“言语发育和其他神经发育不受影响或少受影响”的新生儿听力筛查的总体目标。我国于1999年由中国残联、卫生部等10个部委联合下发《关于确定爱耳日的通知》（残联康字〔1999〕第222号），把新生儿听力筛查纳入妇幼保健常规检查项目。目前，全国多数省市已经制定了新生儿听力筛查的相关法律法规和管理办法。

一、建立新生儿听力筛查网络

建立以各区县妇幼保健院及接产机构为基础的筛查网络。由各区县妇幼保健院及接产机构对本区域的新生儿进行听力初筛，初筛未通过者则转至上一级机构或定点转诊中心。由定点转诊中心对初筛未通过的婴儿进行复筛、确诊，对有听力障碍的婴儿进行干预，并将结果上报上一级卫生行政机构。

二、筛查时间及程序

新生儿出生后第3～5天初筛，初筛未通过者出生后第42天进行复筛，复筛仍未通过者则3月龄时进行第三次筛查；若仍未通过，进入诊断程序，即综合运用多频声导抗、OAE、ABR等检测手段评估听力。

三、筛查对象

所有新生儿均应筛查。高危新生儿是筛查的重点：

（1）亲属中有先天遗传性耳聋史。

（2）围产期感染包括宫内感染及新生儿期感染。

（3）新生儿期胆红素脑病及高胆红素血症。

（4）围产期缺血缺氧性疾病。

（5）低体重儿及早产儿。

（6）先天畸形，尤其颅面部畸形合并听力障碍较多。

（7）新生儿出生后使用了氨基糖苷类抗生素等耳毒性药物，母亲孕期曾使用过耳毒性药物。

（8）其他因素：如噪声、产伤、糖尿病母亲低血糖、母亲甲状腺功能减退等也影响新生儿听力。

（9）入住新生儿重症监护病房（NICU）治疗超过48小时及以上的新生儿。

四、测试方法

应用耳声发射测试（DPOAE、TEOAE）和/或自动听性脑干诱发电位测试。

自动听性脑干反应（automated auditory brainstem response，AABR）是在ABR基础上发展起来的，所用刺激声是短声，不具有频率特性，通过标准通常定为30～35 dB nHL，AABR反映外耳、中耳、鼓膜、听神经直至脑干功能状态。

五、检测步骤及护理配合

（1）在通风良好的专用房间内测试，环境噪音低于45分贝A声级［dB（A）］。

（2）检查外耳道，清理耳道内过多的耵聍及皮脂，以免影响测试结果。

（3）受检儿处于安静状态下测试。

（4）根据耳道大小选择合适的耳塞。

（5）两耳分别测试，轻轻放入探头，避免漏气或挤压耳道，仪器自行显示结果，如未通过，需重复2～3次测试。

（6）填写登记表并记录结果，告知家长检测结果，并做相应解释和有关听力健康宣教工作。

六、诊断

复筛阳性的患儿进行耳鼻咽喉科检查及多频声导抗测试、耳声发射测试、听性脑干诱发电位检测、多频稳态检测、行为测听及其他相关检查，并进行医学和影像学评估，一般在6月龄作出诊断。有高危因素的新生儿在随访过程中发现听力障碍应进行进一步诊断。

七、干预

（1）针对病因对可纠正性听觉障碍患儿进行相应的药物、手术治疗。

（2）听力补偿及重建：

①助听器选配：对永久性感音神经性听觉障碍患儿，应首先佩戴助听器，一般可在6月龄开始验配并定期进行调试及评估，以达到助听器效果优化。

②人工耳蜗植入：对双侧重度或极重度感音神经性听力障碍的患儿，应用助听器效果甚微或无明显效果，要进行人工耳蜗植入的术前评估，考虑进行人工耳蜗植入。

（3）听觉——言语训练。

（4）社区——家庭康复指导。

（房玉辉）

第十章　儿童耳鼻咽喉疾病的重症监护

耳鼻咽喉头颈外科的危重症患儿常需在重症监护室（intensive care unit，ICU）进行全面监护治疗。当涉及喉气管的手术、术中有大量出血、重度阻塞性睡眠呼吸暂停、复杂的头颈部手术后以及严重外伤等情况时，需在ICU严密观察生命体征，适当给予镇静镇痛，并可通过机械通气保证气道通畅，同时进行营养支持。耳鼻咽喉头颈外科医师需与ICU医务人员密切配合，及时观察病情变化，待病情稳定后返回普通病房。随着现代重症监护技术及管理的进步，ICU为耳鼻咽喉头颈外科重症患儿的监护和治疗提供了有力的保障。

第一节　喉、气管术后的重症监护

一、术后一般监护

喉、气管术后容易发生气道阻塞，并可能出现一些并发症危及生命。因此，术后患儿常需要在ICU进行严密观察和护理。

（一）生命体征监测

严密监测心率、呼吸、血压、体温和经皮氧饱和度变化，随时观察患儿意识、瞳孔变化。

（二）保持气道通畅

喉、气管术后可因咽喉部肌肉松弛引起舌后坠、咽部肿胀、渗血、血肿压迫等导致上气道阻塞。可在患儿肩部垫一块枕巾，使颈部处于轻度过伸体位，以保持气道通畅。同时使头偏向一侧，以利呕吐物流出口外，防止误吸。口咽分泌物增多是导致气道阻塞的另一重要原因。术后应及时将口咽分泌物吸除，既有利于保持气道通畅，又可保持口腔清洁，预防、控制手术后切口感染。如果通过改变体位、清除分泌物不能保持气道通畅，应予气管插管。使用糖皮质激素类药物，可防止和减轻咽喉部水肿。雾化吸入可稀释痰液，利于痰液排出。

如患儿术后带有气管导管，需稳妥固定，待患儿循环稳定、呼吸平稳、吞咽和咳嗽等气道保护性反射功能完全恢复后拔管。拔管前可静注地塞米松，以防手术创面和喉头水肿。拔除气管导管前应做好再次气管插管或气管切开的准备，以防患于未然。

（三）观察呼吸情况

护士应注意观察呼吸快慢、节律和深浅等变化。呼吸浅快、呼吸困难、鼻翼扇动、发绀和经皮氧饱和度降低是呼吸衰竭的重要临床表现，需分析原因，迅速处理。如气管插管患儿突然出现呼吸困难，应考虑导管脱出、堵管或气胸的可能。缺氧、CO_2潴留可使患儿烦躁不安，甚至出现意识障碍。对于有呼吸困难的患儿，应根据严重程度选择不同方法的吸氧和呼吸支持。血气分析能较好地评价肺部通气及换气功能；有呼吸困难、缺氧者应行胸部X线检查了解肺部情况。

（四）镇静镇痛

儿童喉、气管术后应尽量避免过度兴奋和刺激，疼痛、哭闹可加剧伤口出血，易致呼吸道阻塞或误吸，还会增加气管插管患儿脱管的风险，故应在严密观察的同时，行适度镇静、镇痛治疗，以减轻患儿术后不适感，减少术后并发症。

（五）维持体液平衡

因术后局部疼痛及容易呛咳等原因，患儿多暂时不能进食，因此应增加静脉补液量。待麻醉药效过后可予鼻饲以增加热量摄入。

（六）预防感染

咽喉部非无菌区域，手术创面容易感染，因此，吸痰时须严格无菌操作，吸痰前后应洗手、戴消毒手套、使用一次性吸痰管。还应根据临床情况选用抗生素。

（七）积极救治并发症

喉、气管手术，患儿可发生多种并发症，如出血、皮下气肿、纵隔气肿和气胸等。有些并发症可导致死亡，应及时发现和处理。

二、气管插管术

气管插管是保持气道通畅和保证通气效果的有效手段。

（一）指征

（1）心搏、呼吸骤停。

（2）严重上气道阻塞。

（3）呼吸功增加导致呼吸肌疲劳。

（4）失去气道保护性反射。

（5）排痰无力、自主清理气管和排出分泌物的能力不够。

（6）需要长时间机械通气。

（二）气管导管选择

从新生儿至年长儿，声门大小有较大差别，须根据年龄选择适宜的气管导管，推荐的导管内径及插入深度如表 10–1 所示。可以根据患儿小指粗细，估计气管导管内径大小。2 岁以上患儿气管导管内径亦可用以下公式计算：导管内径（mm）= [年龄（岁）/4] + 4。选择导管尺寸不只看年龄，应根据个体差异有所增减，插管时应准备三根连号的导管。

表 10–1　不同年龄气管插管号选择及插入长度

年龄		导管内径 /mm 经口插管	插入长度 /cm 经鼻插管		吸痰管 /F
新生儿	早产儿	2.5～3.0	7～9	8～12	5～6
	足月儿	3.0～3.5	10	12	6～8
6 月龄		3.5	11	13	8
1 岁		4.0	12	15	8
2 岁		4.5	13	16	8～10
4 岁		5.0	15	17	10
6 岁		5.5	16	19	10
8 岁		6.0	18	20	10～12
10 岁		6.5	20	22	12
12 岁		7.0	21	22	12
14 岁		7.0	22	23	12

三、插管方法

插管方法有经口和经鼻两种途径。经口气管插管操作简便，是急诊抢救中最为常用的气道管理方式。操作时宜两人配合，助手固定患儿，使其仰卧，双手持头部使之略后仰，双前臂压住患儿肩关节。术者位于患儿头侧，左手持喉镜，将叶片从患儿右口角进入，用叶片将舌推向左侧，同时将叶片前推，暴露声门。右手持气管导管于吸气相将导管直接插入声门。用管芯可使气管导管坚硬一些，易于弯成曲棍状，但应注意其尖端要离气管导管顶端 0.5～1 cm，以防损伤气管。儿童声门下环状软骨处是气管最狭窄的部位，若气管导管通过有困难，不可强力插入，以免损伤环状软骨。此时可换用小一号气管导管。

四、评估

一旦气管插管完成，使用加压给氧气囊给予正压通气，注意观察胸部运动并听诊双侧呼吸音。若气管导管位置正确，胸部随着正压通气均匀抬起并很容易在肺野和腋下区听到呼吸音，此时上腹部应听不到呼吸音。呼出气 CO_2 检测仪有助于确定导管位置。由于婴幼儿气管短，较成人更易插入右侧支气管，应注意避免。判断导管位置后用胶布固定，并记录插管深度。摄胸片确定导管位置，以导管末端在气管隆嵴上 1～3 cm 最合适。

五、拔管指征及拔管处理

（一）拔管指征

（1）需要气管插管的原发病好转。

（2）咳嗽、吞咽反射活跃。

（3）自主呼吸良好，呼吸规则有力。

（4）循环功能稳定。

（二）拔管处理

拔管前应给予纯氧通气，充分抽吸口腔和气管内分泌物。拔管后继续给氧一段时间，观察患儿呼吸循环情况。拔管后如病情不稳定可考虑重新插管。

六、气管切开术的围手术期管理

气管切开术是一种比较传统的外科方法，适用于抢救、手术、预防情况下进行。气管切开使得空气可以直接进入气管及肺，而无需通过鼻腔及咽喉部。气管切开术是否达到预期效果与术后的护理工作密切相关。

（一）室内保温及保湿

术后应尽量将患儿置于安静、清洁、空气新鲜的病室内，室温以 20～24 ℃，湿度在 60%～70% 为宜，病室内定时通风，严格限制陪床探视人员。

（二）急救设备

床旁应准备吸引器、复苏囊、气管切开包、另一套同号气管套管、喉镜、气管插管等急救设备，在意外脱管或气管套管堵塞出现呼吸困难时可及时应用。

（三）保持气道通畅

勿用被褥、衣物等盖住气管套管。吸痰是保持气道通畅的关键，吸痰前应选择合适的吸痰管及调节吸引负压，每次吸痰不超过 15 秒，以免发生低氧血症。婴儿可由于头位过度后仰，气管受牵拉呈弓状，内腔变扁平，可使套管远端开口被气管前壁堵塞，从而发生呼吸困难。此时应立刻将婴儿头位摆正，使气管套管恢复原位。

（四）气道温化湿化

气管切开后，气体未经鼻咽部加温湿化就直接进入肺部，因此应注意吸入气的加温湿化，使气体温度达 32～34 ℃，相对湿度达 95%～100%。雾化吸入有利于雾滴在终末细支气管沉降，利于痰液排出。人工鼻是模拟人体解剖湿化系统机制所制造的替代性装置。将呼出气中的热量和水气收集和利用以温热和湿化吸入气体，改善肺功能，降低肺部感染发生率，且有利于吸痰，也减轻了护理人员操作的繁琐程序。

（五）防止感染

术后伤口易被痰液污染而感染。应保持切口局部清洁、伤口敷料干燥，并根据分泌物的量、敷料清洁程度决定换药频率。每天使用生理盐水清洗套管口周围，促进伤口愈合。严格区分口鼻腔吸痰管和气管内吸痰管，吸痰时注意无菌操作，特别注意术后吸引装置的消毒和管理。如已发生感染，可酌情给予抗生素。

（六）防止外管脱出

经常检查套管是否在气管内，若套管脱出，又未及时发现，可引起窒息。患儿烦躁、气管套管太短、固定带过松、气管切口过宽和颈部肿胀等，均可导致套管脱出。对于清醒但有烦躁表现的患儿，应合理限制其活动，并使用有效镇静剂，以预防意外脱管。

（七）防止气管坏死

气管切开后如气管套管位置不正确，可引起气管内壁长时间受压，导致气管缺血坏死，甚至引起气管食管瘘。另外气管套管外套囊压力过高也是导致气管坏死的重要原因。护士应经常检查套管位置和套囊压力。

（八）更换气管套管

伤口感染、气管套管干痂堵塞和脱管时需要更换套管。术后 3 天内不宜更换外管，因术后 3 天内气管前软组织尚未形成窦道，如更换外管时发生插管困难易导致意外。如气管切开时间在 3 天以上，气管造口与皮肤已形成瘢痕、窦道，可更换套管。如术后 3 天内发生脱管或因其他原因必须重新插入或更换套管时，危险性极大。换管前应做充分准备，包括气管切开器械及相同型号的套管。打开原切口，暴露气管切口后方可插入套管。

（九）拔管

气管切开者病情好转时，应尽早拔管。对因喉阻塞行气管切开者，须先行纤维 / 电子喉镜检查，了解声门和声门下情况，判断吞咽功能是否良好。拔管前应逐步由部分到完全堵管，并观察 24 小时以上，呼吸无异常时再拔管。有些患儿长期戴管，已适应经气管切开口呼吸，不习惯经正常途径呼吸，对此可逐渐改小一号气管套管，并逐渐过渡到堵管，使其习惯于经鼻呼吸后再拔管。拔管后应严密观察，随时做好抢救准备。再次出现呼吸困难者，需重新插入气管套管，并进一步追查原因。

（房玉辉）

第二节　氧气疗法

生物体内的代谢过程必须有氧气的参与，氧气是维持人生命必需的物质，但人体的氧气储备极少。代谢所需的氧气全靠呼吸器官不断从空气中摄取，并借助血液和循环系统运往全身的器官和组织。缺氧导致体内的代谢异常和生理功能紊乱，严重者致使重要脏器组织损害和功能障碍，甚至细胞死亡危及生命。氧气疗法是一种用以纠正缺氧的治疗方法。“氧气”是一种“药”，使用时应掌握适应证、使用方法、疗程，并监测疗效。

一、适应证

凡低氧血症和有组织缺氧者，均为氧疗指征。但由于机体具有代偿能力和适应能力，因此决定氧疗时应根据临床情况，特别是呼吸和循环系统情况，并结合血气分析结果全面考虑。

（一）低氧血症

根据血气分析确定，急性缺氧者 $PaO_2 < 60$ mmHg 是氧疗指征，慢性缺氧者 $PaO_2 < 55$ mmHg 为长期氧疗指征。

（二）发绀

严重发绀患儿 PaO_2 大都明显降低，是明确的给氧指征。但应注意，影响发绀的因素包括末梢循环状态、血红蛋白含量和皮肤颜色等。发绀与低氧血症程度并不完全一致，有时发绀并不能确切地反映血氧下降情况。

（三）呼吸情况

呼吸困难，呼吸过快、过慢或频繁呼吸暂停均为给氧指征。

（四）心功能不全或贫血

此时氧的运输能力下降，严重感染、高热，氧消耗量增加，给氧宜偏早。

二、禁忌证

虽然氧疗尚无绝对禁忌证，但有些情况使用氧疗时应谨慎。

（一）动脉导管依赖性先天性心脏病

患有该类疾病的新生儿由胎儿循环至生后循环的转变后，往往体循环或肺循环系统受累严重，其生存必须依赖于各种体－肺分流，尤其依赖动脉导管的开放才能维持适合的体循环及肺循环。对于发绀性先天性心脏病，在未确定是否是导管依赖性心脏病之前，应慎重吸氧。因吸氧后血氧分压升高会刺激动脉导管平滑肌收缩，导致其关闭，引起全身代谢紊乱，甚至猝死。

（二）早产儿

对早产儿实施氧疗应特别谨慎，尽量吸低浓度氧，以防早产儿视网膜病变或支气管肺发育不良。

三、氧疗装置和使用方法

临床上有各种各样的给氧装置和吸氧方法，应根据患儿的临床情况并结合实际条件选择。

（一）低流量鼻导管吸氧

将一导管经鼻孔插入鼻前庭处，优点是简便实用，不影响进食、服药，患儿较易接受。缺点是吸入氧浓度不恒定，分泌物易阻塞，张口呼吸时效果受影响。过去有人主张将鼻导管深插至鼻咽部，由于氧气直达咽部减少了鼻腔的加湿作用，而使咽部黏膜干燥，患儿较难长期耐受，也有可能使大量氧气进入胃内，出现不良后果，故儿科不宜使用。鼻导管吸氧一般只适宜低流量供氧。若流量过大（如 5 L/min 以上），则因流速和冲击力很大，患儿多很难耐受，并易致气道黏膜干燥和痰结痂。因此，该方法多用于轻中度缺氧者。吸氧浓度与氧流量按照以下公式计算：吸氧浓度（FiO_2）= [21 + 氧流量（L/min）×4] ÷ 100。

（二）鼻塞吸氧

鼻塞有单塞和双塞两种：单塞法选用适宜的型号塞于一侧鼻前庭内，并与鼻腔紧密接触（另一侧鼻孔开放），吸气时只进氧气，故 FiO_2 较稳定。双塞法为两个较细小的鼻塞同时置于双侧鼻孔，鼻塞周围尚留有空隙，能同时呼吸空气，患儿较舒适，但 FiO_2 不够稳定。

（三）面罩吸氧

面罩吸氧分为开放式和密闭面罩法。开放式是将面罩置于距患儿口鼻 1～3 cm 处，适宜儿童及不易合作的患儿，可无任何不适感。密闭面罩法是将面罩紧密罩于患儿口鼻部并用松紧带固定，适宜较严重缺氧的患儿，FiO_2 可达 40%～50%，患儿较舒适，无黏膜刺激及干吹感觉，吸氧浓度较高。但氧耗量较大，供氧流量常需 5～10 L/min，进食和排痰不便为其缺点。Veturi 面罩可调节吸入氧的浓度，对需控制吸氧浓度者尤宜。

（四）头罩或氧帐吸氧

将患儿头部或上半身置于透明罩内，不完全密闭，给氧流量为 5～10 L/min，氧浓度为 40%～50%。优点是其罩内由于呼出气中水分的存积，湿度高，舒适、可靠，适用于痰液稠厚者或气管切开者。缺点是耗氧量大，温度、湿度调节困难，不便于护理与观察。使用时面罩内闷热，故不宜夏季使用。

（五）无创正压通气

无创正压通气是不经人工气道（气管插管或气管切开）进行的机械通气。儿科常用的无创正压通气模式为持续气道正压（continuous positive airway pressure，CPAP）和双水平气道正压通气（bilevel positive airway pressure，BiPAP）。CPAP 是在自主呼吸条件下，提供一恒定的压力水平使整个呼吸周期内气道均保持正压的通气方式，而 BiPAP 是在呼吸周期中提供吸气相和呼气相 2 个不同水平的压力支持。无创正压通气利于抵抗上气道塌陷，保持气道通畅，减少阻塞性呼吸暂停的发生频率和持续时间；增加功能残气量，防止肺不张，改善通气 / 血流比值，改善肺部氧合等。该方法可精确调节吸氧浓度，且气体温化湿化较好。适用于多种原因导致的呼吸功能不全或呼吸衰竭早期。相对有创通气而言，无创通气有诸多优点，如：连接方便，应用较为灵活；患儿能说话、进食和饮水；患儿痛苦小，可以减少镇静剂用量，增加患儿舒适度。使用前护士应仔细评估患儿病情，选择合适患儿，并根据患儿大小、脸型和配合程度选择合适的连接方式，如鼻塞、鼻导管或面罩；使用后应严密监测效果。

（六）高流量鼻导管吸氧

高流量鼻导管吸氧指经鼻塞式鼻导管给予高流量加温湿化气体的呼吸支持方式，可以精确调节吸入氧浓度。气体流速：婴儿一般为 2 L/（kg·min），最高为 8～12 L/min；儿童为 1 L/（kg·min），最高达 30～60 L/min。加温湿化可改善气道黏膜纤毛功能，利于气道分泌物排出。高流量气体可以冲刷鼻咽部生理性无效腔，促进 CO_2 排出。由于气流速度高，可在气道内形成持续气道正压，降低吸气阻力和呼吸功。持续气道正压的大小与气流速度、患儿体重和鼻导管粗细有关。

（七）机械通气给氧

用各种人工呼吸机进行机械通气时，在正压通气的同时，利用呼吸机上的供氧装置进行氧疗。可根据病情需要调节供氧浓度（21%～100%）。

（八）高压氧疗

将患儿放入特制的高压氧舱内，在 1.5～3 个大气压下供患儿吸氧的疗法。可使患儿血液内物理溶解氧量大大提高，从而较快缓解组织缺氧，提高组织器官细胞的代谢功能。主要用于急性一氧化碳中毒及其后遗症、急性氰化物中毒、减压病、心肺复苏后的脑复苏、脑血管病及后遗症、发生意外事故（如溺水、窒息、自缢、电击等）经初步心肺复苏后。

四、氧疗监测

（一）生命体征

生命体征包括呼吸频率、心率、血压等。呼吸频率和心率不仅是反映病情严重程度和病情变化的指标，也是反映氧疗效果的指标。如吸氧后呼吸困难和发绀减轻或缓解，心率降至正常或接近正常，血压维持正常，则表明氧疗有效。否则应寻找原因，及时处理。

（二）动脉血气分析

氧疗后定期抽动脉血作血气分析，观察各项氧合指标及其变化趋势，评价氧疗效果。

（三）经皮氧饱和度

经皮氧饱和度监测技术属无创监测方法，能连续经皮测定氧饱和度。其原理是通过置于手指末端、耳垂等处的红外光传感器来测量氧合血红蛋白的含量，所测的经皮氧饱和度与动脉血氧饱和度的相关性很好。影响经皮氧饱和度测定值的主要因素有局部皮肤颜色、末梢灌注状态、皮肤角化层厚度。

（四）经皮氧分压

血中的氧经毛细血管到达皮下组织，再弥散到皮肤表面，通过测量电极和微处理器，直接显示经皮氧分压。为了增加测量局部血流量，使毛细血管动脉化，所用的经皮氧测量电极内含有加热装置，将皮肤加热到 44 ℃左右。在末梢循环良好的条件下，经皮氧分压反映动脉血氧分压动态变化。低温、休克可使局部血流减少，造成经皮氧分压测量值不准确。

五、注意事项

（1）注意氧气加温和湿化：呼吸道内温度保持 37 ℃和相对温度保持 95%～100% 是黏液纤毛系统维持正常清除功能的必要条件，故吸入氧应通过湿化瓶和必要的加温装置，以防止吸入干冷的氧气刺激损伤气道黏膜，致痰干结和影响纤毛的“清道夫”功能。低流量给氧时所用的气泡式湿化瓶很难保证充分湿化效果，应用加温湿化器效果较好。

（2）防止污染和导管堵塞：对吸氧导管、输氧导管应专人使用，湿化加温装置、呼吸机管道系统等应经常定时更换和清洗消毒，防止交叉感染。

（3）防火和安全：氧是助燃剂，氧疗区应禁烟、禁火，以保证安全。

（4）重视全面综合治疗，氧疗只是纠正低氧血症和组织缺氧，对于导致缺氧的基础疾病必须针对病因，采取各种综合性措施。氧疗的直接作用是提高肺泡内氧分压，继而使 PaO_2 升高，组织缺氧是否得到改善还取决于循环情况、血红蛋白浓度等多种因素。常用 FiO_2 为 40%～60%，严重缺氧者开始可用 100% 浓度，后再据病情渐降至 40% 以下，以免长时间高浓度吸氧引起氧中毒。

六、并发症

（一）氧中毒

氧中毒是由于组织中氧分子在还原过程中产生的氧自由基对细胞损害造成的。高氧可损伤人体任何组织，但由于肺接触的氧分压最高，损伤最严重。肺氧中毒可表现为毛细血管内皮破坏、毛细血管通透性增加、肺间质性水肿、肺泡表面活性物质合成减少、肺透明膜形成，最终出现肺纤维化。婴儿可发生支气管肺发育不良。一般吸氧浓度小于40% 是安全的，40%～60% 时可引起氧中毒，大于 60% 肯定有毒性，氧疗时间不宜超过 24 小时。吸纯氧时间不宜超过 6 小时。新生儿吸氧浓度应控制在 40% 以下。

新生儿尤其是早产儿，视网膜发育不成熟，对高氧极为敏感，可发生视网膜血管收缩性缺血，晶体后纤维组织形成，出现视网膜病变，严重者导致失明。早产儿氧疗时动脉血氧分压一般不宜超过 80 mmHg，并对眼底变化进行监测。

（二）抑制通气

高浓度吸氧可抑制呼吸中枢，导致低通气，发生 CO_2 潴留。

（三）吸收性肺不张

呼吸时，肺内所含氮气起支架作用。高浓度吸氧时，肺泡内的氮气被氧气所取代，低通气区域肺泡内氧气被吸收，可引起肺泡萎陷，发生局部吸收性肺不张。

（四）连接装置引起的并发症

如鼻导管损伤鼻黏膜，面罩吸氧引起结膜炎、鼻出血，经气管导管给氧时的分泌物干结等。

（房玉辉）

第三节　血气分析

溶解在血液中的气体与血液酸碱度关系密切。耳鼻咽喉头颈外科患儿常因通气或摄食障碍引起机体氧合和酸碱平衡紊乱。动态监测血气变化对判断患儿呼吸功能和酸碱失衡类型、指导治疗、判断预后均有重要作用。

动脉血能反映肺部气体交换和全身酸碱状态。儿童常选择桡动脉和颞动脉取血。通过热敷耳垂或手指，使毛细血管达到动脉化后采血所测得的数据与动脉血气接近，但影响检查结果的因素较多，尤其在末梢循环不佳（如休克、心衰）时误差较大。

一、常用血气指标与正常值

（一）反映氧合状态的指标

1. 动脉血氧分压（PaO_2）

动脉血氧分压是血液中物理溶解的氧分子所产生的张力。健康人在海平面大气压下呼吸时 PaO_2 正常值为 80～100 mmHg。

PaO_2 低于同年龄人正常范围下限者，称低氧血症。PaO_2 降至 50 mmHg 以下，机体已临失代偿边缘，也是诊断呼吸衰竭的标准；PaO_2 小于 40 mmHg 为重度缺氧；PaO_2 在 20 mmHg 以下，由于不同组织器官间氧降阶梯消失，脑细胞不能再从血液中摄氧，有氧代谢不能正常进行，生命难以维持。

2. 动脉血氧饱和度（SaO_2）

动脉血氧饱和度指血红蛋白（Hb）被氧饱和的百分比，即Hb的氧含量与氧容量之比。一般情况下，每克Hb可结合1.34 mL氧，SaO_2正常范围为95%～98%。

（二）反映体液酸碱状态的指标

1.pH值

pH值是表示体液氢离子浓度的指标。血液pH值实际上是没有分离血细胞的动脉血浆中氢离子浓度[H^+]的负对数值，正常值为7.35～7.45；静脉血pH值较动脉血低0.03～0.05。

血pH值是判断酸碱平衡调节中机体代偿程度最重要的指标，它反映体内呼吸和代谢因素综合作用的结果。但单凭一项pH值只能说明是否有酸血症或碱血症，必须结合其他指标才能判断酸碱平衡紊乱类型。

2. 二氧化碳分压（$PaCO_2$）

二氧化碳分压是动脉血中物理溶解的CO_2分子所产生的张力，正常值35～45 mmHg。CO_2是有氧代谢的最终产物，经血液运输至肺排出。

测定$PaCO_2$的临床意义是：

（1）结合PaO_2判断呼吸衰竭的类型与程度。

（2）判断是否有呼吸性酸碱平衡失调，$PaCO_2$大于45 mmHg，提示呼吸性酸中毒，$PaCO_2$小于35 mmHg提示呼吸性碱中毒。

（3）判断代谢性酸碱平衡失调的代偿反应，代谢性酸中毒经肺代偿后$PaCO_2$降低，最大代偿$PaCO_2$可降至10 mmHg；代谢性碱中毒经肺代偿后$PaCO_2$升高，最大代偿$PaCO_2$可升至55 mmHg。

（4）判断肺泡通气状态，因CO_2弥散能力很强，$PaCO_2$与肺泡二氧化碳分压（$PACO_2$）接近，$PaCO_2$反映整个$PACO_2$的平均值。

3. 碳酸氢根（HCO_3^-）

碳酸氢根是反映机体酸碱代谢状况的指标。包括实际碳酸氢根（actual bicarbonate，AB）和标准碳酸氢根（standard bicarbonate，SB）。AB是指隔绝空气的动脉血标本，在实际条件下测得的血浆HCO_3^-实际含量，正常值为22～27 mmol/L。SB是动脉血在37℃、$PaCO_2$ 40 mmHg、$SaO_2$100%条件下，所测得的HCO_3^-含量，正常值22～27 mmol/L。

4. 缓冲碱（buffer base，BB）

缓冲碱是血液中一切具有缓冲作用的碱（负离子）的总和，包括HCO_3^-、Hb、血浆蛋白和HPO_4^{2-}，正常值45～55 mmol/L。BB反映机体对酸碱平衡紊乱时总的缓冲能力，它不受呼吸因素和CO_2改变的影响。代谢性酸中毒时，BB减少，代谢性碱中毒时，BB增加。临床检测中，若出现BB降低而AB正常，提示患儿存在HCO_3^-以外的碱储备不足，如血浆蛋白、血红蛋白含量过低。此时不宜补充HCO_3^-。

5. 剩余碱（base excess，BE）

剩余碱是在37℃、$PaCO_2$ 40 mmHg、SaO_2 100%的条件下，将1 L血液的pH值调整到7.40时所需要酸或碱的量。若血标本偏碱（pH值大于7.40），则需用酸滴定，说明缓冲碱增加，固定酸减少。所用滴定酸的量称碱剩余，以正值表示；反之，则需用碱滴定，所用滴定碱的量称碱缺失，以负值表示。正常的BE=（0±3）mmol/L。由于在测定BE时排除了呼吸因素的影响，只反映代谢因素的改变，与SB的意义大致相同，但因反映总的缓冲碱变化，故较SB更全面。

6. 二氧化碳结合力（CO_2CP）

二氧化碳结合力是血浆中以“结合”形式存在的CO_2含量，是血标本在室温下分离血浆后与正常人肺泡气［$PCO_2$40 mmHg、$PO_2$100 mmHg］平衡后，测得的血浆中所含CO_2总量再减去物理溶解的CO_2，正常范围为23～30 mmol/L。因它主要反映体内碱储备，其临床意义基本与SB相当。在代谢性酸碱平衡失调时，能较及时地反映体内碱储备的增减变化，但在呼吸性酸碱平衡失调时，CO_2CP意义有限。

二、血气正常值

（一）成人动、静脉血气正常值比较（见表10–2）

表10–2　成人动、静脉血气正常值比较

项目	动脉血	静脉血
pH值	7.35～7.45	7.35～7.45
$PaCO_2$/［kPa（mmHg）］	4.7～6.0（35～45）	6.1（46）
SB（HCO_3^-）/（mmol/L）	22～27	22～27
BE/（mmol/L）	±3	2～2.5
PaO_2/［kPa（mmHg）］	10.7～13.3（80～100）	5.3（40）
SaO_2/%	95.0～97.7	75

（二）不同年龄儿童动脉血气的正常值（见表10–3）

表10–3　儿童动脉血气正常值

项目	新生儿	1月龄～2岁	2～18岁
pH值	7.30～7.40	7.30～7.40	7.35～7.45
$PaCO_2$/［kPa（mmHg）］	4.0～4.7（30～35）	4.0～4.7（30～35）	4.7～6.0（35～45）
SB（HCO_3^-）/（mmol/L）	20～22	20～22	22～24
BE/（mmol/L）	–6～2	–6～2	–4～2
PaO_2/［kPa（mmHg）］	8.0～12.0（60～90）	10.7～13.3（80～100）	10.7～13.3（80～100）
SaO_2/%	90.0～96.5	95.0～97.7	95.0～97.7

三、血气分析步骤

与其他任何化验检查一样，对血气结果作分析时一定要结合临床情况，如病史、临床表现、其他化验检查（尤其是电解质等）、以前治疗情况和多次血气的动态观察。不能单凭一张血气报告单诊断。

（一）判断有无低氧血症及其程度

临床上常根据PaO_2并参考SaO_2确认有无缺氧，并将低氧血症分为轻、中、重度（见表10–4）。

表 10-4　低氧血症的程度划分

低氧血症	是否发绀	PaO_2/mmHg	SaO_2/%
轻度	无	50～80 mmHg	80%～90%
中度	有	30～50 mmHg	60%～80%
重度	显著	＜ 30 mmHg	＜ 60%

（二）判断有无呼吸衰竭及类型

根据 PaO_2 和 $PaCO_2$，确定有无呼吸衰竭及类型。通常呼吸衰竭血气诊断标准是：在海平面安静状态下呼吸空气，无异常分流的情况下，PaO_2 小于 60 mmHg 或伴有 $PaCO_2$ 大于 50 mmHg。

根据血气变化，将呼吸衰竭分为：

1. Ⅰ型呼吸衰竭

以 PaO_2 降低为主，$PaCO_2$ 正常或降低，以换气障碍为主。

2. Ⅱ型呼吸衰竭

PaO_2 小于 60 mmHg，同时伴 $PaCO_2$ 升高（大于 50 mmHg），为通气障碍或通气换气混合障碍所致。

（三）判断有无酸碱失衡及类型

评价血液酸碱失衡的指标较多，详细分析血气报告单上的每一项指标对于诊断一些复杂的酸碱失衡有用。但临床常用的方法是抓住 pH 值、$PaCO_2$、HCO_3^- 或 BE 这几项指标进行分析。

（1）根据 pH 值和 $PaCO_2$ 将四种酸碱失衡缩减为确切的一种（见表 10-5）。

表 10-5　不同类型酸碱失衡的 $PaCO_2$ 和 pH 值

pH 值	$PaCO_2$	临床意义
小于 7.35	小于 40 mmHg	代谢性酸中毒
	大于 40 mmHg	呼吸性酸中毒
大于 7.45	大于 40 mmHg	代谢性碱中毒
	小于 40 mmHg	呼吸性碱中毒

（2）选择合适的代偿公式排除或确定其他的酸碱平衡紊乱：通过前一步骤确定出一种酸碱平衡紊乱，但并没有排除其他三种酸碱平衡紊乱。实际上，其他原发性酸碱平衡紊乱也可能存在。使用合适的代偿公式就是要发现其他的酸碱平衡紊乱。将计算值与实际数值进行比较，如果测定的 $PaCO_2$ 或 $[HCO_3^-]$ 与计算值不一致，即存在其他酸碱平衡紊乱。

（3）评价阴离子间隙：阴离子间隙（anion gap，AG）增加，通常表明存在 AG 增高型代谢性酸中毒。一般情况下，血清阴离子间隙越高，AG 增高型代谢性酸中毒越严重。

（4）pH 值正常时的酸碱紊乱判断：如果 pH 值在正常范围，前面分析酸碱紊乱的规则就不再起作用。pH 值在正常范围而 $PaCO_2$、$[HCO_3^-]$ 异常，说明同时存在两种程度相等的酸中毒和碱中毒（假设不存在三重酸碱平衡紊乱），见于代谢性碱中毒合并呼吸性酸中毒、代谢性酸中毒合并呼吸性碱中毒和代谢性酸中毒合并代谢性碱中毒。

如果 pH 值正常而 $PaCO_2$、$[HCO_3^-]$ 均升高，则存在代谢性碱中毒合并呼吸性酸中毒。

如果 pH 值正常而 $PaCO_2$、[HCO_3^-] 均降低，则存在代谢性酸中毒合并呼吸性碱中毒。

（5）三重酸碱失衡的判断：三重酸碱失衡指同时存在三种原发失衡。临床上通常分为呼吸性酸中毒型（呼吸性酸中毒＋高 AG 代谢性酸中毒＋代谢性碱中毒）和呼吸性碱中毒型（呼吸性碱中毒＋高 AG 代谢性酸中毒＋代谢性碱中毒）。AG 及潜在 HCO_3^- 是揭示三重酸碱失衡的重要指标。潜在 HCO_3^- 的作用就是揭示被高 AG 代谢性酸中毒所掩盖的代谢性碱中毒。

（6）检查尿 pH 值：尿液在正常情况下呈酸性。若酸中毒时，尿呈碱性（pH 值大于 6.0），可能存在肾小管酸中毒或存在产生尿素酶的细菌引起的尿路感染。

四、上气道阻塞时的血气变化

急性喉炎、会厌炎、喉异物、气管异物可导致上气道阻塞，呈吸气性呼吸困难，严重者可出现烦躁、出汗、三凹征。血气变化主要为通气障碍所致的呼吸性酸中毒。上气道阻塞时，血气变化特点如下：

（一）$PaCO_2$ 原发性升高

由于上气道阻塞，通气出现障碍，造成 CO_2 潴留。$PaCO_2$ 升高程度与气道阻塞程度成正比。

（二）［HCO_3^-］代偿性升高

呼吸性酸中毒时，机体可通过缓冲对系统、细胞内外离子交换、肾脏代偿等机制，使［HCO_3^-］代偿性升高。临床上按呼吸性酸中毒发生时间将其分为急、慢性两型。急性呼吸性酸中毒时机体代偿快，但最大代偿程度仅为［HCO_3^-］升高 3～4 mmol/L，即［HCO_3^-］代偿极限为 30 mmol/L。慢性呼吸性酸中毒主要靠肾脏代偿，发挥作用较缓慢。慢性呼吸性酸中毒代偿程度为 $PaCO_2$ 每升高 1 mmHg，可引起［HCO_3^-］代偿性升高约 0.35 mmol/L，其代偿极限为［HCO_3^-］小于等于 42～45 mmol/L。

（三）pH 值降低

pH 值降低程度与 $PaCO_2$ 升高程度及机体代偿程度有关。对 $PaCO_2$ 急性升高，肾脏代偿不完全，pH 值降低明显。如肾脏完全代偿，pH 值可逐渐回升，但仍低于正常。

（四）PaO_2 正常或升高

上气道阻塞患儿肺部一般正常，氧合功能较好，PaO_2 多正常，尤其在吸氧患儿，PaO_2 可能较正常升高。但当病情严重时，也可出现缺氧表现，血气表现为 PaO_2 下降。

（五）AG 正常或升高

在无乏氧代谢性酸中毒时，AG 多正常。当呼吸衰竭严重，缺氧明显，导致代谢性酸中毒时，AG 可升高。

（房玉辉）

第四节　危重症患儿的营养支持

营养支持是危重症综合治疗的重要组成部分。耳鼻咽喉头颈外科重症患儿与其他危重症一样，也可导致营养和代谢紊乱，降低患儿对疾病的抵抗和修复能力。尽快改善患儿营养状况是保证危重患儿尽快康复的关键因素之一（见表 10–6）。

表 10–6　不同年龄儿童每日能量和蛋白质需要量

年龄（岁）	每日能量需要量 /（kcal · kg^{-1}）	每日蛋白质需要量 /（g · kg^{-1}）
小于 1	90～120	2.0～3.5
1～7	75～90	2.0～2.5
7～12	60～75	2.0
12～18	30～60	1.5

注：1 kcal ≈ 4.185 kJ

一、危重患儿的营养支持的代谢和能量、蛋白质需求特点

危重患儿消化、吸收和代谢功能在应激状态下均有一定程度的紊乱，同时机械通气等治疗措施本身也对上述功能有一定影响。在进行营养支持时，应考虑这些因素，合理选择营养支持的方法、剂量和疗程。

机体对多种损伤刺激（如创伤、脓毒症和急性炎症等）做出的一系列代谢改变被统称为急性代谢应激（acute metabolic stress，AMS）反应。AMS 反应以代谢亢进及高分解代谢为特点，可导致内源性组织储备的丢失，并伴血糖 / 游离脂肪酸含量及氧化增加、能量消耗增加及蛋白质分解增加。生长发育是一个合成代谢过程，在 AMS 发生时被抑制。为减少 AMS 反应所造成的损失，机体出现适应性合成代谢。

急性损伤反应时葡萄糖稳态显著改变，以高血糖为主要特点。AMS 时外源性葡萄糖对内源性葡萄糖生成的正常抑制作用消失。葡萄糖生成增加与应激反应强度成正比，生成速率主要由肾上腺素和胰高血糖素启动的肝糖原分解及皮质醇启动的糖异生决定。肝糖原是能够即刻获取的内源糖储备，在营养状况良好的年长儿童可供能 2～3 天，应激状态下的婴儿尤其是早产儿则仅能供能数小时或更短。

危重患儿不同阶段对能量的需求有很大变化，因此如有条件，应尽量选择间接测热法测定患儿的能量需求。无条件测定时，以下的能量供给可作为急性期预估能量需求的参考，1～8 岁儿童每日能量需求约为 50 kcal/kg，5～12 岁儿童为 880 kcal/d。危重患儿每日的蛋白质供给至少应达到 1.5 g/kg。

二、危重患儿的营养支持方法

营养支持的目的：补充适当的营养物质，逆转急性蛋白质能量营养不良所致的机体变化，恢复患儿抵抗力和修复能力，提高原发病治疗效果，改善预后。

营养支持的方法选择主要取决于患儿的胃肠功能。肠内营养（enteral nutrition，EN）是首选的营养支持方法，胃肠道消化吸收功能良好者选用完全肠内营养。消化吸收功能严重障碍者选择完全肠外营养（parenteral nutrition，PN）。介于二者之间者则首选肠内营养，不足部分采用部分补充肠外营养。耳鼻咽喉头颈外科患儿多数消化道功能良好，故多选用肠内营养。

（一）完全肠内营养

1. 适应证

（1）各种原因导致的不能经口摄入足够营养素，但却仍有一定胃肠功能，如严重口咽疾病、神经性厌食等。

（2）胃肠道疾病：如短肠综合征、胃肠道造瘘、炎症性肠病等。

2. 禁忌证

腹膜炎、肠梗阻、顽固性呕吐、空肠瘘，以及严重吸收障碍的。

3. 实施方法

（1）选择合适的输入途径：根据患儿情况，可使用口或鼻胃管、空肠置管、胃或空肠造瘘置管等。多数耳鼻咽喉头颈外科患儿是因咽喉部疾病不能进食，而胃肠道功能良好，故多采用经鼻胃管管饲。少数患儿，如咽喉和食管烧伤、误吸风险大等不能经口进食或不宜放置鼻胃管者，可采用胃造瘘放置胃管或空肠喂养管。

（2）肠内营养制剂的选择和配制：消化吸收功能完好者可用以全蛋白为氮源的制剂；消化功能部分受损，但吸收功能完好者选择以水解蛋白为氮源的制剂；消化功能严重受损，但吸收功能存在者选择以结晶氨基酸为氮源的制剂；牛奶蛋白过敏者应首选短肽制剂，严重过敏者选用氨基酸制剂。使用水剂时应适当加温，粉剂则应温水调配，最好每次配制 4～6 小时用量，以防污染变质。

（3）输入方法和速度：能够口服的患儿应尽量口服，不能口服者可采用管饲喂养。胃肠功能良好者，每日供给量可分次间歇输入。胃肠功能差，不能耐受分次喂养者，应选择以营养泵持续喂养。喂养量应在数天内逐渐增加至目标喂养量。具体可参考表 10–7 实施。

表 10–7　肠内营养输入方法和速度

方式	年龄	初始速度	增加速度	最终速度
持续输注	0～12 月	1～2 mL/（kg · h）	1～2 mL/（kg · h）， 2～8 小时 / 次	6 mL/（kg · h）
	1～6 岁	1 mL/（kg · h）	1 mL/（kg · h）， 2～8 小时 / 次	4～6 mL/（kg · h）
	大于 7 岁	25 mL/h	2～4 mL/h, 2～8 小时 / 次	100～150 mL/h
间歇输入	0～12 月	5～10 mL/（kg · h）， 2～3 小时 / 次	每次 1～2 mL/（kg · h）	20～30 mL/（kg · h）， 4～5 小时 / 次
	1～6 岁	8～10 mL/（kg · h）， 3～4 小时 / 次	每次 30～45 mL/（kg · h）	15～20 mL/（kg · h）， 4～5 小时 / 次
	大于 7 岁	90～120 mL/h, 4～5 小时 / 次	每次 60～90 mL/h	300～500 mL/h, 4～5 小时 / 次

（4）肠内营养的监测：需监测导管管端位置和胃内残余量。开始喂食的前 5 日，每日记录液量、热量及蛋白质（氮）摄入量。肠内营养输入量恒定后，每周记录 1 次。至少每周 2 次检查全血细胞计数及血生化分析。

4. 并发症

并发症按病因性质可分为物理性、机械性和代谢性三类。

（1）物理性：包括恶心、呕吐、腹胀、腹泻、腹部不适等。

（2）机械性：包括胃管移位、阻塞，以及胃管经过部位刺激引起的损伤，如鼻咽黏膜损伤、中耳炎等。

（3）代谢性：是营养液供给不足或过剩所致，与肠外营养所致者相似，详见后文中“肠外营养的并发症”。

（二）完全肠外营养

1. 适应证

（1）患儿营养状况良好，但预计 2 周或更长时间内不能接受肠内营养。

（2）患儿营养状况差，预计 5 天以上不能经胃肠道进食。

（3）预计至少 1 周内每日经胃肠道提供的营养素不足人体所需的 60% 或预计 3～5 天内经胃肠道提供的营养素不足人体所需的 80%。

2. 完全肠外营养的途径

（1）外周静脉：虽有操作简单、容易实行，继发全身感染的危险小等优点，但缺点是维持时间短、耐受的最高糖浓度仅 12.5%，故只适用于：

1）短期营养支持。

2）轻度蛋白质能量营养不良患儿的围手术期。

3）暂时不能确定禁食时间。

4）使用中心静脉导管前后。

5）不能使用中心静脉导管者。

（2）中心静脉：具有耐受糖浓度高、维持时间长、液体外渗率低等优点。但缺点是操作复杂，价格较高，容易出现严重并发症等，限制了中心静脉导管的广泛使用。

3. 实施方法

（1）营养液的组成和配制：

1）葡萄糖：是主要的非蛋白质供能物质，所提供的热量应达总热量的 50%。临床常用 5%、10% 和 50% 葡萄糖溶液配制营养液，可根据患儿所需液体总量和葡萄糖总量选择。配制营养液时，除考虑血管的耐受能力外，更重要的是患儿对输入葡萄糖速度的耐受情况。一般情况下输注速率可由 3～4 mg/（kg · min）开始，随耐受增加，可逐渐提高至 6～7 mg/（kg · min）。应激状态下，儿童对葡萄糖的耐受能力降低，应适当降低葡萄糖的输注速率，维持血糖正常水平，避免出现高血糖。

2）脂肪乳剂：是另一种主要的非蛋白质能量来源，所供热量应占总热量的 35%。完全肠外营养时，脂肪乳剂不仅要提供热量，还提供必需脂肪酸，而危重症患儿常由于肉毒碱缺乏，有不同程度的长链脂肪酸利用障碍，因此最好选用中、长链脂肪酸混合制剂。

脂肪乳剂的使用剂量从 0.5～1.0 g/（kg · d）开始，若患儿耐受良好，可每 1～2 天增加 0.5 g/kg，最大剂量不超过 3.5 g/（kg · d）。全天总量输入时间不短于 16 小时，最好 24 小时匀速输入。首次使用脂肪乳剂时，最初 15～20 分钟应慢速试验输入，观察患儿是否过敏。

3）氨基酸：儿童处于生长发育期，其必需氨基酸种类多于成人。因此，应选用适合儿童需要的氨基酸制剂，不可以用成人氨基酸代替。目前市场上销售的小儿用氨基酸注射液均为 L- 结晶注射液，浓度多在 5%～7%，含 18～20 种氨基酸，不含电解质和葡萄糖。渗透压 520～620 mmol/L，pH 值为 5.5～7.0。

氨基酸的首次用量为 0.5～1.0 g/（kg · d），若患儿耐受良好，可每日增加 0.5 g/kg，最大剂量可达 2.5～3.5 g/（kg · d）。氨基酸应与葡萄糖和脂肪乳剂同时或混合输入，氨基酸的氮量（g）与非蛋白能量（kcal）之比最好在 1 : 150～1 : 200。

4）矿物质：儿童宏量元素的需要量如下：钠离子2～4 mmol/（kg·d），常用0.9%或3%的氯化钠注射液提供；钾离子2～3 mmol/（kg·d），常用10%或15%氯化钾注射液提供；钙离子0.5～2 mmol/（kg·d），常用10%氯化钙注射液或10%葡萄糖酸钙注射液提供；镁离子0.25～0.5 mmol/（kg·d），常用25%硫酸镁注射液提供；氯离子2～3 mmol/（kg·d），可由氯化钠和氯化钾注射液提供；磷酸根1～2 mmol/（kg·d），可由甘油磷酸钠提供。微量元素的补充可用微量元素制剂，如多种微量元素注射液（Ⅱ）（体重大于15 kg）或多种微量元素注射液（Ⅰ）（体重小于15 kg），剂量根据药品说明书决定。

5）维生素：肠外营养时，脂溶性维生素和水溶性维生素分别由特殊制剂提供，如脂溶性维生素注射液（Ⅱ）和注射用水溶性维生素，剂量参考药物说明书。

（2）营养液的配制与保存：应在无菌清洁的环境中进行，可使用洁净台操作。操作者工作前须严格洗手，戴无菌手套。操作过程要迅速。配制好的营养液应立即封闭，保存于4℃冰箱内，保存时间不超过24小时。

为保持溶液稳定性，营养液中一般不加其他药物。治疗的药物可通过“Y”形管在营养液进入静脉前并入，同时要考虑药物与营养液的配伍禁忌。

（3）营养液的输入：营养液应在24小时内匀速输入，将所有营养液置于一个“全合一”（all-in-one）袋中，由输液泵控制输液速度。

4. 肠外营养的监测

每日监测体重、身高、头围、生命体征和出入量。监测电解质、肾功能、血糖、肝酶和胆红素、血浆蛋白、血脂和血常规。及时准确的监测，可以了解患儿营养和代谢状况，及早发现和处理存在的问题，促进患儿尽快康复。但监测项目过多、频率过高则会加重患儿负担，因此应根据具体情况决定监测的项目和频率。

5. 肠外营养的并发症

肠外营养并发症较多，主要有导管相关性（机械性和感染性）与代谢性并发症两大类。严重者可危及生命。

（1）与导管相关的并发症如下：

1）插管损伤：包括气胸、空气栓塞、血胸或皮下血肿、臂丛损伤、纵隔血肿、心脏压塞等，若导管位置不当还可能导致心律失常、心包积液等。

2）感染：如静脉入口处感染、细菌栓塞、导管相关性败血症。其中以败血症最为严重，常见病原菌为金黄色葡萄球菌、表皮葡萄球菌和白色念珠菌。

（2）代谢并发症如下：

1）低血糖或高血糖：低血糖多由营养液输入突然中断或输入葡萄糖速度过慢所致，严重低血糖可导致脑损害。高血糖则多由输入葡萄糖速度过快导致，严重者可致高渗昏迷。

2）电解质紊乱：常见钾、磷、镁的异常，应分析原因，及时处理。

3）肝功能异常：可表现为肝酶学指标增高，胆红素增高，多发生于肠外营养后的2～14天，多数停用肠外营养后逐渐恢复正常。近年来，随着肠外营养液配方的改善，肠外营养引起的肝功能异常逐渐减少。

4）胆汁淤积：发生率与肠外营养持续时间呈正相关。有报道肠外营养超过6周，100%发生胆汁淤积。临床表现为肝脏肿大和黄疸。

5）高脂血症：脂肪乳剂输入量大或速度过快可导致高脂血症，严重者脂肪在肺毛细血管和巨噬细胞内积聚，表现为发热、黄疸、肝脾肿大、消化道出血、肺部弥漫性浸润，甚至发生抽搐、休克，称为脂肪超负荷综合征。

6）高氨血症：与氨基酸制剂输入过多、过快有关。

7）高氯性酸中毒：与市售氨基酸制剂多为盐酸结晶体，氯含量高，所添加电解质液也多含氯有关。

6. 肠外营养的终止

患儿原发病好转，考虑恢复肠内营养时，须给予胃肠道充分的时间和条件“复苏”。对于婴儿，可先经口、胃管等给予等渗葡萄糖溶液，逐渐加量，之后过渡到稀释奶、全奶。增加肠内营养量的同时，注意相应减少肠外营养液的量。当经肠道喂养的量大于50 mL/（kg・d）时，可停用肠外营养。此过程至少需 1 周时间。

（三）部分肠外营养

部分肠外营养指所需营养素和热量部分来自胃肠途径，部分来自静脉通路，是临床最常用的方法。多数危重患儿都保留有一定的胃肠功能，因此，根据胃肠道状态选择适当的肠内营养制剂，在此基础上利用静脉途径补充肠内营养不足的部分。应用过程中需注意，部分肠外营养是指部分成分及量的补充，但营养液不应在全天中的部分时间内给予，仍需 24 小时匀速输入，以免发生代谢性并发症。并在营养支持过程中，根据胃肠功能的变化，及时、适当地调整肠外营养在全部营养中所占比例，当肠外营养提供的能量低于全部能量的 20% 时，可停用肠外营养。

（房玉辉）

第十一章　儿童呼吸系统疾病的护理

第一节　急性上呼吸道感染

急性上呼吸道感染（AURTI）简称“上感”，俗称“感冒”，是小儿最常见的疾病，主要指鼻、鼻咽和咽部的急性感染，是病原体侵犯上呼吸道的急性炎症的统称。呼吸道的某一局部炎症特别突出，即按该炎症处命名，如“急性鼻咽炎”“急性咽炎”“急性腭扁桃体炎”等，统称为上呼吸道感染。该病全年均可发生，以冬春季多见，可散发流行。病原体一般通过飞沫或直接接触传播，可反复患病。

一、临床表现

患儿症状轻重不一，与年龄、病原体和机体抵抗力有关。年长儿症状较轻，以局部症状为主，无全身症状或全身症状较轻；婴儿病情大多较重，常有明显的全身症状。

（一）症状

婴幼儿局部症状不明显而全身症状重；年长儿全身症状轻，以局部症状为主。

1. 局部症状

患儿主要是鼻咽部症状，流涕、鼻塞、喷嚏、咳嗽、咽部不适和咽痛等，新生儿和婴儿可因鼻塞而出现张口呼吸或拒乳，多于 3 天内自然痊愈。

2. 全身症状

患儿常突然起病，大多数患儿有发热，体温可高可低，持续 1～2 天或 10 余天。重症患儿可出现畏寒、头痛、咳嗽、拒奶、乏力等，婴幼儿多有高热，体温可达 39～40 ℃或更高，可伴有呕吐、腹泻、腹痛，烦躁，甚至高热惊厥。部分患儿发病早期由于发热引起肠痉挛、反射性肠蠕动增强、蛔虫骚动或肠系膜淋巴结炎症，可有脐周围阵发性腹痛，无压痛，与发热所致肠痉挛或肠系膜淋巴结炎有关。

（二）体征

患儿可见咽部充血、红肿，水肿及咽部滤泡肿大，腭扁桃体充血，颌下淋巴结肿大、触痛。肠道病毒感染者可出现不同形态的皮疹。肺部听诊一般正常。

二、辅助检查

（一）血常规检查

病毒感染者白细胞计数正常或偏低；细菌感染者白细胞计数增高，中性粒细胞比例增高。

（二）病原学检查

病毒分离和血清学检查可明确病原菌。咽拭子培养可发现特异性病毒抗原。

（三）抗链球菌溶血素 O（ASO）

链球菌引起者血中 ASO 效价增高。

三、治疗

（一）病因治疗

抗病毒药物常用利巴韦林等，配合中药治疗。病情严重，继发细菌感染或发生并发症者可选用复方磺胺甲噁唑、青霉素等抗菌药物，确为链球菌感染或既往有肾炎或风湿热病史者，应用青霉素或红霉素 7～14 天。病毒性结膜炎可用 0.1% 阿昔洛韦滴眼。

（二）对症治疗

高热者给予物理降温或药物降温；高热惊厥者给予镇静、止惊处理；咽痛者含服咽喉片。

（三）一般治疗

病毒性上呼吸道感染为自限性疾病，无须特殊治疗。强调多休息，多饮水，补充大量维生素 C。营造良好的环境，保持呼吸道通畅，做好呼吸道隔离，预防交叉感染及并发症。

四、护理诊断

（一）体温过高

这与感染有关。

（二）舒适的改变

这与鼻塞、咽痛、发热等有关。

（三）潜在并发症

高热惊厥、中耳炎、肺炎等。

五、护理措施

（一）促进舒适

注意环境温度，保持室内温度 18～22 ℃，相对湿度 50%～60%，减少对呼吸道黏膜的刺激。保持室内空气清新，但应避免对流风，每日通风 2 次以上。避免过干、过热，减少细菌感染。避免因受凉而使症状加重或反复。患儿应减少活动，注意休息，各种治疗、护理操作尽量集中完成，以保证患儿的休息。如有发热，应卧床休息，并经常更换体位，以防止肺炎的发生。患儿应与其他疾病的患儿分室居住，防止发生交叉感染，接触者应戴口罩。

（二）饮食护理

保证营养和水分的摄入，护士应鼓励患儿多饮水，给予易消化、营养丰富、富含维生素的清淡流质或半流质饮食，少量多餐。因发热、呼吸增快，增加水分消耗，要注意常喂水，入量不足者进行静脉补液。婴幼儿哺乳时采用头高位或抱起喂食，呛咳重者用滴管或小勺慢慢喂，以免进食用力或呛咳加重病情。

（三）鼻部护理

及时清除鼻咽部分泌物和干痂，保证呼吸道通畅。保持鼻孔周围清洁，并用凡士林、液状石蜡等涂抹，以减轻分泌物的刺激。嘱患儿不要用力擤鼻，以免炎症经咽鼓管向中耳发展引起中耳炎。鼻塞严重的患儿，可先清除鼻腔分泌物，再用 0.5% 麻黄碱液滴鼻（或用盐酸羟甲唑啉滴鼻液），每天 2～3 次，每次 1～2 滴。因鼻塞而妨碍吸吮的婴儿，可在哺乳前 15 分钟滴鼻，使鼻腔通畅，保证吸吮，但不能用药过频，以免产生依赖或出现不良反应。

（四）咽部及口腔护理

加强口腔护理，保证口腔清洁。婴幼儿饭后喂少量的温开水以清洗口腔，年长儿饭后漱口，以防止口炎的发生，并可避免因用口呼吸引起的口腔黏膜干燥。咽部不适或咽痛时可用温盐水或复方硼酸液漱口、含服润喉片或应用咽喉喷雾剂等。

（五）密切观察体温变化

低热患儿注意休息，多饮水。当体温超过 38.5 ℃时，给予物理降温或药物降温，退热处理 1 小时后复测体温，并随时注意有无新的症状或体征出现，以防发生惊厥或体温骤降。高热患儿应卧床休息，密切观察患儿体温、心率、呼吸的变化。每 4 小时测量体温一次，超高热者或有高热惊厥史者须 1～2 小时测量 1 次，并准确记录。降温过程中若出现体温骤降、大汗淋漓、面色苍白、四肢厥冷等虚脱表现，应给予保暖、饮热水或静脉补液。患儿衣被不宜过厚，以利于散热。为保持皮肤清洁，可用温热水擦浴，并及时更换汗液浸湿的衣被。若婴幼儿虽有发热甚至高热，但精神较好，玩耍如常，在严密观察下可暂不处理。

（六）预防热性惊厥

既往有热性惊厥史的患儿，要注意及时降温，必要时可遵医嘱用镇静药。当高热患儿出现惊厥先兆时，立即通知医生，就地抢救，保持安静，按小儿惊厥处理。

（七）病情观察

（1）密切观察体温变化，警惕高热惊厥的发生。

（2）经常观察口腔黏膜的变化及皮肤有无皮疹，注意咳嗽的性质及神经系统症状等，以便能早期发现麻疹、猩红热、百日咳、流行性脑脊髓膜炎等急性传染病并及时控制高热惊厥。

（3）注意观察咽部充血、水肿、化脓情况，如有咽后壁脓肿时，应及时报告医生，同时要注意防止脓肿破溃后脓液流入气道，引起窒息。

（4）对有可能发生高热惊厥的患儿，要加强巡视，床边设置床栏，备好急救物品和药品，以便及时处理。

（5）注意有无外耳道流脓、头痛、鼻窦压痛等症状，及时发现中耳炎及鼻窦炎。

（八）用药护理

遵医嘱用药，用退热剂后应注意多饮水，以免虚脱；使用青霉素等抗生素前须做皮肤过敏试验，使用时还应注意观察有无发生变态反应（过敏反应）；使用镇静药物时观察止惊效果和药物的不良反应。

六、健康指导

（1）指导家长掌握上呼吸道感染的预防知识和护理要点，熟悉相应的应对技巧。让家长了解增强抵抗力是预防上呼吸道感染的关键。

（2）合理饮食起居，保证充足的营养和睡眠，鼓励母乳喂养，及时添加辅食。

（3）积极防治各种慢性病，如佝偻病、营养不良及贫血等，按时预防接种。

（4）在集体小儿机构中，如有上感流行趋势，应早期隔离患儿，必要时进行空气消毒。

（5）指导预防并发症的方法，如不可捏住患儿双侧鼻孔用力擤鼻涕，避免引起中耳炎或鼻窦炎，并介绍如何观察并发症的早期表现。如发现异常，及时通知医护人员。

（付言美）

第二节　急性感染性喉炎

急性感染性喉炎为喉部黏膜的急性弥漫性炎症，好发于声门下部。以犬吠样咳嗽、声音嘶哑、喉鸣、吸气性呼吸困难为特征，多发生在冬春季节，婴幼儿多见。

一、临床表现

（一）症状

患儿起病急，症状重，可有不同程度的发热、声音嘶哑、犬吠样咳嗽，吸气性喉鸣和三凹征。一般白天症状轻，夜间入睡后喉部肌肉松弛，分泌物阻塞导致症状加重。严重者迅速出现烦躁不安、吸气性呼吸困难、青紫、心率增快等缺氧症状。

（二）体征

间接喉镜检查可见黏膜弥漫性充血，尤其是声带充血，声带由白色变为粉红色或红色。有时可见声带黏膜下充血，声带因肿胀而变厚，但两侧声带运动正常。

（三）喉梗阻分度

临床上按吸气性呼吸困难的轻重，将喉梗阻分为 4 度。

1. Ⅰ度

安静时无症状，活动后出现吸气性喉鸣和呼吸困难，肺部听诊呼吸音清晰，心率无改变。

2. Ⅱ度

安静时有喉鸣和吸气性呼吸困难，肺部听诊可闻及喉传导音或管状呼吸音，心率增快（120～140 次 / 分）。

3.Ⅲ度

吸气性喉鸣和呼吸困难，患儿因缺氧而出现烦躁不安，口唇及指（趾）发绀，双眼圆睁，面容惊恐，头面出汗，肺部听诊呼吸音明显减弱，心音低钝，心率快（140～160 次 / 分）。

4. Ⅳ度

患儿呈衰竭状态，昏睡或昏迷、抽搐，面色苍白或发灰，由于无力呼吸，“三凹征”可不明显，肺部呼吸音几乎消失，仅有气管传导音，心音低钝，心律失常。

二、辅助检查

（一）血常规检查

病毒感染者白细胞计数正常或偏低，淋巴细胞计数相对增高。细菌感染者白细胞计数增高，中性粒细胞比例增高。

（二）血氧饱和度测定

血氧饱和度测定可明确是否缺氧。

（三）X 线检查

颈部后前位及侧位 X 线检查，以排除会厌炎及气管异物。

三、治疗

（一）保持呼吸道通畅

吸氧、雾化吸入，消除黏膜水肿。

（二）控制感染

细菌感染者选择敏感抗生素及时静脉输入，常用青霉素类、氨基糖苷类、大环内酯类或头孢菌素类等，有气急、呼吸困难时，及时静脉输入足量广谱抗生素。病毒感染者可选用利巴韦林、阿昔洛韦等。可根据药敏试验或咽拭子培养，选用对致病菌敏感的抗生素。

（三）应用肾上腺糖皮质激素

糖皮质激素有抗炎和抑制变态反应的作用，应用抗生素的同时给予肾上腺糖皮质激素，以减轻喉头水肿，缓解症状。病情轻者口服泼尼松，1～2 mg/（kg·d），分次口服；Ⅱ度以上喉梗阻的患儿给予地塞米松、氢化可的松或甲泼尼龙静脉滴注。地塞米松静脉推注，每次 2～5 mg；继之 1 mg/（kg·d）静脉滴注，用 2～3 天，至症状缓解。

（四）对症治疗

缺氧者给予吸氧；烦躁不安者给予镇静药异丙嗪，该药除镇静外，尚有减轻喉头水肿的作用。不宜用氯丙嗪和吗啡；痰多者应以祛痰药。

（五）气管切开

有严重缺氧征象或有Ⅲ度喉梗阻者，应及时行气管切开。

四、护理诊断

（一）有窒息的危险

这与急性喉炎所致的喉梗阻有关。

（二）低效性呼吸型态

这与喉头水肿、分泌物增多有关。

（三）舒适的改变

这与咳嗽、呼吸困难有关。

（四）体温过高

这与喉部感染有关。

（五）恐惧

这与呼吸困难有关。

（六）潜在并发症

热性惊厥。

（七）知识缺乏

患儿及家长缺乏有关急性感染性喉炎的护理和预防知识。

五、护理措施

（一）一般护理

（1）保持室内空气清新，温湿度适宜，减少对喉部的刺激，减轻呼吸困难。

（2）促进舒适，置患儿于舒适体位，及时吸氧，保持患儿安静，尽可能将所需要的检查及治疗集中进行，以保证患儿的休息。

（3）补充足量的水分和营养，喂饭、喝水时避免患儿发生呛咳，必要时静脉补液。

（二）改善呼吸功能，保持呼吸道通畅

（1）依据缺氧程度及时吸氧，血氧饱和度小于 92% 时遵医嘱及时给予吸氧，可采用面罩或氧气罩吸入湿化的氧气；用 1%～3% 的麻黄碱和肾上腺糖皮质激素超声雾化吸入，可消除喉头水肿，恢复气道通畅。

（2）按医嘱给予抗生素、激素治疗，以控制感染，缓解症状。

（3）维持正常体温，观察体温变化，体温超过 38.5℃时给予物理降温或药物降温。

（三）用药护理

慎用镇静药，若患儿过于烦躁不安，遵医嘱给予异丙嗪或水合氯醛，以达到镇静和减轻喉头水肿的作用。避免使用氯丙嗪，以免使喉头肌松弛，加重呼吸困难。禁止使用有呼吸抑制作用的阿片类药物，如地西泮、吗啡等。

（四）病情观察

密切观察病情变化，监测生命体征、血气分析变化，根据患儿“三凹征”、喉鸣、青紫及烦躁等表现，正确判断缺氧的程度，发生窒息后及时抢救，随时做好气管切开的准备，以免因吸气性呼吸困难而窒息。

（五）心理护理

护士应多巡视，缓解患儿及家长的紧张情绪。

六、健康指导

（1）护士应向家长解答患儿病情，讲解该病的一般医学知识，减轻其紧张和恐惧情绪。

（2）指导家长正确护理患儿，如加强体格锻炼，适当进行户外活动，增强体质，提高抗病能力。

（3）保持口腔清洁，养成晨起、饭后和睡前刷牙漱口的习惯。

（4）注意气候变化，及时增减衣服，避免受凉。在感冒流行期间，尽量减少外出，以防感染。

（5）积极预防上呼吸道感染和各种传染病，定期预防接种。

（付言美）

第三节　肺炎

肺炎是指不同病原体或其他因素所致的肺部炎症。肺炎的病因不同，其病变部位、病理特点及临床表现也各有差异。以发热、咳嗽、气促、呼吸困难和肺部固定湿啰音为共同的临床特点。肺炎患儿可累及循环、消化及神经系统而出现相应的临床症状。肺炎是婴幼儿时期的常见病，是住院患儿死亡的首要原因，是我国儿童保健重点防治的“四病”之一。肺炎一年四季均可发病，以冬春季节多见，多由急性上呼吸道感染或支气管炎向下蔓延所致。

一、临床表现

气管肺炎为小儿最常见的肺炎，由于病原体及机体的反应性不同，临床表现可轻可重。

多见于2岁以下婴幼儿。

（一）轻型支气管肺炎

仅表现为呼吸系统症状和相应的肺部体征。新生儿或婴儿症状体征可不明显。

1. 症状

本病大多起病急，患儿发病前几天有上呼吸道感染。主要表现为发热、咳嗽、气促和全身症状。发热程度不一，热型不定，多为不规则热，也可为弛张热或稽留热。新生儿和重度营养不良患儿可不发热，甚至体温不升。咳嗽较频，初为刺激性干咳，以后有痰，剧烈咳嗽时常伴有呕吐。新生儿则表现为口吐白沫。气促多发生在发热、咳嗽之后。全身症状有精神不振、食欲减退、烦躁不安、轻度腹泻或呕吐。

2. 体征

患儿呼吸加快，40～80次/分，可有鼻翼扇动，重者呈点头呼吸、“三凹征”、唇周发绀。肺部可听到较固定的中、细湿啰音，以背部两肺底和脊柱两旁较多见，于深吸气末更为明显。病灶较大者可出现肺实变体征。

（二）重症支气管肺炎

除呼吸系统症状和全身中毒症状外，常有循环、神经和消化系统受累的表现。

1. 循环系统

常见心肌炎、心力衰竭及微循环障碍。心肌炎表现为面色苍白、心动过速、心音低钝、奔马律、心电图显示ST段下移、T波低平或倒置。心力衰竭表现为呼吸突然加快，大于60次/分，极度烦躁不安，明显发绀、面色苍白发灰。心率增快，婴儿大于180次/分，幼儿大于160次/分，心音低钝、有奔马律，颈静脉怒张，肝脏迅速增大，尿少或无尿，颜面或下肢水肿等。

2. 神经系统

患儿发生中毒性脑病时，表现为烦躁或嗜睡、惊厥、球结膜水肿、瞳孔对光反射迟钝或消失、呼吸节律不齐甚至呼吸停止，脑水肿时出现意识障碍、反复惊厥、前囟隆起、脑膜刺激征等。

3. 消化系统

患儿常有纳差、腹胀、呕吐、腹泻等；重症者可引起中毒性肠麻痹，表现为严重腹胀、肠鸣音消失、膈肌抬高、呼吸困难加重。消化道出血时，患儿吐咖啡色渣样物，大便隐血试验阳性或出现柏油样便等。

（三）并发症

支气管肺炎如早期合理治疗，并发症少见。若延误诊断或病原体致病力强，可引起脓胸、脓气胸、肺大疱，还可发生肺脓肿、化脓性心包炎等并发症并出现相应的症状。

二、辅助检查

（一）外周血检查

1. 血细胞检查

病毒性肺炎白细胞总数大多正常或降低，有时淋巴细胞增高或出现变异淋巴细胞；细菌性肺炎白细胞总数及中性粒细胞增多，并有核左移，胞质可见中毒颗粒。

2. 硝基蓝四氮唑还原试验（NBT）

细菌感染时，NBT 阳性细胞增多，正常为 10% 以下，若超过 10% 提示细菌感染，病毒感染时则不增加。

3.C 反应蛋白（CPR）

细菌感染时，血清 CPR 浓度增高，而非细菌感染时则升高不明显。

（二）病原学检查

可做病毒分离或细菌培养，以明确病原体。血清冷凝集试验在 50%～70% 的支原体肺炎患儿中可呈阳性。

（三）胸部 X 线检查

支气管肺炎早期肺纹理增粗，以后出现大小不等的斑片阴影，可融合成片，可伴有肺不张或肺气肿。

三、治疗

主要为控制感染，改善肺通气功能，对症治疗，防治并发症。

（一）控制感染

细菌感染或病毒感染继发细菌感染者，根据不同病原体选用敏感抗生素控制感染；使用原则为早期、联合、足量、足疗程，重症患儿宜静脉给药；用药时间持续至体温正常后 5～7 天，临床症状消失后 3 天。肺炎链球菌性肺炎首选青霉素或阿莫西林（羟氨苄青霉素），青霉素过敏者选用大环内酯类抗生素；金黄色葡萄球菌肺炎首选苯唑西林钠（苯唑青霉素）或氯唑西林钠（氯唑青霉素），备选第 1 代、第 2 代头孢菌素。耐药者选用万古霉素、头孢曲松或头孢噻肟或联用利福平，体温正常后 2～3 周可停药，总疗程至少 6 周；肺炎支原体肺炎首选大环内酯类抗生素（罗红霉素、阿奇霉素、克拉霉素），疗程至少 2～3 周。流感嗜血杆菌肺炎首选阿莫西林加克拉维酸或氨苄西林（氨苄青霉素）加舒巴坦。肠杆菌肺炎首选头孢曲松或头孢噻肟。抗病毒可选用利巴韦林、干扰素 α、聚肌苷酸 - 聚胞苷酸等。

（二）对症治疗

止咳、平喘、降温等。保持呼吸道通畅，必要时可给予吸氧。喘憋严重者可用支气管解痉剂；烦躁不安的患儿可使用镇静剂。及时纠正水、电解质与酸碱平衡紊乱、改善低氧血症。腹胀伴低血钾者及时补钾，出现中毒性肠麻痹时应禁食、胃肠减压并皮下注射新斯的明等。

（三）肾上腺糖皮质激素的应用

应用激素可以减少炎症渗出，解除支气管痉挛，改善血管通透性和微循环，降低颅内压。中毒症状明显或严重喘憋、脑水肿、感染性休克、呼吸衰竭者，可应用肾上腺糖皮质激素，常用地塞米松，0.1～0.3 mg/（kg · d），或琥珀酸氢化可的松 5～10 mg/（kg · d），加入 5% 葡萄糖注射液中静脉滴注，疗程 3～5 天。

（四）防治并发症

中毒性肠麻痹者，应禁食、胃肠减压、注射新斯的明等。若出现心力衰竭，应保持安静，给予吸氧、强心药、利尿药、血管活性药物等。脓胸和脓气胸者及时进行穿刺引流，若脓液黏稠、经反复穿刺抽脓不畅或发生张力性气胸，应行胸腔闭式引流。若出现呼吸衰竭，应用人工呼吸器。如发生感染性休克、脑水肿等，应及时处理。

四、护理诊断

（一）清理呼吸道无效

这与呼吸道分泌物过多、痰液黏稠、患儿无力排痰有关。

（二）气体交换受损

这与肺部炎症造成通气和换气功能障碍有关。

（三）体温过高

这与肺部感染有关。

（四）营养失调：低于机体需要量

这与发热、消化道功能紊乱、摄入不足、消耗增加有关。

（五）知识缺乏

患儿及家长缺乏有关儿童肺炎的基本知识。

（六）潜在并发症

心力衰竭、中毒性脑病、中毒性肠麻痹、脓胸、脓气胸、肺大疱。

五、护理措施

（一）一般护理措施

（1）保持病室环境舒适，空气流通，温湿度适宜，室温维持在 18～22℃，相对湿度以 60% 为宜。定时开窗通风，避免直吹或对流风。尽量使患儿安静，避免哭闹，以减少氧消耗。不同病原体肺炎患儿应分室居住，以防交叉感染。病室每天紫外线消毒一次。

（2）饮食护理：饮食宜给予易消化、高蛋白质、高维生素的流质、半流质饮食，以提高机体抵抗力。鼓励患儿多饮水，少量多餐，避免过饱影响呼吸。喂哺时应耐心，哺母乳者应抱起喂，防止呛咳。重症不能进食时，给予静脉营养。保证液体的摄入量，以湿润呼吸道黏膜，防止分泌物干结，利于痰液排出；同时防止发热导致的脱水。对重症患儿应准确记录 24 小时出入量；严格控制静脉点滴速度，最好使用输液泵，保持液体均匀输入，以免发生心力衰竭。

（3）置患儿于有利于肺扩张的体位，患儿头抬高 30°～60°，并经常更换，定时翻身叩背，或抱起患儿，以减少肺部淤血和防止肺不张，利于呼吸道分泌物排出。

（4）正确留取标本，以指导临床用药。

（二）保持呼吸道通畅和改善呼吸功能的护理措施

1. 保持呼吸道通畅

（1）及时清除口鼻分泌物，分泌物黏稠者应用超声雾化或蒸汽吸入，一般每天 2～4 次，每次 20 分钟，雾化吸入有助于解除支气管痉挛、水肿，使痰液变稀释以利于咳出；分泌物过多影响呼吸时，应用吸引器吸痰，注意吸痰不可过于频繁，动作要轻快，吸痰后宜立即给氧。

（2）帮助患儿转换体位，翻身叩背，其方法是五指并拢，稍向内合掌，由下向上、由外向内的轻叩背部，以帮助痰液排出，防止坠积性肺炎。根据病情或病变部位进行体位引流。

（3）按医嘱给予祛痰药，指导和鼓励患儿进行有效咳嗽。

2. 改善呼吸功能

（1）凡有缺氧症状，如呼吸困难、口唇发绀、喘憋、烦躁、面色灰白等情况时应立即给氧。一般采用鼻导管给氧，氧流量为 0.5～1 L/min（即滤过瓶中每分钟出现 100～200 个气泡），氧浓度不超过 40%，氧气应湿化，以免损伤呼吸道黏膜。新生儿或婴幼儿缺氧明显者可用鼻塞、面罩、头罩或氧帐给氧，面罩给氧者氧流量 2～4 L/min，氧浓度 50%～60%。若出现呼吸衰竭，则使用机械通气正压给氧。

（2）按医嘱使用抗生素治疗肺部炎症、改善通气，并注意观察药物的疗效及不良反应。

（3）吸氧过程中应经常检查导管是否通畅，患儿缺氧症状是否改善，发现异常及时处理。

（三）对症护理措施

（1）密切观察有无心力衰竭的表现。若患儿出现烦躁不安、面色苍白、呼吸加快（大于 60 次 / 分），心率增快（大于 160～180 次 / 分），出现心音低钝或奔马律，肝短期内迅速增大等心力衰竭的表现，应及时报告医生，立即给予吸氧，减慢输液速度，控制在每小时 5 mL/kg。

（2）若患儿出现呼吸困难、咳嗽加重、突然口吐粉红色泡沫样痰，应考虑肺水肿。立即嘱患儿取坐位，双腿下垂，可给患儿吸入经 20%～30% 乙醇湿化的氧气，每次吸入时间不宜超过 20 分钟。

（3）密切观察意识、瞳孔等变化。若患儿出现烦躁、嗜睡、惊厥、昏迷、呼吸不规则等，提示颅内压增高，有脑水肿、中毒性脑病的可能，应立即报告医生并配合抢救。

（4）若患儿病情突然加重，烦躁不安，体温持续不降或退而复升，咳嗽和呼吸困难加重，中毒症状加重，咳出大量脓性痰，则提示并发了肺脓肿。患儿突然出现剧烈咳嗽、呼吸困难、胸痛、发绀、烦躁不安、脉率加快、面色青紫，患侧呼吸运动受限等，提示并发了脓胸或脓气胸，及时配合医生进行胸腔穿刺或胸腔闭式引流。

（5）密切观察有无腹胀、肠鸣音减弱或消失、呕吐、便血等。若腹胀明显伴低钾血症者，按医嘱补钾。有中毒性肠麻痹时给予腹部热敷、肛管排气、禁食、胃肠减压等，以促进肠蠕动，消除腹胀，缓解呼吸困难。也可皮下或足三里穴注射新斯的明，或用酚妥拉明静脉滴注。

（6）维持体温正常：发热者应注意体温的监测，警惕高热惊厥的发生，并采取相应的降温措施。体温过低多见于重症肺炎和新生儿肺炎，应采取相应的保暖措施。

（四）用药护理措施

（1）按医嘱给予抗生素、祛痰药或支气管解痉药。观察药物疗效，注意药物不良反应。

（2）发生心力衰竭时应减慢输液速度，并给予吸氧、呋塞米及酚妥拉明等。静脉注射毛花苷丙时应稀释，速度应缓慢，给药前数脉搏，心率小于 60 次 / 分或脉率不齐应暂停给药，与医生联系。

（五）心理护理措施

护士应主动关心患儿，做到态度亲切、和蔼、耐心，以减少分离性焦虑；对年长儿可用通俗的语言说明住院和静脉注射对疾病治疗的重要性；应经常抱婴幼儿，使其得到充分的关爱和心理满足；要主动与家长沟通，及时向家长介绍患儿病情，耐心解答问题，给予家长心理支持。

六、健康指导

（1）向家长介绍患儿病情，讲解疾病的有关知识和护理要点。解释所用药物的作用和疗程，指导家长协助观察病情，更好地与医护人员配合。对年长儿解释本病治疗的重要性。鼓励患儿与医护人员合作。

（2）宣传肺炎预防的相关知识，尽量避免到人多的公共场所，防止上呼吸道感染进而预防肺炎，如不随地吐痰、咳嗽时用手帕或纸巾捂嘴等良好的个人卫生习惯，防止疾病传播。冬春季节注意室内通风，尽量避免带小儿到公共场所。

（3）指导家长给患儿合理营养，提倡母乳喂养；加强体质锻炼，多进行户外活动；注意气候变化，及时增减衣服，避免着凉；按时预防接种和健康检查，积极防治原发病。

（4）指导家长帮助患儿有效咳嗽、叩背协助排痰的方法。

（5）指导家长积极治疗引起肺炎的原发病，如佝偻病、先天性心脏病等，以减少肺炎的发生。

（6）定期进行健康检查及预防接种。

（付言美）

第四节　支气管哮喘

支气管哮喘简称“哮喘”，是由嗜酸性粒细胞、肥大细胞和T淋巴细胞等多种炎性细胞参与的气道慢性炎症性疾病。患儿表现为反复发作的喘息、呼吸困难、胸闷或咳嗽等症状，并伴有气道高反应性的可逆性、梗阻性呼吸道疾病。常在夜间和/或清晨发作、加剧，可自行缓解或治疗后缓解。其发病率近年来呈上升趋势，哮喘可在任何年龄段发病，以1～6岁患病较多，大多在3岁以内起病。积极防治儿童支气管哮喘对防治成人支气管哮喘意义重大。

一、临床分期

儿童支气管哮喘分为急性发作期、慢性持续期和临床缓解期。

（一）急性发作期

哮喘患儿在急性发作前通常会有先兆症状，表现为胸闷、咳嗽，其次为鼻塞、流涕、打喷嚏、鼻痒、咽痒、眼睛痒和流泪等。其中鼻塞、流涕、打喷嚏、咳嗽等表现常被家长误以为是“感冒”而耽误了对哮喘的及时诊治。在某些情况下，如患儿白天过于顽皮、气温变化较大、气候阴湿等，应特别注意先兆期的表现，若能在先兆期及时防治则有利于控制哮喘的发作。但一部分患儿的哮喘急性发作不一定有先兆期，而表现为哮喘的突然发作，这往往与受凉、剧烈运动或吸入某种刺激性气体或过敏原有关。

（二）慢性持续期

哮喘本身就是一种慢性疾病。慢性持续就是指在相当长的一段时间内，患儿仍有不同程度的喘息、咳嗽、气短、胸闷等症状。虽然应用平喘药物能够暂时加以控制，但缓解期比较短。特别是一些家长平时不重视预防，用药不当，又因患儿反复呼吸道感染，治疗不理想，导致气道慢性炎症和气道高反应性持续存在，因此哮喘就呈慢性持续状态。

（三）临床缓解期

临床缓解期是指哮喘患儿症状和体征消失，第一秒用力呼气容积或者呼气峰流速大于等于 80% 预计值，并维持 4 周以上。

二、临床分类特点

（一）婴幼儿哮喘

婴幼儿哮喘指年龄小于 3 岁者，特点如下：

（1）喘息发作大于等于 3 次。

（2）肺部闻及呼气相哮鸣音。

（3）具有特异性体质，如过敏性湿疹、过敏性鼻炎等。

（4）父母有哮喘病史。

（5）除外其他引起喘息的疾病。

凡具有（1）（2）和（5）者为婴幼儿哮喘；如喘息发作只 2 次，并具有（2）和（5）者为可疑哮喘或哮喘性支气管炎。

（二）儿童哮喘

儿童哮喘指年龄大于 3 岁者，特点如下：

（1）喘息反复发作。

（2）发作时双肺闻及哮鸣音。

（3）支气管扩张药有明显疗效。

（4）除外其他引起喘息、胸闷和咳嗽的疾病。

（三）咳嗽变异性哮喘

咳嗽变异性哮喘又称“过敏性咳嗽”或“隐性哮喘”。特点：

（1）咳嗽持续或反复发作大于 1 个月，常在夜间或清晨发生，痰少，运动后加重。

（2）临床无感染征象，或长期抗生素治疗无效。

（3）平喘药（支气管扩张药）可缓解咳嗽发作。

（4）有过敏史或家族过敏史；或气道呈高反应性，支气管激发试验阳性；或过敏原皮试阳性。

（5）除外其他引起慢性咳嗽的疾病。

三、辅助检查

（一）嗜酸性粒细胞计数

大多数哮喘患儿血中嗜酸性粒细胞增多（大于 300×10^6/L），痰液中也可发现有嗜酸性粒细胞增多。

（二）血常规

红细胞、血红蛋白、白细胞计数及中性粒细胞一般均正常，但应用 β 受体兴奋药后白细胞计数可以增加。若合并细菌感染，两者均增加。

（三）X 线检查

X 线检查双肺透亮度增加，呈过度充气状，肺纹理增多，并可见肺气肿或肺不张。

（四）肺功能检查

肺功能检查主要用于 5 岁以上的患儿。对估计哮喘严重程度及判断疗效有重要意义。

显示换气流率和潮气量降低，残气容量增加。

（五）血气分析

血气分析是测量哮喘病情的重要实验室检查，特别对合并低氧血症和高碳酸血症的严重病例，可用来指导治疗。PaO_2 降低，病初 $PaCO_2$ 可降低，病情严重时 $PaCO_2$ 增高，pH 值下降。

（六）过敏原检测

皮肤刺激试验、特异性 IgE 测定等，有助于明确过敏原，目的是了解哮喘患儿发病因素和选择特异性脱敏疗法。

四、治疗

哮喘控制治疗越早越好，注重药物治疗和非药物治疗相结合。避免接触过敏原，去除各种诱发因素，积极治疗和清除感染病灶，是最有效的治疗和预防支气管哮喘发作的方法。哮喘治疗原则是坚持长期、持续、规范、个体化的治疗原则。

（一）支气管哮喘急性发作期的治疗

1.β 受体激动药

β 受体激动药是目前临床应用最广的支气管舒张药。可舒张气道平滑肌，增加黏液纤毛清除功能和稳定肥大细胞膜。根据起作用的快慢分为速效和缓慢起效两大类，根据维持时间的长短分为短效和长效两大类。吸入型速效 β_2 受体激动药疗效可维持 4～6 小时，是缓解哮喘急性症状的首选药物，具有用量少、起效快、不良反应少等优点。病情较轻时，选择短期口服短效 β_2 受体激动药（如沙丁胺醇片和特布他林）。严重哮喘发作时，第 1 小时可每 20 分钟吸入 1 次，以后每 2～4 小时可重复吸入。药物剂量：每次沙丁胺醇 2.5～5.0 mg 或特布他林 2.5～5.0 mg。

2. 糖皮质激素

糖皮质激素可对抗炎症反应和降低气道高反应性，可采取吸入、口服、静脉等方式给药。吸入型糖皮质激素是目前控制哮喘的最有效的首选药物，具有局部抗炎作用强、全身不良反应小的优点。常用药物有丙酸倍氯米松、布地奈德（丁地去炎松）和丙酸氟替卡松等。病情较重的应给予口服泼尼松短程治疗 1～7 天，每天 1～2 mg/kg，分 2～3 次。一般不主张长期使用口服糖皮质激素治疗儿童哮喘。严重哮喘发作时应静脉给予甲泼尼龙，每天 2～6 mg/kg，分 2～3 次输注，或氢化可的松每次 5～10 mg/kg。必要时可加大剂量。一般静脉使用糖皮质激素 1～7 天，症状缓解后即停止静脉用药。若需持续使用糖皮质激素者，可改为口服泼尼松。

3. 抗胆碱能药物

抗胆碱能药物抑制迷走神经释放乙酰胆碱，使呼吸道平滑肌松弛。吸入型抗胆碱能药物如异丙托溴铵，舒张支气管的作用比 β 受体激动药弱，起效也较慢，但长期使用不易产生耐药，不良反应少。

4. 短效茶碱

短效茶碱可作为缓解药物，用于哮喘急性发作的治疗，主张将其作为哮喘综合治疗方案中的一部分，而不单独应用治疗哮喘。需注意其不良反应，长时间使用者，最好监测茶碱的血药浓度。

5. 硫酸镁

对于 2 岁及以上儿童哮喘急性发作，尤其是症状持续小于 6 小时者，硫酸镁吸入治疗可以作为常规吸入短效 β_2 受体激动药和异丙托溴铵之外的一种备选方案；静脉应用硫酸镁也可尝试使用。

（二）支气管哮喘慢性持续期的治疗

1. 吸入性糖皮质激素（ICS）

ICS 是哮喘长期控制的首选药物，也是目前最有效的抗炎药物，优点是通过吸入，药物直接作用于气道黏膜，局部抗炎作用强，全身不良反应少。通常需要长期、规范吸入 1～3 年才能起预防作用。目前，临床上常用的 ICS 有布地奈德、丙酸氟替卡松和丙酸倍氯米松。每 3 个月应评估病情，以决定升级治疗、维持目前治疗或降级治疗。

2. 白三烯调节剂

白三烯调节剂分为白三烯合成酶抑制剂和白三烯受体拮抗剂。该药耐受性好，不良反应少，服用方便。白三烯受体拮抗剂包括孟鲁司特和扎鲁司特。

3. 缓释茶碱

缓释茶碱用于长期控制支气管哮喘时，主要协助 ICS 抗炎，每天分 1～2 次服用，以维持昼夜的稳定血药浓度。由于茶碱毒性较强，故不推荐其用于儿童哮喘的控制治疗，除非不能使用 ICS 者。

4. 长效 β 受体激动药

长效 β 受体激动药包括福莫特罗、沙美特罗、班布特罗及丙卡特罗等。

5. 肥大细胞膜稳定剂

肥大细胞膜稳定剂色甘酸钠，常用于预防运动及其他刺激诱发的哮喘，治疗儿童哮喘效果较好，不良反应小，在美国等国家应用较多。

6. 全身用糖皮质激素

患儿哮喘重度发作过程中，在使用高剂量 ICS 加吸入型长效 β_2 受体激动药及其他控制药物疗效欠佳的情况下，可短期使用全身性糖皮质激素。

7. 联合治疗

对病情严重度分级为重度持续和单用 ICS 病情控制不佳的中度持续的哮喘提倡长期联合治疗，如 ICS 联合吸入型长效 β_2 受体激动药、ICS 联合白三烯调节剂和 ICS 联合缓释茶碱。

五、护理诊断

（一）低效性呼吸型态

这与支气管痉挛所致通气、换气功能障碍有关。

（二）清理呼吸道无效

这与呼吸道分泌物过多、黏稠，咳嗽无力有关。

（三）气体交换受损

这与肺部炎症有关。

（四）营养失调：低于机体需要量

这与摄入不足、消耗增加有关。

（五）体温过高

这与感染有关。

（六）潜在并发症

呼吸衰竭、心力衰竭、自发性气胸、中毒性肠麻痹、中毒性脑病等。

六、护理措施

（一）一般护理措施

（1）保持室内空气清新，温湿度适宜。明确过敏原者，尽快脱离过敏原环境。避免强光及有害气体刺激。

（2）活动与休息：提供安静、舒适的环境，以利于患儿休息。护理操作应尽量集中完成。协助患儿日常生活，指导合理活动，依病情逐渐增加活动量，尽量避免引起情绪激动及紧张的运动。患儿活动前后，监测其呼吸和心率情况，活动时如有气促、心率加快可休息，必要时吸氧。

（3）心理护理：护士应理解患儿及家长的情感需求，给予关心照顾，允许患儿表达情绪。哮喘发作时守护并安抚患儿，缓解恐惧心理，满足其合理要求，促使患儿放松。向患儿及家长讲述哮喘的诱因、治疗过程及预后，指导家长以正确的态度对待患儿，充分发挥患儿主观能动性，使其学会自我护理、预防复发，鼓励其战胜疾病的信心。

（4）保证患儿摄入足够的水分，以降低分泌物的黏稠度。

（二）对症护理措施

1. 缓解呼吸困难

（1）取舒适坐位或半坐位，以利患儿呼吸，采用体位引流以协助患儿排痰。

（2）给予氧气吸入，浓度以 40% 为宜，根据情况给予鼻导管或面罩吸氧。定时进行血气分析，及时调整氧流量，使 PaO_2 保持在 9.3～12.0 kPa（70～90 mmHg）。

（3）指导和鼓励患儿做深而慢的呼吸运动。

（4）监测生命体征，注意有无呼吸困难及呼吸衰竭的表现，必要时立即给予机械通气辅助呼吸，以及做好气管插管的准备。

（5）按医嘱给予支气管扩张药和肾上腺糖皮质激素雾化吸入，必要时静脉给药，并注意观察疗效和不良反应。

2. 维持气道通畅

（1）给予雾化吸入，翻身叩背，以促进分泌物的排出，病情许可采取体位引流；对痰多无力咳出者，及时吸痰。

（2）保证患儿摄入足够的水分，以降低分泌物的黏稠度。

（3）若有感染，遵医嘱给予抗生素。

3. 密切观察病情变化

（1）监测生命体征、意识状况。当患儿出现烦躁不安、发绀、大汗淋漓、气喘加剧、心率加快、血压下降、呼吸音减弱、肝在短时间内急剧增大等情况，立即报告医生并积极配合抢救。

（2）警惕发生哮喘持续状态，若发生哮喘持续状态，应立即吸氧并给予半坐卧位，协助医师共同处理。

（三）用药护理措施

（1）护士应讲解气雾剂的使用方法，使用吸入治疗时应嘱患儿在按压喷药于咽部的同时深吸气，然后闭口屏气 10 秒，可获较好的效果。吸药后用清水漱口可减轻局部不良反应。

（2）氨茶碱的有效浓度与中毒浓度很接近，长期用药，需做药物浓度监测，其有效浓度以 10～20 μg/mL 为宜。注意观察有无胃部不适、恶心、呕吐、头晕、头痛、心悸及心律失常等氨茶碱的不良反应。

（3）拟肾上腺素类药物的不良反应主要是心动过速、血压升高、虚弱、恶心、变态反应等，应注意观察。

（4）肾上腺素糖皮质激素是目前治疗哮喘最有效的药物，长期使用可产生二重感染、肥胖等不良反应。当患儿出现身体形象改变时，要做好心理护理。

七、健康指导

（一）指导呼吸运动

呼吸运动可以强化横膈呼吸肌，在执行呼吸运动前，护士应先清除患儿呼吸道的分泌物。呼吸运动包括腹部呼吸运动、向前弯曲运动、胸部扩张运动。

1. 腹部呼吸运动法

患儿平躺，双手平放在身体两侧，双膝弯曲，脚平放；用鼻连续吸气并放松上腹部，但胸部不扩张；缩紧双唇，慢慢吐气直至吐完；重复以上动作 10 次。

2. 向前弯曲运动法

患儿坐在椅上，背伸直，头向前下低至膝部，使腹肌收缩；慢慢上升躯干并由鼻吸气，扩张上腹部；胸部保持直立不动，将气由口慢慢吹出。

3. 胸部扩张运动法

患儿坐在椅上，将手掌放在左右两侧的最下肋骨上；吸气，扩张下肋骨，然后由口吐气，收缩上胸部和下胸部；用手掌下压肋骨，将肺底部的空气排出；重复以上动作 10 次。

（二）介绍有关防护知识

（1）加强营养，进行体育锻炼，增强体质，提高机体免疫力，预防呼吸道感染。

（2）协助患儿及家长确认哮喘发作的原因，避免接触过敏原，去除各种诱发因素。

（3）使患儿及家长能辨认哮喘发作的早期征象、症状及适当的处理方法。

（4）提供出院后使用药物资料（如药名、剂量、用法、疗效及不良反应等）。

（5）指导患儿和家长选用长期预防及快速缓解的药物，并做到正确安全用药。

（6）及时就医，以控制哮喘严重发作。

（付言美）

第十二章　儿童感染性疾病的护理

第一节　麻疹

麻疹是麻疹病毒引起的一种急性出疹性呼吸道传染病。临床上以发热、上呼吸道炎（咳嗽、流涕）、结膜炎、麻疹黏膜斑［又称“柯氏斑”（Koplik spots）］及全身斑丘疹为主要表现。本病传染性强，易并发肺炎。病后免疫力持久，大多终身免疫。随着麻疹减毒活疫苗的普遍接种，麻疹的流行已得到控制，目前我国的总发病率低于0.1‰。

麻疹病毒是一种副黏液病毒，仅有一个血清型，抗原性稳定。病毒不耐热，对日光和消毒剂均敏感，但在低温下能长期存活。

麻疹病毒侵入易感儿后出现2次病毒血症。麻疹病毒侵入呼吸道上皮细胞及眼结合膜，在局部繁殖，同时有少量病毒释放入血形成第1次病毒血症；此后病毒在全身单核巨噬细胞系统内大量复制、繁殖，大量病毒再次侵入血流，造成第2次病毒血症，引起全身广泛性损害而出现一系列临床表现，如高热和出疹，此时传染性最强。

一、临床表现

未接种过麻疹疫苗或接种失败、未用过免疫球蛋白的小儿，感染麻疹病毒后常为典型表现。典型临床表现分为四期。

（一）潜伏期

一般为6～18天，平均10天左右。患儿可有低热、全身不适。

（二）前驱期

一般为3～4天。患儿主要表现有轻度到中度的发热、上呼吸道感染和麻疹黏膜斑。发热同时出现咳嗽、流涕、打喷嚏、咽充血等卡他症状，眼结膜充血、流泪、畏光是本病的特点。在出疹前24～48小时，在第三磨牙对应的颊黏膜上出现麻疹黏膜斑，为本病的早期诊断依据。同时伴有精神萎靡、全身不适、食欲减退等。婴儿尚有呕吐、腹痛及腹泻等消化系统症状。

（三）出疹期

多在发热后3～4天。患儿按一定顺序出现红色皮疹：耳后、发际、面部、颈部、躯干、四肢，最后达手掌、足底。皮疹初为红色斑丘疹，充血，疹间有正常皮肤，不伴痒感，以后部分融合成片，色加深为暗红。此时全身中毒症状加重。

（四）恢复期

一般3～5天。患儿皮疹出齐后按出疹顺序消退，疹退后，皮肤有糠麸样脱屑及褐色色素沉着。体温下降，全身情况好转。

二、辅助检查

（一）血常规

外周血中性粒细胞和白细胞总数减少，淋巴细胞相对增多。淋巴细胞严重减少提示预后不好。

（二）病原学检查

在感染早期进行，在鼻咽部分泌物中分离出麻疹病毒或检查到麻疹病毒抗原具有早期诊断价值。

（三）血清学检查

酶联免疫吸附试验（ELISA）测定血清特异性IgM和IgG抗体，敏感性和特异性均好。用免疫荧光法检测鼻咽部脱落细胞内的麻疹病毒抗原是一种早期快速的诊断方法。

三、治疗原则

加强护理，对症治疗，预防感染。

（一）一般治疗

注意补充维生素，尤其是维生素A和维生素D。保持水、电解质及酸碱平衡，必要时静脉补液。

（二）对症治疗

体温超过40℃者，酌情给予小量（常用量的1/3～1/2）退热药，伴有烦躁不安或惊厥者给予镇静药，咳嗽重者可服止咳药并行超声雾化吸入。

（三）中药治疗

前驱期以辛凉透表为主，出疹期以清热解毒、透疹为主，恢复期则以养阴、清余热、调理脾胃为主。

（四）并发症治疗

有并发症者给予相应治疗。

四、护理诊断

（一）体温过高

这与病毒血症、继发感染有关。

（二）皮肤完整性受损

这与皮疹有关。

（三）营养失调：低于机体需要量

这与消化吸收功能下降、高热消耗增多有关。

（四）有感染的危险

这与免疫功能下降有关。

（五）潜在并发症

（1）肺炎：与免疫抑制、继发细菌感染有关。

（2）喉、气管、支气管炎：与麻疹病毒感染和继发细菌感染有关。

（3）麻疹脑炎：与麻疹病毒感染波及脑组织有关。

五、护理措施

（一）一般护理

（1）卧床休息，保持室内空气流通，保持室内空气新鲜、阳光充足，避免对流风，室温维持在 18～22℃，湿度 50%～60%。

（2）给予容易消化的食物，少食多餐，避免生冷、坚硬食物，多喝水。

（二）控制体温

前驱期、出疹期体温不超过 40℃者一般不退热，注意水分和营养的摄取，不宜用药物或物理方法强行降温，尤其禁用酒精擦浴、冷敷。若体温大于 40℃伴有惊厥或过去有高热惊厥史者可适当使用少量的退热剂降温，烦躁者可适当给予镇静剂。

（三）保持皮肤黏膜的完整

保持皮肤清洁、干燥，每天应用温水擦浴并更衣一次，勤换床单，勤剪指甲，出汗较多时及时用干净、柔软的毛巾擦干。观察皮疹变化，脱屑时避免抓挠，以防皮肤破损后引发细菌感染。眼部分泌物多者，每天用生理盐水清洗眼部 2 次，并滴入抗生素眼液。鼻腔分泌物多者，可轻柔清除。加强口腔护理，多喝水。

（四）密切观察病情变化

监测体温，每 4 小时测一次体温。观察皮疹的出疹、消退情况。观察有无高热不退、呼吸困难、发绀、气促等肺炎的表现；观察有无心脏扩大、心律失常、心音低钝等心肌炎的表现；观察有无声音嘶哑、吸气性呼吸困难、“三凹征”等急性喉炎的表现；观察有无头痛、呕吐、嗜睡、昏迷等脑炎的表现。

（五）预防感染的传播

1. 管理传染源

患儿隔离至出疹后 5 天，合并肺炎者应延至出疹后 10 天，接触的易感患儿隔离观察 3 周，并给予被动免疫制剂。

2. 切断传播途径

病室、居室每天用紫外线消毒，衣被及玩具在太阳下暴晒。

3. 保护易感人群

对 8 个月以上未患过麻疹的小儿应接种麻疹疫苗，7 岁时复种。易感儿接触麻疹后 5 天内注射免疫球蛋白。

六、健康教育

由于麻疹传染性强，为控制疾病的流行，护士应向家长介绍麻疹的流行特点、隔离时间、早期症状等，使其有充分的心理准备，积极配合治疗。无并发症的患儿可在家中治疗护理。指导家长做好消毒隔离、皮肤护理及病情观察等，防止继发感染。

（付言美）

第二节　水痘

水痘是由水痘－带状疱疹病毒引起的急性呼吸道传染病，传染性极强，易感儿接触水痘患儿后几乎均可患病，感染后可获得持久的免疫力，但以后可发生带状疱疹。临床上以皮肤黏膜分批出现的斑疹、丘疹、疱疹、结痂共同存在为特征。

水痘－带状疱疹病毒即人类疱疹病毒 3 型，仅一个血清型。在小儿时期，该病毒原发感染为水痘、恢复后病毒可长期潜伏在脊髓后根神经节或脑神经的感觉神经节内，少数人在青春期或成年后，病毒可以被激活，再次发病，表现为带状疱疹。

病毒经口、鼻进入人体，在呼吸道黏膜细胞内繁殖，2～3 天进入血液，产生病毒血症，可在单核巨噬细胞系统内再次增生后入血，引起第二次病毒血症而发病。病变主要损害皮肤，由于病毒侵入血液往往是间歇性的，故临床表现为皮疹分批出现。病变表浅，一般不留瘢痕。黏膜病变与皮疹类似。

一、临床表现

（一）典型水痘

典型水痘潜伏期多为 2 周。表现为低热、不适、厌食、流涕、咳嗽等。常在起病当天或次日出现皮疹。其特点为：

（1）皮疹分批出现，开始为红色斑疹或斑丘疹，迅速发展为清亮、椭圆形小水疱，周围伴有红晕。疱液先透明而后浑浊，且疱疹出现脐凹现象，易破溃，常伴瘙痒，2～3 天开始干枯结痂。由于皮疹演变过程快慢不一，故同一时间内可见上述 3 种形态皮疹同时存在，这是水痘皮疹的重要特征。皮疹脱痂后一般不留瘢痕。

（2）皮疹呈向心性分布，躯干多，四肢少，这是水痘疱疹的又一特征。

（3）黏膜疱疹可出现在口腔、咽、眼结膜、生殖器等处，易破溃形成溃疡，疼痛明显。水痘多为自限性疾病，10 天左右自愈。

（二）重型水痘

重型水痘发生于肿瘤或免疫功能低下的患儿，患儿全身中毒症状较重，高热，皮疹分布广泛，可融合形成大疱型疱疹或出血性皮疹，可继发感染甚至引起败血症，病死率高。

（三）先天性水痘

孕妇患水痘时可累及胎儿。妊娠早期感染，可致新生儿患先天性水痘综合征，导致多发性先天性畸形和自主神经系统受累，患儿常在 1 岁内死亡，存活者留有严重神经系统伤残。接近产期感染水痘，新生儿病情多严重，死亡率高。

（四）并发症

并发症常见为皮肤继发性细菌感染。少数病例可发生心肌炎、肝炎等。水痘肺炎小儿少见，临床症状迅速恢复，X 线肺部病变可持续 6～12 周。

二、辅助检查

（一）血常规

白细胞总数大多正常，继发细菌感染时可增高。

（二）疱疹刮片检查

用瑞氏染色可见多核巨细胞，用苏木素－伊红染色法查见核内包涵体，可供快速诊断。直接荧光抗体染色查病毒抗原也简捷有效。

（三）血清学检查

补体结合抗体高滴度或双份血清抗体滴度 4 倍以上升高可明确病原体。

三、治疗原则

抗病毒药物阿昔洛韦最常用，一般在出疹后24小时内开始使用，泛昔洛韦口服吸收更有效。继发细菌感染时酌情应用抗生素。皮质激素对水痘病程有不利影响，并可导致水痘播散，不宜使用。并发脑炎者给予对症处理，包括给氧、降低颅内压、保护脑细胞、止惊等措施。

四、护理诊断

（一）皮肤完整性受损

这与水痘病毒感染出现皮疹和/或继发细菌感染有关。

（二）舒适的改变

这与水痘致皮肤瘙痒有关。

（三）有传播感染的危险

这与水痘传染性强有关。

（四）潜在并发症

肺炎、脑炎。

五、护理措施

（一）保持皮肤完整性

保持床单清洁干燥，每天用温水擦浴1次（不用肥皂）。皮肤疱疹可涂阿昔洛韦软膏。勤剪指甲，防止抓伤或挠伤皮肤而导致继发感染。继发感染时涂抗生素药膏。做好口腔护理，有黏膜疱疹者可用生理盐水漱口。

（二）预防感染

水痘患儿要隔离至疱疹全部结痂为止或出疹后7天。易感者应避免接触水痘患儿，若已接触，要密切观察3周，72小时内肌注带状疱疹免疫球蛋白能预防或减轻症状。

（三）密切观察病情变化

水痘患儿预后良好，偶有播散性水痘，并发肺炎和脑炎。观察患儿神志、体温、呼吸、皮疹情况，有异常情况及时报告医生并采取相应措施。

（四）用药护理

发热者忌用阿司匹林，避免使用肾上腺皮质激素类药物。

六、健康教育

水痘是自限性疾病，预后良好，一般10天左右自愈。无并发症者即可在家进行隔离护理，护士应指导患儿家长有关水痘的隔离、护理知识，消除家长和患儿的思想顾虑。叮嘱家长如果患儿神志、体温、呼吸、皮疹情况出现异常改变时，立即就诊。

（付言美）

第三节　猩红热

猩红热是由A组β型溶血性链球菌所致的急性传染病。以发热、咽炎、草莓舌、全身弥漫性鲜红色皮疹、疹退后皮肤脱屑为特征。少数患儿发病后2～3周可发生急性肾小球肾炎或风湿热。

病原菌为A组β型溶血性链球菌，对热及干燥的抵抗力较弱。细菌侵入局部组织如咽峡、腭扁桃体、皮肤伤口等发生急性炎症和脓性渗出物。细菌所产生的透明质酸酶等可溶解纤维蛋白和组织，使感染向四周扩散，也可经血源播散。溶血性链球菌产生的红疹毒素可引起皮肤的炎症病变，真皮质毛细血管充血、水肿、白细胞浸润和上皮细胞增生，形成典型丘状棘皮疹，最后表皮死亡而脱落，形成特征性脱皮。肝、脾、心肌、肾、淋巴结、关节滑膜等组织有不同程度充血、浑浊、肿胀等炎症变化。

一、临床表现

（一）潜伏期

潜伏期1～12天，一般为2～5天。

（二）前驱期

患儿起病急、畏寒、高热，多为持续性，常伴有头痛、恶心、呕吐、全身不适、咽部红肿、扁桃体化脓等。

（三）出疹期

1. 皮疹

皮疹多在发热后第2天出现，始于耳后、颈部及上胸部，24小时左右迅速波及全身。皮疹的特点为全身弥漫性充血的皮肤上出现分布均匀的针尖大小的丘疹，压之褪色，触之有砂纸感，疹间无正常皮肤，伴有痒感。皮疹约48小时达高峰，然后体温下降，皮疹按出疹顺序在2～4天消失。

2. 特殊体征

腋窝、肘窝、腹股沟处可见皮疹密集并伴出血点，呈线状，称为帕氏线。面部潮红，有少量皮疹，口鼻周围无皮疹，略显苍白，称为口周苍白圈。“杨梅舌”是指病初舌被覆白苔，3～4天后白苔脱落，舌乳头红肿突起。

（四）脱屑期

多数患儿于病后1周末按出疹顺序开始脱屑，躯干为糠皮样脱屑，手掌、足底可见大片状脱皮，呈“手套”“袜套”状。脱皮持续1～2周。无色素沉着。

（五）并发症

猩红热为变态反应性疾病，多发生于病程的2～3周，主要有急性肾小球肾炎、风湿病、关节炎等。

二、辅助检查

（一）血常规

白细胞总数增高，中性粒细胞数增高。

（二）细菌培养

进行咽拭子或其他病灶分泌物培养，可有溶血性链球菌生长。

（三）免疫荧光检查

可用免疫荧光法检测咽拭子涂片，进行快速诊断。

三、治疗原则

治疗首选青霉素，30 000～50 000U/（kg·d），分2次肌内注射；重症者青霉素加大到100 000～200 000U/（kg·d），静脉滴注，疗程为7～10天。对青霉素过敏或耐药者，可用红霉素或头孢菌素治疗。

四、护理诊断

（一）体温过高

这与链球菌感染、毒血症有关。

（二）有皮肤完整性受损的危险

这与皮疹、脱皮有关。

（三）有传播感染的危险

这与病原体排出有关。

（四）潜在并发症

风湿热、急性肾小球肾炎、化脓性感染等。

五、护理措施

（一）发热护理

（1）急性期患儿绝对卧床休息 2～3 周，以减少并发症。高热时给予适当物理降温，但忌用冷水或酒精擦浴。

（2）急性期应给予营养丰富的含大量维生素且易消化的流质、半流质饮食，恢复期给予软食，鼓励并帮助患儿进食。提供充足的水分，以利于散热及排泄毒素。

（3）遵医嘱及早使用青霉素 G，并给予溶菌酶含片或用生理盐水、稀释 2～5 倍的复方硼砂溶液（朵贝尔溶液）漱口，每天 4～6 次。

（二）皮肤护理

观察皮疹及脱皮情况，保持皮肤清洁，可用温水清洗皮肤（禁用肥皂水），剪短患儿指甲，避免抓破皮肤。脱皮时勿用手撕扯，可用消毒剪刀修剪，以防感染。

（三）预防并发症

注意观察血压变化，有无眼睑水肿、尿量减少及血尿等。每周送尿常规检查 2 次。

（四）预防感染的传播

1. 隔离患儿

呼吸道隔离至患儿症状消失后 1 周，连续咽拭子培养 3 次阴性后即解除隔离。有化脓性并发症者应隔离至治愈为止。

2. 切断传播途径

室内通风换气或用紫外线照射进行消毒，患儿鼻咽部分泌物必须以 2%～3% 氯胺或漂白粉澄清液消毒，被患儿分泌物污染的物品，如餐具、玩具、书籍、被褥等，可用消毒液浸泡、擦拭、蒸煮或暴晒等。

3. 保护易感人群

对密切接触者需医学观察 7 天，并可口服磺胺类药物或红霉素 3～5 天以预防疾病的发生。

六、健康教育

对患儿家长进行有效的健康教育，指导家长正确处理高热和皮疹，流行期间，儿童应避免到公共场所，住房应注意通风。对可疑猩红热和带菌者，都应给予隔离治疗。严禁其他儿童与患儿及其用品接触；病愈后的护理和卫生是比较重要的，特别是有可能接触的用品（包括家长接触的）应该进行彻底消毒。平时应该加强身体锻炼，增强体质，以减少此病的发生。养成良好的卫生习惯，提高家长认知程度，使家长掌握基本的防治知识和方法。

（付言美）

第四节　流行性腮腺炎

流行性腮腺炎是由腮腺炎病毒引起的小儿时期常见的急性呼吸道传染病。以腮腺肿大、疼痛为特征，各种涎液腺及其他器官均可受累，系非化脓性炎症。

腮腺炎病毒为 RNA 病毒，属副黏液病毒，仅一个血清型，存在于患儿唾液、血液、尿液及脑脊液中。此病毒对理化因素抵抗力不强，加热至 56℃、20 分钟或甲醛、紫外线照射等很容易使其灭活，但在低温条件下可存活较久。人是病毒的唯一宿主。

腮腺炎病毒经口、鼻侵入人体，在局部黏膜上皮细胞中增生，引起局部炎症反应，然后进入血液产生病毒血症。病毒经血液至全身各器官，首先使腮腺、颌下腺、舌下腺、胰腺、性腺等发生炎症改变，也可侵犯神经系统。在这些器官中，病毒再度繁殖，散布至第一次未曾侵入的其他器官，引起炎症，临床上呈现不同器官相继出现病变的症状。

一、临床表现

潜伏期 2～4 周，平均 16～18 天。

前驱期 1～2 天，症状较轻，表现为中度发热、全身不适、乏力、食欲减退等。之后腮腺肿大，通常一侧先肿大，2～3 天后另一侧也肿大，也有仅局限于一侧肿大者。腮腺肿大的特点：以耳垂为中心，向前、后、下发展，边缘不清，表面发热但不红，有疼痛及触痛，张口和咀嚼时疼痛加剧；肿痛 3～5 天达高峰，1 周左右消退；腮腺管口红肿，压之无脓。颌下腺、舌下腺、颈淋巴结可同时受累。

腮腺炎常见的并发症是脑膜脑炎、睾丸炎或卵巢炎，偶见多发性神经根炎、耳聋、胰腺炎、心肌炎等。

二、辅助检查及诊断要点

（一）实验室检查

外周血白细胞数正常或偏低，淋巴细胞相对升高。血清中抗腮腺炎病毒 S 抗体阳性，或腮腺炎病毒特异性 IgM 抗体阳性，或血、尿、唾液中病毒分离阳性。血与尿液淀粉酶升高，并发胰腺炎时显著升高，脂肪酶也升高。并发脑膜脑炎者脑脊液检查细胞数明显升高，以淋巴细胞为主，蛋白正常或稍高，糖与氯化物正常。并发肾小球肾炎时有蛋白尿与血尿。

（二）特殊检查

并发脑膜脑炎时，可有脑电图异常。并发心肌炎时，心电图检查有 ST 段下降或心律失常。并发感音性耳聋时，听力检查示感音性耳聋。

（三）诊断要点

根据患儿的临床表现，结合辅助检查结果可以诊断。

三、治疗原则

主要是对症和支持治疗。急性期忌酸性食物，多饮水，保持口腔卫生，高热者给予退热剂或物理降温，发病早期使用干扰素等抗病毒药物，也可用中药内服或外用。出现并发症时给予相应对症处理。

四、护理诊断

（一）疼痛

这与腮腺非化脓性炎症有关。

（二）体温过高

这与病毒感染有关。

（三）潜在并发症

1. 脑膜脑炎

这与病毒侵犯脑组织有关。

2. 睾丸炎

这与病毒侵犯睾丸有关。

五、护理措施

（一）减轻疼痛

保持口腔清洁，口腔内残留食物易致细菌繁殖，用温盐水漱口或多饮水，以预防继发感染。做好饮食护理，患儿常因张口及咀嚼食物使局部疼痛加重，影响进食，应给予富有营养、易消化的半流质或软食。忌酸、辣、硬而干燥的食物，以免引起唾液分泌增多、肿痛加剧。采用局部冷敷收缩血管，减轻炎症充血程度及疼痛。用如意金黄散调食醋敷于患处，保持药物湿润，以发挥药效并防止干裂引起疼痛。或采用氦氖激光局部照射，减轻局部症状。

（二）降温

监测体温，保证休息，防止过劳，减少并发症的发生。发热伴有并发症者应卧床休息至热退，鼓励患儿多饮水以利汗液蒸发散热。控制体温，采用头部冷敷、温水擦浴进行物理降温或服用适量退热剂。可遵医嘱于发热早期给予干扰素或板蓝根抗病毒治疗。

（三）病情观察

注意有无脑膜炎、睾丸炎、急性胰腺炎等临床征象，并给予相应治疗及护理。发生睾丸炎时可用丁字带托起阴囊，局部间歇冷敷以减轻疼痛。

（四）预防感染的传播

发现腮腺炎患儿后，立即采取呼吸道隔离措施，直至腮腺肿大消退后 3 天。有接触史的易感儿应观察 3 周。流行期间应加强托幼机构的晨检。居室应空气对流，对患儿口、鼻分泌物及污染物应立即消毒。易感儿可接种腮腺炎减毒活疫苗。

六、健康教育

无并发症的患儿一般在家中隔离治疗，护士应指导家长做好隔离、饮食、用药等护理，学会观察病情，若有并发症表现，应及时送医院就诊。做好患儿及家长的心理护理，介绍减轻疼痛的方法，使患儿配合治疗。

（付言美）

第五节　中毒型细菌性痢疾

细菌性痢疾是由志贺菌属引起的肠道传染病。中毒型细菌性痢疾是急性细菌性痢疾的危重型，起病急骤，临床以突发高热、嗜睡、反复惊厥、迅速发生休克和昏迷为特征，病死率高。

中毒型细菌性痢疾由痢疾杆菌引起，该菌属志贺菌属，革兰氏染色为阴性。按其抗原性不同可分为 4 群 39 个血清型，各群、型之间无交叉免疫。痢疾杆菌对外界环境抵抗力较强，在水果、蔬菜及 10 ℃水中能生存 1～2 周，但对各种化学消毒剂敏感。中毒型细菌性痢疾大多是由于患儿进食不洁的食物所致。痢疾杆菌经口进入结肠，侵入肠黏膜上皮细胞和黏膜固有层，在局部迅速繁殖并裂解，产生大量内毒素和少量外毒素，导致全身微血管痉挛，引起周身和 / 或脑的急性微循环障碍，产生休克、DIC、脑水肿及颅内压增高。

一、临床表现

本病潜伏期多为 1～2 天，短则数小时。起病急、发展快、高热（体温可高于 40 ℃），常在肠道症状出现前发生惊厥，短期内可出现中毒症状。肠道症状多不明显甚至无腹痛、腹泻，也有在发热、血便后 2～3 天发展为中毒型。根据临床表现可分为以下几型：

（一）休克型

休克型主要表现为感染性休克。早期为微循环障碍，可出现精神萎靡、面色苍白、四肢厥冷、脉搏细速、呼吸急促，血压正常或偏低，脉压小；后期微循环淤血、缺氧，口唇及甲床发绀、皮肤发花，血压下降或测不出，可伴有心、肺、血液、肾脏等多器官功能障碍。

（二）脑型

脑型以颅内压增高、脑水肿、脑疝和呼吸衰竭为主。早期有嗜睡、呕吐、头痛、血压偏高等表现，心率相对缓慢。随着病情的进展很快进入昏迷、频繁或持续惊厥。双侧瞳孔大小不等、对光反射消失，呼吸深浅不一、节律不齐甚至呼吸停止。此型较严重，病死率高。

（三）肺型

肺型又称“呼吸窘迫综合征”，以肺的微循环障碍为主，常在脑型或休克型的基础上发展而来，病情危重，病死率高。

（四）混合型

上述两型或三型同时或先后出现，是最为凶险的情况，病死率很高。

二、辅助检查

（一）大便常规

大便呈黏液脓血样，镜检有成堆的脓细胞、红细胞和吞噬细胞。

（二）血常规

白细胞总数多增高至（10～20）$\times 10^9$/L 及以上，以中性粒细胞为主。当有 DIC 时，血小板明显减少。

（三）大便培养

大便培养可分离出志贺菌属痢疾杆菌。

（四）免疫学检测

可采用免疫荧光抗体等方法检测粪便的细菌抗原，有助于早期诊断。

三、诊断要点

大便培养出痢疾杆菌、检测粪便的细菌抗原后可以确诊。

四、治疗原则

（一）降温止惊

迅速降温止惊是防止病情进一步发展的重要措施，经药物及物理降温无效或躁动不安、反复惊厥者，可给予亚冬眠疗法，尽快使体温保持在37℃左右；反复惊厥者可用地西泮、水合氯醛止惊。

（二）病原治疗

选用对痢疾杆菌敏感的抗生素静脉用药，如头孢噻肟钠等第三代头孢类。病情好转后改口服，疗程不短于5～7天，以减少恢复期带菌。

（三）防治脑水肿

及早应用血管扩张剂，以改善脑血管痉挛，可采用亚冬眠疗法和山莨菪碱。

（四）防治呼吸衰竭

尽早吸痰、吸氧，保持呼吸道通畅，如出现呼吸衰竭则使用呼吸兴奋剂或辅以机械通气等。

（五）防治循环衰竭

扩充血容量，维持水、电解质平衡，可用2∶1等张含钠液或5%低分子右旋糖酐扩容和疏通微循环，病情好转后继续滴注葡萄糖氯化钠注射液，全日补液量根据病情和尿量来定；用5%碳酸氢钠溶液纠正酸中毒；用莨菪碱类药物或多巴胺解除微循环痉挛；根据心功能情况使用毛花苷丙。

五、护理诊断

（一）体温过高

这与痢疾杆菌毒素作用有关。

（二）组织灌注量不足

这与机体的高敏状态和毒血症致微循环障碍有关。

（三）有传播感染的可能

这与病原体排出有关。

（四）潜在并发症

脑水肿、呼吸衰竭等。

六、护理措施

（一）高热的护理

卧床休息，监测体温，综合使用物理降温、药物降温等方法，必要时给予亚冬眠疗法。使体温在短时间内降至37℃左右，防止高热惊厥致脑缺氧、脑水肿加重。

（二）休克的护理

患儿取仰卧中凹位，注意保暖，严密监测患儿生命体征，密切监测病情。建立有效的静脉通道，调节好输液速度，观察尿量并严格记录出入液量。

（三）腹泻的护理

记录大便次数、性状及量。供给易消化流质饮食，多饮水，不能进食者静脉补充营养。勤换尿布，便后及时清洗，防止臀红发生。及时采集大便标本送检，必要时用取便器或肛门拭子采集标本。

（四）预防感染的传播

对饮食行业及托幼机构的工作人员应定期做大便培养，及早发现带菌者并积极治疗。对患儿采取肠道隔离至临床症状消失后 1 周或 3 次大便培养阴性为止。加强饮水、饮食、粪便的管理及灭蝇。养成良好的卫生习惯，如饭前便后洗手、不喝生水、不吃变质不洁的食物等。在细菌性痢疾流行期间，易感者口服多效价痢疾减毒活疫苗，保护率可达 85%～100%，免疫期维持 6～12 个月。

七、健康教育

护士应指导家长与患儿注意饮食卫生，不吃生冷、不洁食物，养成饭前便后洗手的良好卫生习惯。向患儿及家长讲解菌痢的传播方式和预防知识。

（付言美）

第六节　结核病

结核病是由结核分枝杆菌引起的一种慢性感染性疾病，以原发性肺结核病最常见，严重病例可引起血行播散，发生急性粟粒性肺结核病或结核性脑膜炎，后者是小儿结核病致死的主要原因。

人型结核杆菌是人类结核病的主要病原体。结核菌侵入机体后 4～8 周产生 T 细胞介导的免疫反应和迟发型变态反应，适当的变态反应，说明机体抵抗力最强；变态反应过弱，说明机体反应性差，细胞免疫功能低；而变态反应过强时，能加剧炎症反应，发生干酪样坏死，造成组织严重损伤或结核菌播散。

一、原发性肺结核病患儿的护理

（一）概述

原发性肺结核是结核杆菌初次侵入人体后发生的原发感染，是小儿肺结核的主要类型，包括原发综合征和支气管淋巴结结核。原发综合征由肺原发病灶、局部淋巴结病变和两者相连的淋巴管炎组成，支气管淋巴结结核以胸腔内肿大淋巴结为主。

结核杆菌属分枝杆菌属，革兰氏染色阳性，抗酸性染色呈红色，分为4型：人型、牛型、鸟型、鼠型。对人类致病的主要是人型和牛型，我国小儿结核病大多由人型结核杆菌引起。

（二）诊断

1. 临床表现

患儿轻者可无症状，仅在X线检查时被发现。本病一般起病缓慢，患儿可有长期低热、盗汗、食欲减退、疲劳等结核中毒症状。婴儿一般比年长儿症状明显，可表现为急性高热，但一般情况尚好，与发热不相称，持续2～3周后为低热，较重者可有下列表现：

（1）结核中毒症状。

（2）压迫症状，如百日咳样的痉挛性咳嗽、喘鸣、肺不张、声音嘶哑等。

（3）结核过敏表现，如疱疹性结膜炎、结节性红斑等。

（4）体征：可见周围淋巴结有不同程度的肿大，肺部体征可不明显，与肺内病变不一致。

2. 辅助检查

（1）胸部X线检查：为诊断小儿肺结核病的主要方法，原发综合征胸部X线呈典型哑铃“双极影”。支气管淋巴结结核病X线表现为肺门淋巴结肿大，边缘模糊者称为炎症型，边缘清晰者称为结节型。

（2）结核菌素试验：呈强阳性或阴性转为阳性。

3. 诊断要点

早期诊断很重要。应结合病史、临床表现及其有关检查进行综合分析。

（三）治疗原则

主要应用抗结核药物治疗。抗结核药物包括杀菌药物和抑菌药物。杀菌药物有全杀菌药物如异烟肼（INH）和利福平（RFP），半杀菌药物如链霉素（SM）和吡嗪酰胺（PZA）。抑菌药物常用的有乙胺丁醇（EMB）及乙硫异烟胺（ETH）。

1. 无明显症状的原发型肺结核

选用标准疗法，每日服用INH、RFP和/或EMB，疗程为9～12个月。

2. 活动性原发型肺结核

宜采用直接督导下短程化疗（DOTS）。强化治疗阶段联用3～4种杀菌药：INH、RFP、PZA或SM，2～3个月。巩固治疗阶段以INH、RFP或EMB巩固疗效。常用的短程化疗方案为2HRZ/4HR。

（四）护理诊断

1. 营养失调：低于机体需要量

这与食欲缺乏、疾病消耗过多有关。

2. 活动无耐力

这与结核杆菌感染有关。

3. 有传播感染的危险

这与患儿可排出致病力较强的结核杆菌有关。

（五）护理措施

1. 保证营养供给

结核病是一种慢性消耗性疾病，饮食护理特别重要，应尽量提供患儿喜爱的食物，以增进食欲。给予患儿高能量、高蛋白、高维生素的饮食，如牛奶、鸡蛋、瘦肉、鱼、豆腐、新鲜水果、蔬菜等，以增强抵抗力，促进机体修复和病灶愈合。

2. 建立合理的生活制度

保持居室空气新鲜，阳光充足；保证足够的睡眠时间，减少体内消耗，促进体力恢复；除严重的结核病应绝对卧床休息外，一般不过分强调绝对卧床；可做适当的室内、室外活动，呼吸新鲜空气，增强抵抗力；积极防治各种急性传染病，避免受凉引起上呼吸道感染，导致病情恶化；肺结核病患儿出汗多，尤其是夜间，应及时更换衣服。

3. 用药护理

由于抗结核药物大多有胃肠道反应，故要注意患儿食欲的变化。有些药物对肝、肾有损伤，患儿应定期检查肝功能、尿常规。使用链霉素的患儿，尤其要注意有无发呆、抓耳挠腮等听神经损害的现象，若有应及时和医生联系，以决定是否停药。

4. 预防感染传播

结核病患儿活动期应实行呼吸道隔离措施，对患儿呼吸道分泌物、痰杯、餐具等进行消毒处理，避免与其他急性传染病患儿（如麻疹、百日咳等患儿）接触，以免加重病情。

5. 心理护理

结核病病程长，治疗用药时间长。幼儿常惧怕服药、打针，担心受到同龄小朋友的冷遇；年长儿担心学业受到影响；家长会担心疾病威胁小儿生命和自身的经济承受能力等。护士应多与患儿及家长沟通，了解其心理状态，介绍病情及用药情况，消除其顾虑，树立战胜疾病的信心。

（六）健康教育

护士应向家长和患儿介绍肺结核病的病因、传播途径和消毒隔离措施。指导家长对活动性原发型肺结核病患儿采取呼吸道隔离措施，并对居室、痰液、痰杯、食具、便盆等进行消毒。指导家长做好日常生活、饮食护理。休息、空气、阳光、营养是结核病患儿康复的重要条件。告诫家长，使用抗结核病药物是治愈肺结核病关键，治疗期间应坚持全程正规服药，避免擅自中止治疗等；告知所用抗结核病药物有可能出现的不良反应，并指导家长密切观察，特别是治疗时间较长的患儿，如发现变化应及时就诊；定期复查，以便了解治疗效果和药物使用情况，根据病情调整治疗方案。

二、急性粟粒性肺结核

急性粟粒性肺结核或称“急性血行播散性肺结核”，是结核分枝杆菌经血行播散而引起的肺结核，是原发综合征发展的后果，主要见于婴幼儿。年龄幼小，患麻疹、百日咳或营养不良时，机体免疫力低下，特别是人类免疫缺陷病毒（HIV）感染，易诱发本病。

致病菌同原发型肺结核。多在原发感染后3～6个月发生。

（一）临床表现

（1）起病多急骤，婴幼儿多突然高热（39～40 ℃），呈稽留热或弛张热，常持续数周或数月，多伴有寒战、盗汗、食欲缺乏、咳嗽、面色苍白、气促和发绀等。

（2）约50%以上的患儿在起病时就出现脑脊髓膜炎征象。

（3）部分患儿伴有肝脾以及浅表淋巴结肿大等。

（4）6个月以下婴儿粟粒性结核的特点为发病急、症状重而不典型，累及器官多，特别是伴发结核性脑脊髓膜炎者居多，病程进展快，病死率高。

（5）全身性粟粒性结核患儿的眼底检查可发现脉络膜结核结节，后者分布于视网膜中心动脉分支周围。

（二）辅助检查

（1）X线检查：发病2～3周后胸部摄片可发现大小一致、分布均匀的粟粒状阴影，密布于两侧肺野。

（2）肺部 CT：肺部 CT 扫描可见肺影显示大小、密度、分布一致的粟粒影，部分病灶有融合。

（3）其他：①结核菌素试验可呈假阴性。②痰或胃液中可查到结核杆菌。

（三）治疗原则

1. 抗结核药物

目前主张将抗结核治疗的全疗程分强化抗结核治疗阶段和维持治疗两个阶段，此方案可提高疗效。前者于治疗开始时即给予强有力的四联杀菌药物，如 INH、RFP、PZA 及 SM。开始治疗越早，杀灭细菌的效果越好，以后产生耐药菌的机会越小，此法对原发耐药病例也有效。

2. 肾上腺糖皮质激素

中毒症状重及呼吸困难者，在应用足量抗结核药物治疗的同时加用泼尼松 1～2 mg/（kg·d），疗程 1～2 个月。

（四）护理诊断

1. 体温过高

这与结核杆菌感染有关。

2. 气体交换受损

这与肺部广泛结核病灶影响气体交换有关。

（五）护理措施

1. 维持正常体温

监测体温，观察体温变化，体温过高时给予物理降温，必要时按医嘱给予药物降温，保证摄入充足的营养和水分。

2. 改善呼吸功能

保持室内空气新鲜，温度在 18～22℃，湿度 50%～60%。尽量使患儿安静，以减少氧的消耗。及时清除呼吸道分泌物，保持气道通畅。经常变换体位，叩击背部，利于排痰。凡有呼吸困难、口唇发绀、烦躁等情况应立即给氧。

三、结核性脑膜炎

结核性脑膜炎简称“结脑”，是结核杆菌侵犯脑膜所引起的炎症，是小儿结核病中最严重的类型。常在结核杆菌原发感染后 1 年内发病，尤其是初次感染结核杆菌 3～6 个月最易发生结核性脑膜炎，多见于 3 岁以内的婴幼儿。结核性脑膜炎是小儿结核病致死的主要原因。

小儿中枢神经系统发育不成熟、血－脑屏障功能不完善、免疫功能低下，与本病的发生密切相关。结核性脑膜炎常为全身性粟粒性结核病的一部分，通过血行播散而来。少数患儿也可由脑实质或脑膜的结核病灶破溃，结核分枝杆菌进入蛛网膜下腔及脑脊液中所致。偶见脊椎、颅骨或中耳与乳突的结核病灶直接蔓延侵犯脑膜。

（一）临床表现

本病起病较缓慢，临床上大致可分为 3 期。

1. 早期（前驱期）

前驱期持续 1～2 周，患儿主要表现为性格改变，神情呆滞，对周围事物不感兴趣，易疲倦或烦躁不安，低热、厌食、盗汗、消瘦、便秘及不明原因的呕吐，年长儿可诉轻微头痛。

2. 中期（脑膜刺激期）

中期持续 1～2 周，由于颅内压逐步增高，患儿出现持续性头痛，呕吐频繁、常呈喷射状，逐渐出现嗜睡、意识障碍。典型脑膜刺激征多见于年长儿，表现为颈项强直、Kernig 征、Brudzinski 征阳性。婴儿主要表现为前囟饱满或膨隆，骨缝裂开。此期常出现脑神经障碍，最常见的为面神经瘫痪，其次为动眼神经和展神经瘫痪。部分患儿出现脑炎体征。

3. 晚期（昏迷期）

晚期持续 1～3 周。患儿上述症状逐渐加重，由意识模糊、浅昏迷进入深昏迷，阵挛性或强直性惊厥频繁发作。患儿极度消瘦，呈舟状腹。常出现水、电解质紊乱，最终可因颅内压急剧增高引起脑疝导致呼吸及循环中枢麻痹而死亡。

（二）辅助检查

1. 脑脊液检查

脑脊液压力增高，外观透明或呈毛玻璃样，静置 12～24 小时后，可有蜘蛛网状薄膜形成，取之涂片检查，可查到结核杆菌。白细胞增高，总数为（50～500）$\times 10^6$/L，分类以淋巴细胞为主，糖和氯化物含量同时降低（为结核性脑膜炎典型改变）、蛋白定量增加。

2. 胸部 X 线检查

80%～90% 结脑患儿的胸片可见结核病改变。

3. 眼底镜检查

眼底镜检查见脉络膜粟粒状结核结节对确诊结核性脑膜炎有意义。

4. 头颅 CT 检查

头颅 CT 检查可显示结核病灶的变化，对估计预后、指导治疗有意义。

（三）治疗原则

抗结核病治疗和降低颅内压是重要措施。

1. 抗结核病治疗

联合应用易透过血 – 脑屏障的抗结核病杀菌药物，分阶段治疗。

（1）强化治疗阶段：联合使用 INH、RFP、PZA 及 SM，疗程 3～4 个月。

（2）巩固治疗阶段：继续用 INH、RFP 或 EMB。RFP 或 EMB 9～12 个月。抗结核病药物总疗程不少于 12 个月，或待脑脊液恢复正常后继续治疗 6 个月。早期患儿采用 9 个月短程治疗方案（3 HRZS/6 HR）有效。

2. 降低颅内高压

（1）脱水药：常用 20% 甘露醇，一般剂量每次 0.5～1.0 g/kg，于 30 分钟内快速静脉滴注，4～6 小时一次。脑疝时可加大剂量至每次 2 g/kg。2～3 天后逐渐减量，7～10 天后停用。其作用机制为使脑脊液渗入静脉而降低颅内压。

（2）利尿药：一般应于停用甘露醇前 1～2 天时加用乙酰唑胺，每天 20～40 mg/kg（小于0.75 g/d)，分2～3次口服。该药是碳酸酐酶抑制药，可减少脑脊液的产生而降低颅内压。

3. 糖皮质激素

糖皮质激素能抑制炎症渗出从而降低颅内压，可减轻中毒症状及脑膜刺激症状，有利于脑脊液循环，并可减少粘连，从而减轻或防止脑积水的发生。一般使用泼尼松，每天1～2 mg/kg（小于45 mg/d），1个月后逐渐减量，疗程8～12周。

（四）护理诊断

1. 潜在并发症

脑疝。

2. 营养失调：低于机体需要量

这与摄入不足及消耗增多有关。

3. 有皮肤完整性受损的危险

这与长期卧床、排泄物刺激有关。

（五）护理措施

1. 控制颅内压

（1）观察体温、脉搏、呼吸、血压、神志、惊厥、双瞳大小及对光反射情况等，早期发现颅内高压或脑疝，便于及时采取抢救措施。

（2）患儿应绝对卧床休息，保持室内安静、护理操作尽量集中进行，减少对患儿的刺激。

（3）遵医嘱使用糖皮质激素、脱水剂、利尿剂和呼吸兴奋剂。配合医生为患儿做腰椎穿刺，颅内压高时腰椎穿刺应在应用脱水剂半小时后进行，腰穿后去枕平卧4～6小时，以防脑疝发生。

（4）对急性脑积水或慢性脑积水急性发作者，用药物降低颅内压无效，护士应随时做好侧脑室穿刺术前的准备工作。

2. 饮食护理

为患儿提供足够热量、蛋白质及维生素的食物，以增强机体抗病能力。进食宜少量多餐，耐心喂养。对昏迷不能吞咽者，可鼻饲或由静脉补液，以维持水、电解质平衡。

3. 皮肤、黏膜的护理

保持床单干燥、整洁。大小便后及时更换尿布，清洗臀部。呕吐后及时清除颈部、耳部残留的物质。昏迷及瘫痪患儿，每2小时翻身、叩背1次。对眼睑不能闭合者，可涂眼膏并用纱布覆盖，保护角膜。每天清洁口腔2～3次，以免因呕吐致口腔不洁、细菌繁殖或并发吸入性肺炎。

（六）健康教育

（1）护士应向患儿及家属解释治疗方法，强调早期、适量、联合、规律、全程、分段治疗的重要性。教会家属做好病情及药物毒副反应的观察，定期门诊随访，停药后随访观察3～5年，防止复发。

（2）对留有后遗症的患儿，护士应指导家属对瘫痪肢体进行被动活动等功能训练，或按摩、理疗、针灸，防止肌挛缩。对失语和智力低下者，进行语言训练和适当教育。

（付言美）

参考文献

[1] CHENG J，BENT J P. 小儿耳鼻咽喉内镜图谱 [M]. 广州：广东科技出版社，2020.

[2] 华薇，张转运 . 麻醉恢复室实用护理手册 [M]. 南京：东南大学出版社，2023.

[3] 黄丽华，袁晓兵，彭静 . 眼耳鼻喉口腔科护理学 [M]. 天津：天津科学技术出版社，2022.

[4] 孔军，袁婷婷，郁莉玮，等 . 护理基础与常见病护理 [M]. 上海：上海科学技术文献出版社，2023.

[5] 李圣琦，苏宏业 . 临床基本技能 [M]. 郑州：河南科学技术出版社，2024.

[6] 李文凤，别晓燕，孔敏，等 . 现代护理与临床实践 [M]. 长春：吉林科学技术出版社，2023.

[7] 李志丽，王昆，何海萍，等 . 现代全科护理 [M]. 天津：天津科学技术出版社，2023.

[8] 倪鑫，张天宇 . 实用儿童耳鼻咽喉头颈科学 [M].2 版 . 北京：人民卫生出版社，2021.

[9] 任金红 . 新编临床护理实践与技术应用 [M]. 上海：上海科学普及出版社，2023.

[10] 史敏 . 临床护理技术与应用 [M]. 北京 / 西安：世界图书出版公司，2023.

[11] 孙美华，赵书萍，徐晗 . 儿科护理手册系列丛书・儿童五官科及头颈疾病护理手册 [M]. 北京 / 西安：世界图书出版公司，2023.

[12] 王雪菲，彭淑华，邹永光 . 临床危重患儿护理常规及应急抢救流程 [M]. 武汉：华中科技大学出版社，2022.

[13] 玄敏 . 实用护理技术操作与循证护理 [M]. 北京 / 西安：世界图书出版公司，2023.

[14] 薛贵芝，张标新 . 耳鼻咽喉头颈外科健康促进手册 [M]. 合肥：中国科学技术大学出版社，2021.

[15] 严锐，程尧，纪建光 . 眼耳鼻咽喉口腔科护理学 [M]. 天津：天津科学技术出版社，2021.

[16] 杨亚娟，羊海琴，高春燕，等 . 实用手术室护理配合 [M]. 上海：上海科学技术出版社，2023.

[17] 杨泽卫 . 耳鼻咽喉科专科护理服务能力与管理指引 [M]. 沈阳：辽宁科学技术出版社，2020.

[18] 张杰 . 耳鼻咽喉医生儿童用药手册 [M]. 北京：人民卫生出版社，2022.